特発性正常圧水頭症の診療

監修 **新井 一**
順天堂大学医学部脳神経外科教授

編集 **石川正恒**
洛和会音羽病院正常圧水頭症センター所長

森 悦朗
東北大学大学院医学系研究科高次機能障害学教授

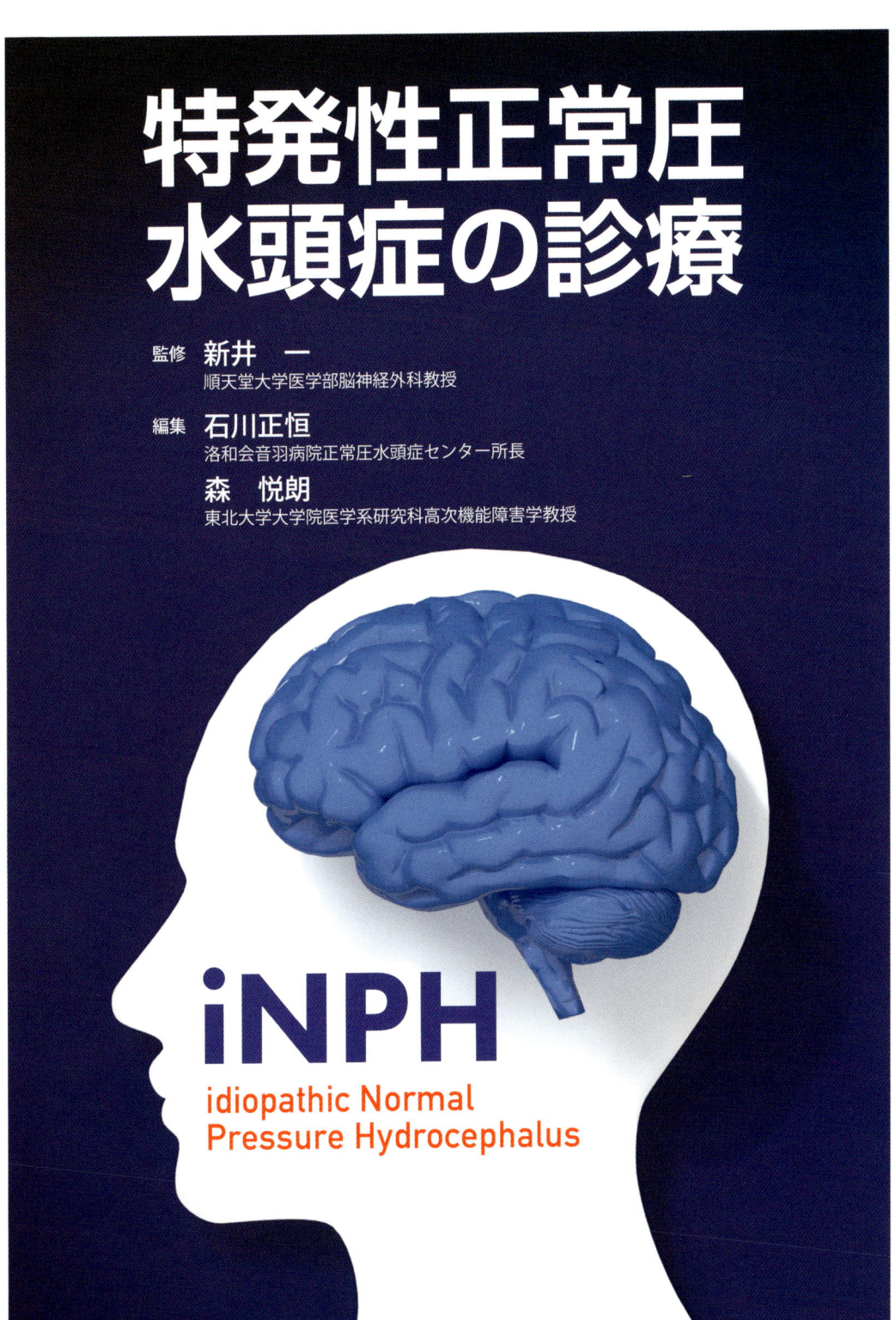

iNPH
idiopathic Normal
Pressure Hydrocephalus

金芳堂

執筆者（執筆順）

石川 正恒	洛和会音羽病院正常圧水頭症センター所長
佐藤 修	東海大学名誉教授
木多 眞也	福井県立病院脳神経外科科長
山田 晋也	東芝林間病院脳神経外科部長
間瀬 光人	名古屋市立大学脳神経外科病院教授
宮嶋 雅一	順天堂大学医学部脳神経外科先任准教授
新井 一	順天堂大学医学部脳神経外科教授
森 悦朗	東北大学大学院医学系研究科高次機能障害学教授
古川 博章	洛和会丸太町病院リハビリテーション科
吉山 顕次	大阪大学大学院医学系研究科精神医学教室助教
数井 裕光	大阪大学大学院医学系研究科精神医学教室講師
松元 雅俊	洛和会音羽病院リハビリテーションセンター
榊原 隆司	東邦大学医療センター佐倉病院神経内科准教授
長尾 建樹	東邦大学医療センター佐倉病院脳神経外科教授
栗山 長門	京都府立医科大学地域保健医療疫学准教授
石井 一成	近畿大学医学部放射線医学／附属病院早期認知症センター教授
德田 隆彦	京都府立医科大学分子脳病態解析学（神経内科）教授
高橋 賛美	山形大学医学部内科学第三講座医員
加藤 丈夫	山形大学医学部内科学第三講座教授
秋口 一郎	康生会武田病院神経脳血管センター所長
橋本 正明	公立能登総合病院院長
桑名 信匡	東京共済病院院長
三宅 裕治	西宮協立脳神経外科病院院長
平田 好文	熊本託麻台リハビリテーション病院院長
厚地 正道	厚地脳神経外科病院理事長

序　文

　本書は 2014 年の時点における「特発性正常圧水頭症」についての最新の知見をまとめたものである．正常圧水頭症自体は 1965 年に Adams RD や Hakim S らによって報告され，当初より先行疾患の明らかな二次性と原因不明の特発性があることが知られていた．1970 年代の初期には「治療可能な認知症 treatable dementia」として世界的に脚光を浴びたが，くも膜下出血後におこる二次性正常圧水頭症は明らかな治療効果が得られるのに対して，特発性正常圧水頭症は診断が難しく，髄液シャント術を行っても慢性硬膜下血腫の合併頻度が高く，穿頭血腫除去やシャント管結紮の必要な例が多く発生した．このため，脳神経外科医は"特発性"は手術すべきでないと考えるようになり，これ以降，正常圧水頭症は二次性正常圧水頭症と同義とみなされるようになった．今から振り返れば，診断法が十分でなかったことや圧可変式シャントバルブといった治療器具のなかったことが「特発性」を排除する原因になったと思われる．しかし，ひとたび出来上がった「常識」の壁は厚く，特発性正常圧水頭症の概念のリバイバルは容易ではなかったのも確かである．本書は読者が特発性正常圧水頭症に関する教科書としてご利用になることも想定しているが，一方で，いまだ未解決の問題も多く，道半ばであることも汲み取って頂きたいと思っている．

　髄液研究は古くから行われてきており，もはや研究すべき点はないと思われている方も多い．しかし，我々が「第 3 循環」として何の抵抗もなく信じてきた髄液研究の大前提に対して，いま，「髄液は本当に循環するのか？」という根本的な疑問が突きつけられている．常識になるには多くの時間と仕事量を必要とするが，いったん常識になると誰も批判しなくなるのが世の常である．見方を変えれば別の可能性もあることにも留意しておかねばならない．本書が脳神経外科や神経内科などの「教科書」における髄液研究の記述に一石を投じることができれば，これに過ぎる喜びはない．

　本書は多くの方々のご協力によって，髄液研究の最前線の一端を示すことができた．著者はお忙しい方々ばかりなのに，本書の作成にご協力頂いた．心から感謝致します．

　　　　　　　　　　　　　　　　　　　　　　　　　　　　　平成 26 年残暑　記
　　　　　　　　　　　　　　　　　　　　　　　　　　　新井　一，森　悦朗，石川正恒

目　次

I　特発性正常圧水頭症研究の歴史（石川正恒）
はじめに ……………………………………………………………………………………… 1
1 Adams, Hakim 以降 ……………………………………………………………………… 1
2 厚生労働省研究班 ………………………………………………………………………… 2
3 iNPH ガイドライン作成 ………………………………………………………………… 3
4 多施設前向きコホート研究（SINPHONI）……………………………………………… 4
5 ガイドライン改訂 ………………………………………………………………………… 5
おわりに ……………………………………………………………………………………… 6

II　脳脊髄液研究再考（佐藤　修）
はじめに ……………………………………………………………………………………… 8
1 脳脊髄液の生理学を再検討する ………………………………………………………… 8
　A. はたして脈絡叢のみが脳脊髄液産生の場であろうか？ ………………………… 8
　B. はたしてくも膜顆粒のみが吸収の場であろうか？ ……………………………… 8
　C. はたして脳脊髄液は循環するのか？ ……………………………………………… 9
2 脳室壁ははたして水に対してもまったく透過性を有していないのか？ …………… 9
3 脳室の奇異な形状に意義はあるのか？ ………………………………………………… 10
4 脳脊髄液と脳組織液または組織間液の関係について ………………………………… 11
5 脳脊髄液の吸収に関与するリンパ系の関与 …………………………………………… 13
6 脳脊髄液ははたして一方向に流れて循環するのか …………………………………… 14
7 RI cisternography で示される脳脊髄液の動きについて ……………………………… 14
おわりに ……………………………………………………………………………………… 15

III　脳脊髄液と perivascular space（木多眞也）
はじめに ……………………………………………………………………………………… 19
1 脳間質液 interstitial fluid ………………………………………………………………… 19
2 血管周囲腔 perivascular space の組織解剖 …………………………………………… 19
3 脳間質液の吸収経路 ……………………………………………………………………… 21
4 脳間質液と脳脊髄液の関係 ……………………………………………………………… 22
5 脳リンパ排液の障害 ……………………………………………………………………… 23
6 今後の研究課題 …………………………………………………………………………… 24

IV　脳脊髄液拍動と cerebrospinal fluid pulsation（山田晋也）
はじめに ……………………………………………………………………………………… 27
1 Time-SLIP 法による脳脊髄液ダイナミクス観察 ……………………………………… 28
2 日常生活における脳脊髄液の攪拌 ……………………………………………………… 29
3 静止状態での脳脊髄液拍動 ……………………………………………………………… 29

❹	部位により脳脊髄液拍動の変化	30
❺	脳室内の脳脊髄液の拍動	30
❻	くも膜下腔での脳脊髄液拍動	30
❼	頭蓋内くも膜下腔の脳脊髄液の拍動	31
❽	流れない脳脊髄液（脳脊髄液の循環）	32
	おわりに	33

Ⅴ　MRIを用いた脳内の水の動きに関する研究 （間瀬光人）

　　はじめに ………………………………………………………………… 36
　❶ Diffusion tensor imaging（DTI）による検討 …………………… 36
　　　A. 正常例や他疾患との比較 ………………………………………… 36
　　　B. 脳脊髄液排除前後の変化 ………………………………………… 37
　❷ 心電同期ADC変化（delta-ADC）……………………………………… 38
　　まとめ …………………………………………………………………… 41

Ⅵ　正常圧水頭症の分類 （石川正恒）

　　はじめに ………………………………………………………………… 42
　❶ 正常圧水頭症の分類 …………………………………………………… 42

Ⅶ　特発性正常圧水頭症診療の現況 （宮嶋雅一・新井　一）

　　はじめに ………………………………………………………………… 46
　❶ 診療ガイドラインの改訂 ……………………………………………… 46
　❷ Japan Shunt Registry of iNPH（JSR） …………………………… 47
　❸ 特発性正常圧水頭症全国疫学調査 …………………………………… 48
　　今後の展望 ……………………………………………………………… 48

Ⅷ　特発性正常圧水頭症の診断

1.　歩行障害 （森　悦朗）

　　はじめに ………………………………………………………………… 50
　❶ 特発性正常圧水頭症における歩行障害の有症率 …………………… 50
　❷ 歩行障害の特徴 ………………………………………………………… 50
　❸ 歩行障害の鑑別 ………………………………………………………… 52
　❹ 歩行障害の発現機序 …………………………………………………… 53
　❺ 歩行障害の評価法 ……………………………………………………… 54

2.　歩行評価の実際 （古川博章）

　❶ 歩行に関するiNPH Grading Scale（iNPHGS） …………………… 57
　❷ TUG-t ……………………………………………………………………… 57
　　　A. 評価方法 …………………………………………………………… 57
　　　B. 長所と短所ならびに臨床での解釈 ……………………………… 57

3 10 m 直線歩行テスト ………………………………………………………………… 58
A. 評価方法 ………………………………………………………………………… 58
B. 長所と短所ならびに臨床での解釈 ……………………………………………… 58
4 その他の評価 …………………………………………………………………………… 59
おわりに ……………………………………………………………………………………… 59

3. 認知障害（吉山顕次・数井裕光） ……………………………………………… 60
はじめに ……………………………………………………………………………………… 60
1 特発性正常圧水頭症の認知障害 …………………………………………………… 60
2 認知障害の評価方法 …………………………………………………………………… 61
A. Mini-Mental State Examination（MMSE） ………………………………… 61
B. Frontal Assessment Battery（FAB） ………………………………………… 63
C. Trail Making Test（TMT） …………………………………………………… 63
D. Wechsler Adult Intelligence Scale-Ⅲ（WAIS-Ⅲ） ………………………… 65
E. 日本版リバーミード行動記憶検査（日本版 RBMT） ……………………… 65
F. Wechsler Memory Scale-Revised（WMS-R） ……………………………… 65
G. シャント術やタップテストの効果判定について …………………………… 66
H. iNPH と AD との認知障害の比較 …………………………………………… 66
おわりに ……………………………………………………………………………………… 67

4. 認知機能検査の実際（松元雅俊） ……………………………………………… 69
はじめに ……………………………………………………………………………………… 69
1 目 的 …………………………………………………………………………………… 69
2 認知機能検査の方法 …………………………………………………………………… 69
3 各認知機能検査について ……………………………………………………………… 69
A. Mini-Mental State Examination（MMSE） ………………………………… 71
B. Frontal Assessment Battery（FAB） ………………………………………… 73
C. Trail Making Test（TMT） …………………………………………………… 75
4 検査結果以外の変化 …………………………………………………………………… 76
5 今後の課題 ……………………………………………………………………………… 77

5. 排尿障害（榊原隆次・長尾建樹） ………………………………………………… 78
はじめに ……………………………………………………………………………………… 78
1 特発性正常圧水頭症の下部尿路症状とウロダイナミクス所見 ………………… 78
2 特発性正常圧水頭症の排尿に関連した脳血流 SPECT 所見 …………………… 79
おわりに ……………………………………………………………………………………… 81

6. その他の症状（栗山長門） …………………………………………………………… 83
はじめに ……………………………………………………………………………………… 83
1 歩行障害の関連症状 …………………………………………………………………… 83
2 認知機能障害の関連症状 ……………………………………………………………… 83

③ 排尿障害の関連症状 …………………………………… 84
　④ 三主徴に関連しない「その他の症状」の特徴 ……… 84
　⑤ その他の症状に関する話題 …………………………… 85

7. 鑑別診断（森　悦朗） ……………………………………… 87
はじめに ……………………………………………………… 87
　① 神経変性疾患 …………………………………………… 87
　　A. Alzheimer 病 ………………………………………… 88
　　B. Parkinson 病 ………………………………………… 89
　　C. Lewy 小体型認知症 ………………………………… 91
　　D. 前頭側頭葉型認知症 ………………………………… 92
　　E. 進行性核上性麻痺 …………………………………… 93
　　F. 大脳皮質基底核変性症 ……………………………… 94
　　G. 多系統萎縮症 ………………………………………… 95
　② 脳血管障害 ……………………………………………… 96
　　A. 皮質下性虚血性血管性認知症 ……………………… 96
　③ 二次性正常圧水頭症との鑑別 ………………………… 96
　　A. 獲得性の原因によるもの …………………………… 96
　　B. 先天性・発達性の異常に起因するもの …………… 98
　④ 整形外科的疾患 ………………………………………… 98
　⑤ 精神疾患 ………………………………………………… 99
　⑥ 泌尿器疾患 ……………………………………………… 99
おわりに ……………………………………………………… 100

8. MRI・CT 所見（石井一成） ……………………………… 101
　① MRI・CT の絶対的必要性 …………………………… 101
　② 脳室拡大の証明：Evans index ………………………… 101
　③ DESH ……………………………………………………… 102
　④ 脳梁角 callosal angle …………………………………… 103
　⑤ PVL, PVH ………………………………………………… 103
　⑥ 中脳水道 flow void，第四脳室内 jet ………………… 104
　⑦ シネ MRI，脳脊髄液動態画像 ………………………… 104
　⑧ 拡散テンソル画像（DTI） ……………………………… 104
　⑨ MRS ……………………………………………………… 104
　⑩ CT 脳槽造影 …………………………………………… 104
　⑪ non-DESH 型特発性正常圧水頭症 ……………………… 105
　⑫ 特発性正常圧水頭症と鑑別すべき疾患の MRI 所見 …… 105
　　A. AVIM（asymptomatic ventriculomegaly with features of idiopathic
　　　　normal pressure hydrocephalus on MRI） …………… 105
　　B. 二次性正常圧水頭症（secondary normal pressure hydrocephalus；sNPH） …… 105
　　C. LOVA（long-standing overt ventriculomegaly in adults） ……………… 106

D. 進行性核上性麻痺（progressive supranuclear palsy；PSP） ……………… 106
　　E. ビンスワンガー病（Binswanger disease） ……………………………………… 106
　　F. アルツハイマー病（Alzheimer disease；AD） ………………………………… 106
　13 これからの課題 …………………………………………………………………………… 107

9. タップテスト（石川正恒） ……………………………………………………………… 109
はじめに ……………………………………………………………………………………… 109
1 診療ガイドライン作成（2004 年）以前 ………………………………………………… 109
2 診療ガイドライン作成（2004 年）以後 ………………………………………………… 110
3 タップテストの評価 ……………………………………………………………………… 112
4 特発性正常圧水頭症の重症度分類 ……………………………………………………… 112
5 定量的・半定量的補助検査 ……………………………………………………………… 114
6 タップテスト陽性の基準 ………………………………………………………………… 114
おわりに ……………………………………………………………………………………… 115

10. 脳血流（徳田隆彦） …………………………………………………………………… 117
はじめに ……………………………………………………………………………………… 117
1 特発性正常圧水頭症における DESH の重要性 ……………………………………… 118
2 特発性正常圧水頭症における脳血流画像 ……………………………………………… 119
　　A. 特発性正常圧水頭症における脳血流画像所見 ……………………………………… 119
　　B. 特発性正常圧水頭症患者および対照患者における CAPPAH sign の検討 ………… 121
　　C. 特発性正常圧水頭症の脳血流画像所見と症状およびシャント術の効果との関係 … 125

11. 頭蓋内圧，脳脊髄液流出抵抗，脳脊髄液マーカー（宮嶋雅一） ………………… 127
1 頭蓋内圧（intracranial pressure；ICP） ……………………………………………… 127
2 ICP モニタリング（頭蓋内圧持続測定） ……………………………………………… 127
　　A. 圧波（pressure wave） ………………………………………………………………… 127
　　B. 脳脊髄液圧脈波（CSF pulse pressure） ……………………………………………… 127
3 Infusion test ……………………………………………………………………………… 127
　　A. 脳脊髄液流出抵抗値（CSF outflow resistance; Rout） …………………………… 128
　　B. 脳脊髄液流出コンダクタンス（CSF outflow conductance; Cout） ………………… 128
4 脳脊髄液バイオマーカー ………………………………………………………………… 129

12. 疫学（高橋賛美・加藤丈夫） ………………………………………………………… 133
1 特発性正常圧水頭症の疫学 ……………………………………………………………… 133
　　A. hospital-based study ………………………………………………………………… 133
　　B. population-based study ……………………………………………………………… 134
　　C. その他の疫学研究 ……………………………………………………………………… 135
2 地域住民コホート研究から発見された無症候性脳室拡大 ……………………………… 136
3 危険因子 …………………………………………………………………………………… 136
おわりに ……………………………………………………………………………………… 137

13. Binswanger 病（秋口一郎） …… 139
はじめに …… 139
① BD とは …… 139
 A. 高血圧性小血管病と皮質下血管性認知症 …… 139
 B. BD の成因 …… 140
 C. 症候の特徴 …… 141
 D. 画像所見の特徴 …… 141
 E. 鑑別診断 …… 142
 F. リスクと治療 …… 143
 G. 予後・臨床的重要性 …… 144
② 特発性正常圧水頭症と BD との鑑別 …… 144

IX. 特発性正常圧水頭症の診断の流れ（森 悦朗）
…… 146

X. 特発性正常圧水頭症の治療

1. 手術適応と術前管理（橋本正明） …… 149
はじめに …… 149
① iNPH 診療ガイドラインの骨子 …… 149
② 脳脊髄液および脳室系の関係と DESH …… 149
③ 症状の共通理解と特発性正常圧水頭症の症状進行度 …… 151
④ 特発性正常圧水頭症の手術適応と「インフォームド・コンセント」 …… 151
 A. 手術前検索と手術適応 …… 152
 B. probable iNPH 症例の手術後回復の可能 …… 152
⑤ 治療法 …… 153
 A. 髄液シャント術 …… 153
 B. シャント・システムの基本的事項 …… 154
 C. 現在のシャント・システム …… 155
⑥ 未解決の問題 …… 156
おわりに …… 156

2. 脳室・腹腔シャント術（橋本正明） …… 158
はじめに …… 158
① 脳室・腹腔シャント術の実際 …… 158
 A. 抗生物質の術前投与 …… 159
 B. 手術体位とマーキング …… 159
 C. シャント・システムの選択と圧の設定 …… 159
 D. 手術野の消毒とドレープ …… 160
 E. シャント・システム内に水の充填および局所麻酔 …… 160

F. 頭部穿頭術の操作 ……………………………………………………………… 160
　　G. 腹部の処置 ……………………………………………………………………… 162
　2 VPシャント術の合併症 …………………………………………………………… 163
　3 VPシャント術の実際における未解決の点 ………………………………………… 164
　おわりに ………………………………………………………………………………… 164

3. 腰部くも膜下腔・腹腔（LP）シャント術の最新手技〈桑名信匡〉…………… 166
　はじめに ………………………………………………………………………………… 166
　1 LPシャント術の概要と注意点 …………………………………………………… 166
　　A. 手術の概要 ……………………………………………………………………… 166
　　B. 適応患者の考え方 ……………………………………………………………… 166
　2 可変式差圧バルブの選択と初期圧設定法 ………………………………………… 166
　3 最新の手技と考え方 ………………………………………………………………… 167
　　A. 体位と穿刺法 …………………………………………………………………… 167
　　B. バルブの背部設置とコネクション ……………………………………………… 167
　　C. 腹腔側チューブの留置 ………………………………………………………… 169
　　D. 高身長, 低体重の方への対策（最近のOD対策）……………………………… 169
　　E. 高齢者の手術への様々な工夫（せん妄の減少を目指して）…………………… 171
　4 術後のケア …………………………………………………………………………… 171
　　A. バルブ圧変更法 ………………………………………………………………… 171
　　B. 退院後のケア …………………………………………………………………… 171
　おわりに ………………………………………………………………………………… 172

4. 術後管理（周術期）〈三宅裕治〉……………………………………………………… 173
　1 一般管理 ……………………………………………………………………………… 173
　2 シャントバルブの設定圧管理 ……………………………………………………… 173
　　A. 固定式差圧バルブ使用時 ……………………………………………………… 173
　　B. 可変式差圧バルブ使用時 ……………………………………………………… 173
　　C. 抗サイフォン機構付き可変式差圧バルブ（可変式抗サイフォンバルブ）使用時 … 174
　3 シャントコントロールの考え方 …………………………………………………… 177
　4 今後の課題 …………………………………………………………………………… 181

5. リハビリテーションの実際〈平田好文〉……………………………………………… 183
　はじめに ………………………………………………………………………………… 183
　1 「維持期」から「生活期」へ ……………………………………………………… 183
　2 特発性正常圧水頭症の術後のADLと家庭環境及び生活の活動状況（自験例の分析） 184
　　A. 特発性正常圧水頭症術後ADL ………………………………………………… 184
　　B. 特発性正常圧水頭症の家庭環境 ……………………………………………… 185
　　C. 特発性正常圧水頭症の生活期の活動状況 …………………………………… 185
　3 熊本市における高齢者調査分析 …………………………………………………… 187
　4 特発性正常圧水頭症術後のリハビリテーション ………………………………… 189

5 地域リハビリテーションと生活期の意義 …………………………………………… 190
おわりに ……………………………………………………………………………………… 190

6. 退院後の管理 （厚地正道） ……………………………………………………………… 192
はじめに ……………………………………………………………………………………… 192
1 診療・介護計画の立て方 ………………………………………………………………… 192
 A. 高齢者総合的機能評価（CGA；comprehensive geriatric assessment） …… 193
 B. タップテスト（髄液排除試験）の計画 ………………………………………… 193
 C. 脳脊髄液排除後の外来再診のタイミング …………………………………… 194
 D. 手術治療の計画 ……………………………………………………………………… 194
 E. 術後フォローアップの計画 …………………………………………………… 194
2 術後・退院後の医療・介護の管理 ……………………………………………………… 194
 A. 術後1週目 …………………………………………………………………………… 195
 B. 術後2週目（必要に応じて） ………………………………………………………… 195
 C. 術後1カ月目 ………………………………………………………………………… 196
 D. 術後3カ月目 ………………………………………………………………………… 196
 E. 術後6カ月目以降 …………………………………………………………………… 197
3 慢性期・介護に携わる様々な職種の方々へのメッセージ ………………………… 197
4 家族へのメッセージ …………………………………………………………………… 198
おわりに ……………………………………………………………………………………… 198

略語集 ……………………………………………………………………………………… 199
索引 ………………………………………………………………………………………… 201

I. 特発性正常圧水頭症研究の歴史

はじめに

　正常圧水頭症とは，くも膜下出血や髄膜炎後に起こる水頭症（secondary NPH；sNPH）であり，シャント術で改善可能な病態であると長らく認識されてきた．一方，先行疾患の明らかでない特発性正常圧水頭症（idiopathic NPH；iNPH）はごく最近まで，その存在すら否定されていた．わが国における急速な高齢化の進行や診断や治療の進歩によって，その治療意義が見直されるようになった．本稿では，特発性正常圧水頭症研究の更なる進展を願って，わが国における特発性正常圧水頭症研究の歴史（表1）を述べることとする．

1 Adams, Hakim 以降

　正常圧水頭症（NPH）は1965年にHakimら[1]によって初めて報告された症候群である．歩行障害，認知障害，排尿障害（古典的三徴）を有し，脳脊髄液圧は正常範囲内にもかかわらず脳室拡大を認め，髄液シャント術で症状改善を得ることができることから，"治療可能な認知症 treatable dementia"として注目された．当初より正常圧水頭症は原因の明らかな二次性正常圧水頭症と，原因の明らかでない特発性正常圧水頭症が存在することが知られており，認知障害が改善することを期待して，1970年代には数多くの髄液シャント術が行われた．しかし，

表1　特発性正常圧水頭症研究の歴史的な流れ

時期	項目
1981, 4	厚生省特定疾患正常圧水頭症治療研究班(森安信雄教授)
1984〜1996	厚生省特定疾患難治性水頭症治療研究班（松本悟，菊池晴彦，森惟明教授）
1996, 4	厚生省難治性水頭症研究班(森惟明教授)iNPHを主題
1999, 3	厚労省水頭症研究班(森惟明教授)終了
2000, 1	第1回日本正常圧水頭症研究会
2001, 5	国際水頭症ワークショブ(ギリシヤ，コス島)でiNPH consensus meeting
2002, 2	第3回正常圧水頭症研究会世話人会でiNPHガイドライン作成について森惟明世話人より提案あり
2002, 8	ガイドライン作成のための第1回 Consensus meeting(能登)
2002, 11	Dr.Marmarouによる国際ガイドライン説明会(横浜)
〜2003	ガイドライン作成のための合宿（東京，横浜，西宮，大阪など8回）
2003, 5	iNPH共同研究構想(SINPHONI)の始まり
2004, 5	日本iNPH診療ガイドライン出版
2004, 9	SINPHONIスタート
2005, 9	国際iNPH診療ガイドライン出版
2005, 4	厚労省水頭症研究班開始(湯浅龍彦班長)
2008, 5	日本iNPH診療ガイドライン英語版出版
2008, 4	厚労省水頭症研究班開始(新井一班長)
2010, 1	SINPHONI総論出版
2011, 7	日本iNPH診療ガイドライン第2版出版
2012, 10	第4回国際水頭症髄液疾患学会日本開催
2012, 11	日本iNPH診療ガイドライン第2版英語版出版

治療成績から特発性と二次性とでは対照的な経過をたどることになった．明らかな先行疾患がなく，認知障害が主症状である特発性正常圧水頭症ではシャント術後に一時的な改善を認めても慢性硬膜下血腫を合併して，症状悪化をきたす例が多く認められた．これらは穿頭血腫除去に加えてシャント管の結紮や高圧バルブへの変更などを要することが多く，次第に髄液シャント術はすべきでないという流れとなった．今日的な観点からみれば，診断の難しさに加えて，当時用いられたシャントバルブはまだ低圧・中圧・高圧といった固定式差圧バルブであり[2]，個々の症例に応じた脳脊髄液圧の調整が難しかったと考えられるが，いずれにせよ手術成績が不良であったことは否めない．

一方，くも膜下出血や髄膜炎の後にみられる二次性正常圧水頭症は，当初より髄液シャント術によって良好な結果を得ることができていた．この理由として，二次性正常圧水頭症は原因疾患を発症してから数カ月以内に症状を呈することが多く，また，CTやMRIによって進行性脳室拡大を認めるために診断が比較的容易であることが挙げられる．また，特発性正常圧水頭症と異なり，慢性硬膜下水腫の発生も少なかった．このような流れから，特発性正常圧水頭症は手術対象とすべきではなく，特発性正常圧水頭症の存在そのものが否定されるようになった．このため，正常圧水頭症と二次性正常圧水頭症とが同義であると理解され，正常圧水頭症を二次性正常圧水頭症の観点からしか理解しえなくなったという弊害を招いたと考えられる．しかし，特発性正常圧水頭症研究からみれば"暗黒の20年"ともいえる時代が続いたことになる．

一方，このような流れがあったにしても，髄液シャント術で症状の改善を認める特発性正常圧水頭症が存在することは一部の臨床医が実体験としてもっており，各施設で研究が続けられていた．1993年には竹内ら[3]は髄液流出抵抗値の測定と脳脊髄液マーカーの測定を用いた特発性正常圧水頭症の選択基準を提案しており，1994年には石川ら[4]は腰部持続脳脊髄液圧モニターを用いて，特発性正常圧水頭症が存在し，治療可能な例があることを報告している．1996年，Kraussら[5]も，1）歩行障害，2）前頭頭頂部内側脳溝の平坦化，3）CSFタップテストで著明な改善を認めるを診断基準として特発性正常圧水頭症の治療を行っており，従来考えられていたように認知障害に対してよりも，歩行障害の改善が著しいことが知られるようになった．また，後に日本発の特発性正常圧水頭症共同研究（Study of idiopathic normal pressure hydrocephalus on neurological improvement : SINPHONI）の基礎となったKitagakiら[6]の特発性正常圧水頭症における特徴的なMRI画像所見は1998年に報告されており，特発性正常圧水頭症研究は1990年初めより少しずつなされていたといえる．

2 厚生労働省研究班

わが国では1986年に厚生省特定疾患正常圧水頭症治療研究班（森安信雄教授）が発足して以来，小児水頭症も含めた水頭症全般について研究が連綿として続けられてきており，数多くの優れた研究がなされてきた．わが国の研究者が水頭症研究に大きな貢献をなしたことは確かである．しかし，ガイドライン作成の基となるエビデンスレベルという観点からは，多くの論文は専門家の意見レベルに相当する評価をうける論文がほとんどで，よくデザインされた多施設共同研究やランダム化試験といった研究はなされてこなかった．このことは，ガイドライン

作成[7]という作業を行ってみて初めて実感したことで，ガイドライン作成の作業を行わなければ，SINPHONIというわが国初の特発性正常圧水頭症共同研究を実施する機運も盛り上がらなかったと考えられる．

わが国では世界でも稀な速度で急速に高齢化が進行しており，高齢化対策は社会の大きな課題となっている．特発性正常圧水頭症もこの観点からその重要性が認識されるようになり，1996年に森惟明高知医大脳神経外科教授（当時）が研究班班長として初めて公的な研究テーマとして取り上げられた（表1参照）．この研究班は3年間の研究の後に解散となったが，わが国の将来にとって重要なテーマであり，研究活動を維持するために正常圧水頭症研究会を発足させてはという提案が森教授よりなされた．このことをうけ，著者をはじめ研究班の班員が集まって2000年に第1回の正常圧水頭症研究会を開催した．著者が会長を勤めたが，当時は演題数も20数題程度で，最近のように多くの演題数が出ているのをみると隔世の感がある．

3 特発性正常圧水頭症ガイドライン作成[7]

ガイドラインの作成は，第3回正常圧水頭症研究会の世話人会で森惟明先生より提案があり，著者が委員長に指名されたが，著者自身がガイドラインは医師の裁量権をしばるものではないかと思っているようなレベルであり，当時京都大学医学部臨床疫学講座の福井次矢教授（現聖路加病院病院長）にガイドラインの何たるかをまったくの基礎から教えていただき，また，実務能力にすぐれた小山弘講師（現京都医療センター総合内科部長）を推薦していただいた．このおかげで，著者らはevidence-based medicineの方法論に則った作成手順を踏むことができ，多くの研究機関から優れたガイドラインとの評価をうけた．

ガイドライン作成のタイムスケジュールは図1に示した通りである．

作成委員はこの作成に熱意のある若手の方々に自主的な参加をお願いした．討論の場を確保するために，各作成委員の病院を順次巡回することとし，土曜日の午後から日曜日午前中いっぱいを使って，細部まで話し合った．正常圧水頭症の定義から始まり，診断の流れや治療法など全般にわたって，時には激しい討論を繰り返したが，翌日には意見がすっとまとまるという経験を何度もした．このガイドラインで診断の主体をなすのはタップテストであり（図2），治療の主体をなすのは可変式差圧バルブ使用の推薦であった．海外では持続大量ドレナージが

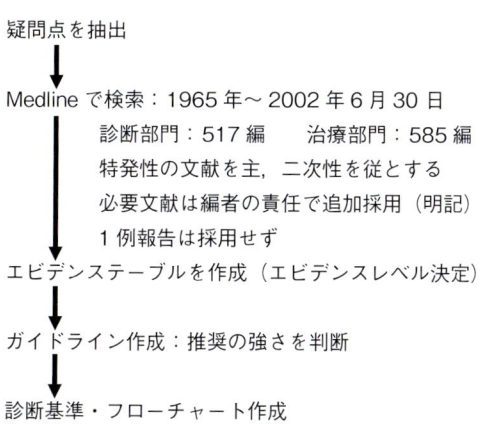

図1　特発性正常圧水頭症診療ガイドライン作成作業の流れ

勧められるようになってきていたが，ガイドラインとして一般に普及させるためには診断率より低侵襲度の方が重要と考え，タップテストを診断の中心においた．腰椎穿刺は，脳神経外科のみならず，精神科や神経内科の医師にも日常的な検査法であり，わが国で特発性正常圧水頭症の認識が高まることに貢献したと考えている．タップテストはWikkelsoらは40～50mLを2回行うとしたが，このガイドラインでは30mLとした．これは低侵襲を中心に考えたためであり，また，委員の多くが10mLの排除でも陽性例があることを経験していたためでもあったが，エビデンスが乏しい点が弱点と考えていた．一方，MRI冠状断での高位円蓋部狭小化は有用と考えたが，これもエビデンスレベルが低く，そのために診断の参考項目にいれることとした．このような経過を経て，2004年5月にわが国初の特発性正常圧水頭症診療ガイドラインを発刊した（図3）[7]．このガイドラインは当然日本語で書かれたものであるが，翌年には国際特発性正常圧水頭症ガイドラインが公表[8]されており，両者の違いを同じレベルで論じるには英語版のガイドラインが必要と考え，2008年に英語版を出版した[9]．これは中国語にも翻訳されており，国際的に日本の考えを発信する意味で重要な作業であったと考えている．

4 多施設前向きコホート研究（SINPHONI）

先に述べたようにガイドライン作成の事業に携わってみて初めて，エビデンスレベルの高い研究が重要であることを実感した．そこで，MRI冠状断での高位円蓋部狭小化所見がどの程度診断に有用なのか，また，タップテストの診断能力はどの程度なのか，脳槽造影は有用なのか，脳室・腹腔シャント術の初期圧設定はどのような方法がよいのか[9]といったクリニカルクエスチョンに答えるべく，2004年9月に共同研究を始めた．この研究は最終的に100例の全手

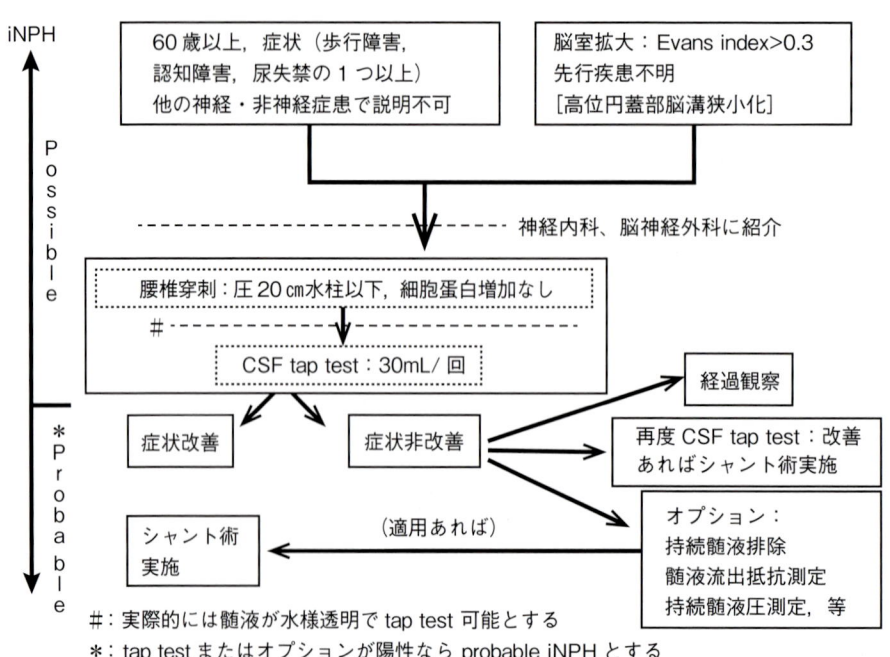

図2　特発性正常圧水頭症診療ガイドライン初版での診断の流れ

術例を1年間追跡でき，その追跡率は90%であった．従来，正常圧水頭症の評価は症状を中心にされていたが，この共同研究では修正ランキンスケールを用いて評価した．自立度を中心とした評価法で果たして有意差が得られるかどうか，不安がなかった訳ではないが，1年後には明らかに自立度の改善を認め，高齢者の自立度改善，介護者の負担軽減に有用であることを示すことができた[8]．また，症状の評価には従来のBlackら[2]の評価法に修正を加え，特発性正常圧水頭症の症状変化をより反映しやすいiNPH grading scaleを作成した[7]．これにより，タップテストの評価も可能となった．いずれの症状も改善を認めた．これらの研究をまとめて，総論の論文化を試みたが，多くの一流ジャーナルからクレームがついた．論文化の過程で我々が未熟であった点は否めないが，まったく特発性正常圧水頭症を認めないような論調や論文の中身を本当に読んだのかと言いたくなるようなコメントにも数多く出会った．特発性正常圧水頭症という一度は否定された症候群を再びリバイバルさせるには常識という大きな壁を破る必要があり，その壁を超えるのは容易ではないと気付かされたものである．水頭症や髄液研究を中心に扱うCSF ResearchというOnline journalに投稿し，ここでようやくacceptをもらった[10]．Online journalの場合，アクセス数が容易に明らかとなる利点があり，著者らの論文は掲載と同時にhighly accessedというランクをつけてもらい，今までの苦労の一部が報われた気がしたものである．この総論に続いて7つの英語論文が発表されている．

　SINPHONIの最大の成果は特発性正常圧水頭症には脳室拡大に加えて，高位円蓋部くも膜下腔の狭小化とSylvius裂を初めとする脳底部くも膜下腔の拡大というくも膜下腔の不均衡がみられる例が多く存在することを明らかにしたことであり，この所見はdisproportionately enlarged subarachnoid-space hydrocephalus（DESH）と呼ばれ，特発性正常圧水頭症診断に重要な所見として，広く認知されるようになっている．

5 ガイドライン改訂

　SINPHONIの結果を踏まえて，特発性正常圧水頭症診療ガイドラインの改訂が厚生労働省の特発性正常圧水頭症研究班（班長：順天堂大学　新井一教授）との共同（ガイドライン作成

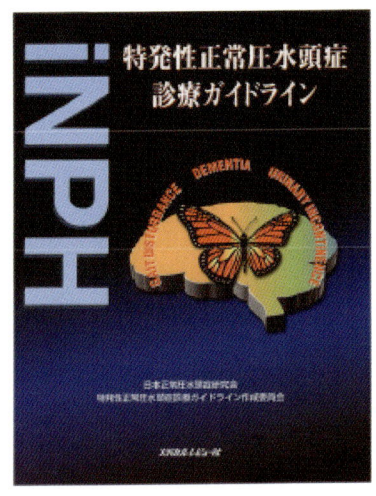

図3　特発性正常圧水頭症診療ガイドライン初版の表紙

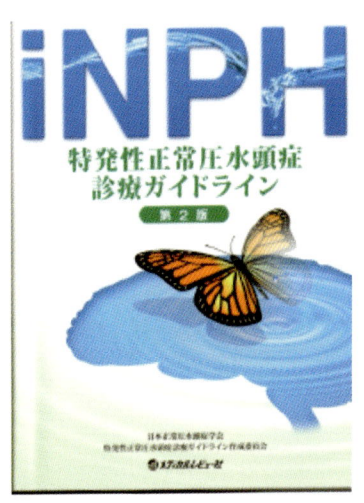

図4　特発性正常圧水頭症診療ガイドライン第2版の表紙

委員長　森悦朗東北大学教授）で，2011年に行われた（図4）[11]．この改訂での特徴を以下に列挙する．1）診療ガイドラインで診断基準が公表されたので，これをもとに疫学調査が行われるようになり，地域での発生頻度や画像的特徴を有していても正常圧水頭症症状を発症していない例が存在することが知られるようになった．2）特発性正常圧水頭症の診断にDESH所見が有用であることを認めた．3）特発性正常圧水頭症の画像所見としてDESH所見は有用であるものの，DESH所見を示さない例もあることから，特発性正常圧水頭症の画像分類としてDESHとnon-DESHに分類した．4）診断の流れとして，初版のガイドラインでは全例にタップテストを行うように勧められていたが，タップテストは診断の特異度は高いものの感度が低く，見逃しがあり得ることから，画像所見が典型的なDESH所見を有し，かつ，高頻度に認められる歩行障害を有する場合はタップテストを省略することも可能としている．症状あるいは画像に疑わしい点が残る場合は従来通りタップテストを勧めている（図5）．改訂ガイドラインでタップテストの省略は可能としているものの，脳脊髄液圧や性状の確認のための腰椎穿刺は必要であるとしている．タップテストは症状改善が得られれば，患者本人や家族の手術への同意を得られやすいことから，脳神経外科ではタップテストを腰椎穿刺に引き続いて行う施設が多い．5）術後および退院後のリハビリテーションの重要性が認識されるようになり，特発性正常圧水頭症患者へむけての体操も企画されるようになった．このように，初版と比べて，診断・治療ともに深化とより一層の広がりがみられるようになったと考えられる．

　このガイドラインは2012年に英語版[12]も出版され，これによりDESHなどの画像所見も国際的な評価をうけるようになった．

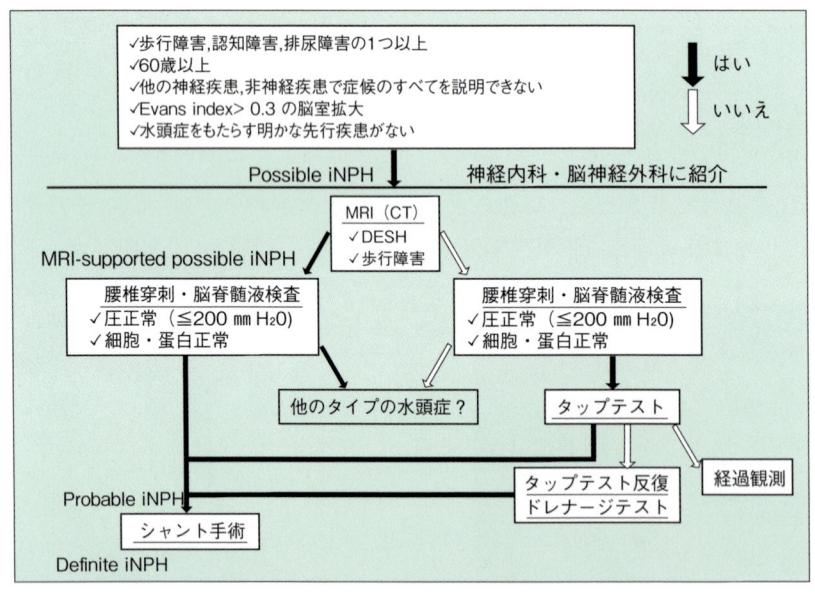

図5　特発性正常圧水頭症の診断から治療に至るフロー（文献1より）

おわりに

　特発性正常圧水頭症研究の流れを概観した．特発性正常圧水頭症は当初"治療可能な認知症 treatable dementia"として注目を浴びるも，手術成績の不良から特発性正常圧水頭症の存

在そのものが否定された歴史を有している．その後，診断・治療面での進歩や急速な高齢化に伴う患者数の増加により，ふたたび注目されるようになった．髄液シャント術により，歩行改善が得られ，自立度の向上や介護度の軽減が図れることが明らかとなったが，"treatable dementia"かどうかはまだ異論がある．わが国では高齢化対策は社会の様々な分野で必要となっているが，特発性正常圧水頭症はその対策の1つとして重要であり，研究のさらなる進展が必要と考えられる．

【文献】

1) Hakim S, Adams RD : The special clinical problem of symptomatic hydrocephalus with normal cerebrospinal fluid pressure. Observations on cerebrospinal fluid hydrodynamics. J Neurol Sci 2 : 307-327. 1965.
2) Black PM: Idiopathic normal-pressure hydrocephalus. J Neurol 52 : 371-377 . 1980.
3) 竹内東太郎，笠原英司，神津仁：脳萎縮を伴う髄液循環障害（非定型正常圧水頭症）に対するShunt手術適応—血清alpha-1-antichymotrypsin値と硬膜外圧持続測定での圧波の評価．脳外21 : 417-423. 1993.
4) 石川正恒，菊池晴彦，平井収：高齢者における特発性正常圧水頭症．脳外22 : 309-315. 1994.
5) Krauss JK, Droste DW, Vach W, et al : Cerebrospinal fluid shunting in idiopathic normal pressure hydrocephalus of the elderly: effect of perivascular and deep white matter lesions. Neurosurgery 39 : 292-300. 1996.
6) Kitagaki H, Mori E, Ishii K, et al : CSF spaces in idiopathic normal pressure hydrocephalus ; morphology and volumetry. AJNR 19 : 1277-1284. 1998.
7) 日本正常圧水頭症研究会特発性正常圧水頭症診療ガイドライン作成委員会：特発性正常圧水頭症診療ガイドライン．メディカルレビュー社．1-131. 2004.
8) Marmarou A, Bergsneider M, Relkin N, et al :Development of guidelines for idipatihic normal pressure hydrocephalus : Introduction. Nevrosurgery 57（3.suppl）S1-S3. 2005.
9) Ishikawa M, Hashimoto M, Kuwana N, et al : Guigelines for management of idiopathic normal pressure hydrocephalus. Neurol Med Chir（Tokyo）48 Suppl : S1-S23 2008.
10) Hashimoto M, Ishikawa M, Mori E, et al:Diagnosis of idiopathic normal pressure hydrocephalus is supported by MRI-based scheme: a prospective cohort study. Cerebrospinal Fluid Res 7 : 18. 2010.
11) 日本正常圧水頭症研究会　特発性正常圧水頭症診療ガイドライン作成委員会：特発性正常圧水頭症診療ガイドライン第2版．メディカルレビュー社．1-183．2011.
12) Mari E, Ishikawa M, Kato T, et al : Guigelines for management of idiopathic normal pressure hydrocephalus. Neurol Med Chir（Tokyo）52 : 775-09 2012.

II. 脳脊髄液研究再考

はじめに

　特発性水頭症を含む水頭症の病態生理を解明し，適切な治療法を追求するためには脳脊髄液（CSF）の動態の十分な理解が必要であるということには，異論はないであろう．その脳脊髄液生理学について現代も，なお通用している概念は約100年前に唱えられたものであり，それらは多くの優れた先人の業績に基づいているが，近年この概念に多くの疑問が投げかけられていることから，従来の脳脊髄液動態に関する定説を徹底的に見直すことが肝要と思われる．そこにはより詳細な病態生理の解明，ひいてはより優れた治療手段の糸口がつかめる可能性があるからである．

　従来の脳脊髄液生理学の概念の基幹をなしているのは，次の3つの前提である．

　すなわち，①脳脊髄液の産生は脈絡叢（CP）が主体であるということ，②脳脊髄液の吸収は大部分が頭頂部の上矢状洞に存在するくも膜顆粒（AG）によってなされるということ，③最後に脳脊髄液は側脳室，第三脳室さらに中脳水道を通り，第四脳室に至り，Magendie孔，Luschka孔からくも膜下腔（SAS）に至り，一部は脊髄のくも膜下腔にも入るが，大部分は脳表のくも膜下腔を頭頂部に向かって流れくも膜顆粒に吸収される．すなわち脳脊髄液は一定方向に向かい循環しているというのが従来の定説である．

1 脳脊髄液の生理学を再検討する

A. はたして脈絡叢のみが脳脊髄液産生の場であろうか？

　たしかに従来の前提に従うと脈絡叢は，その構造から脳脊髄液の産生に理想的な組織像を有していて一部の脳脊髄液産生の役割を果たしているであろうことに疑念はないが，むしろそこには内分泌物質なども含んだ特殊な物質の産生機能があると考えるのが妥当であろう[1]．さらに実験的水頭症動物では，脈絡叢に脳脊髄液吸収がみられるという論文もあるのである[2]．しかし脈絡叢以外の部位からも産生があると主張する業績は多く，古くはWeed[3]が1914年既に脳実質の毛細管からの，さらには1924年Hassin[4]が血管周囲腔からの産生を示唆している．Bering & Sato[5]は1963年に脈絡叢以外からの産生を実験動物で示し，その後もPollayら[6]，Milhoratら[7]のほかにも多くの脈絡叢以外での産生を述べた論文が続いている．またSato[8,9]は脊髄くも膜下腔での脳脊髄液産生と吸収の実験結果を追加している．

B. はたしてくも膜顆粒のみが吸収の場であろうか？

　Schwalbe[10]は，実に200年以上も前に脳脊髄液のリンパ系への吸収について言及しているし，1963年にはBering & Sato[5]が実験的水頭症犬ではあるが，脳室壁を介して脳実質内への吸収のあることを示し，Di Chiro[11]も脳脊髄液は中枢神経系のいずれの場所においても吸収されるであろうと述べている．その後Greitz & Hannerz[12]も脳脊髄液が直接脳実質の毛細血管に吸収されるとしている．しかし，このような考えの実証として注目されるのは，Cserrら[13]によるhorse radish peroxidase（HRP）をマウスの尾状核に注入すると，脳の組織間腔をHRPが

bulk flow として移動し，さらには脳脊髄液腔に至るとした実験結果である．これにより組織間液（ISF）は脳実質内ならびに脳脊髄液腔を移動し得るものであり，脳脊髄液も従来の定説のように決して脳室内，くも膜下腔の移動のみに限定したものではないことが明らかになった．ヒト胎児や多くの動物にはくも膜顆粒が存在しないし，さらに橋本[14]は解剖学的な見地から，ヒトで脳脊髄液はくも膜顆粒には吸収されないと述べている．Bulat ら[15]も脳室壁を介しての脳脊髄液吸収について説明し，吸収はくも膜顆粒に関係していないとしている．乳児においては毛細管に脳脊髄液は吸収されるのであって，くも膜顆粒には入っていかないと Bateman & Napier[16]も述べている．

C. はたして脳脊髄液は循環するのか？

この項目は主として，Yamada ら[17]の Time-slip method を駆使した新しい手法を用いた記載が，別の章でなされるので後に述べる脳脊髄液と ISF の関係と動脈拍動の関与を除いて詳細をここでは省略する．

2 脳室壁ははたして水に対してもまったく透過性を有していないのか？

従来の脳脊髄液循環に関する概念によると，脳脊髄液はその産生部位から吸収部位に至るまで，あたかも"川の流れ cerebrospinal fluid flow"のようにひたすら一方向に流れていくと解釈されてきた．しかしこの循環経路を流れるとする脳室内脳脊髄液と，その経路を通過する間に密接に脳室壁を介して触れる脳実質の組織間液（ISF）との間には，何ら交流はないのかという疑問が生じる．従来，水をはじめ脳脊髄液中の諸物質を通さないとされてきた脳室壁は，決してガラスや金属で構成されているわけではないことは明らかで，一層の脳室上衣細胞が脳室内と脳実質とを隔てているのみであり，そこにまったく脳脊髄液と ISF の交流がないとするほうが極めて不自然であるといえるのではないだろうか．すでに述べたように実験的水頭症犬で脳室壁を介しての脳脊髄液の脳実質内への移行があることが示された[5]が，これは生理的な状態でもみられるのではないかという疑問が生じる．脳脊髄液の99％は水であり，ISF についてもほぼ同様の組成であるので，まさに脳室は"水も漏らさぬ容器"であるということはどうしても考えにくい．Sahar ら[18]は，水頭症のネコで脳脊髄液が主として脳室周囲の血管周囲腔を経て脳実質に吸収されるとし，くも膜下腔についても Drayer & Rosenbaum[19]は metrizamide がくも膜下腔を介して大脳や小脳の ISF に入ることを示した．Weller & Mitchell[20]は，脳室壁を通って実質内に入った脳脊髄液が浮腫液として，側副路としての白質の血管周囲腔を経て恐らく血液内に吸収されるのであろうと述べているのである．脳のホメオスターシス維持には脳脊髄液と ISF の間の free communication は必要欠くべからざるものではないかといえるのであり，脳室壁による脳脊髄液と ISF との断絶はむしろ考えがたい．そこで問題になるのはいわゆる CSF-Brain-Barrier（C-B-B）の存在であり，これが従来からの考えを大きく支えてきたのは事実である．脳室上衣細胞間に tight junction が存在し物質の通過は自由ではない．しかし，この C-B-B は絶対的なものではないのであり，そこには paracellular pathway があり，水をはじめ小分子量の物質は十分に通過可能であると今日では考えられるに至っている[21]．一方，脳表の脳脊髄液はどうであろうか．脳表とくも膜下腔は薄い軟膜（pia mater）によって隔てられているが，pia mater には tight junction はなく，

Alcoladoら[22]は水ならびに小分子量の物質の交通に支障はないとしているので，脳室壁のみならず，脳表でも脳脊髄液とISFとの間に交流があることは十分に考えられるのである．したがって，従来の前提ないし定説による脳室内で産生された脳脊髄液は，吸収の部位とするくも膜顆粒に至る間に新たに水や一部の組成を加えることも実質内に移動することもなく，吸収の部位に至るまで流れていくという考えには誤りがあるとするのが妥当であろう．

3 脳室の奇異な形状に意義はあるのか？

　著者らがmagnetic resonance image（MRI）またはcomputed tomography scan（CT scan）の画像を観察するとき，常に脳室の形状と大きさに注目をする．同時にくも膜下腔にも異常所見はないかという観察も欠かさない．さらに例えば，水頭症症例に脳室 – 腹腔短絡術を施行するとき，いかに脳室の最適部位に短絡管を挿入するかは重要な診療上の関心事である．しかし著者らははたして脳室がどうしてこのような特異な形状をし，正常所見ではほぼ一定の大きさと形を保っているのかということに，むしろ無関心でさえあったといわざるを得ない．日常の診療行為や研究生活上であまりにも当然の事実として，この奇妙ともいえる"謎"のような脳室の形状に何ら疑問をもつことなく看過してきたとはいえないだろうか．脳室は実に不思議な形態をしている．しかも他の脊椎動物にもほぼ共通した形なのである．そこには何かの必然性が見いだされるべきである．

　図1をみると脳室壁と，それに対応する脳表のくも膜下腔の距離がどの部位でもほぼ等しいことに気づくのである．そしてさらに島回を覆うSylvius裂がなぜ存在するのかという疑問の解決にもつながる．脳神経外科の手術を施行する場合，あるときはSylvius裂を開き，そこにある脳脊髄液を十分に吸引して脳をリラックスさせることが必要になる．しかし，なぜそこにSylvius裂のような巨大ともいえるくも膜下腔が存在するのかの回答は見いだされてはいない．しかも島回は中大脳動脈の分枝に表面を覆われるようにし，Sylvius裂のくも膜下腔は著しく発達した静脈群に恵まれてもいる．そこで図1をもう一度みてみると，もしSylvius裂がなかったとしたら，第三脳室の壁とそれに対応する側頭部のくも膜下腔との距離は，他の部位における脳室壁とそれに対応した最短距離ともいえる脳表のくも膜下腔の距離とは大きく異なってしまう．しかし，Sylvius裂の存在により，初めて第三脳室壁とSylvius裂内のくも膜下腔まで

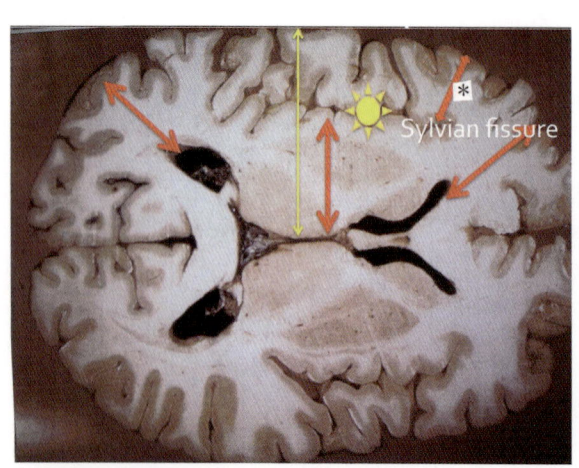

図1
星印は，Sylvian fissureの位置を示す．赤の矢印は各部位における脳室壁と，それに対応する脳表くも膜下腔との間のおおよその距離を示している．黄色の長い矢印は，第三脳室壁とそれに対応する脳表くも膜下腔の間の距離を表し，著しく長いことがわかる．
Sylvius裂が存在することにより，第三脳室壁とSylvius裂内のくも膜下腔，その部位から対応する脳表のくも膜下腔の距離（*）が他におけるものと近いことがわかる．

の距離と，そしてSylvius裂と対応する脳表くも膜下腔までの距離がほぼ等しいことがわかり，なぜSylvius裂が存在するのかという疑問の一部が解けたということになるが，詳細は次の項目で述べる．

4 脳脊髄液と脳組織液または組織間液の関係について

　脳脊髄液量は，ヒト成人で約150mLであり，脳実質のISFはその体積の約20%を占めると考えると総量は約300 mLとなる[23]．その両者の合計は約450 mLであり，これを中枢神経系の細胞外液（ECF）として一括して捉えるのが正しいのではないだろうか．実際Hassin[24]は，早くも1924年脳脊髄液は脳の組織液であると述べているし，くも膜下腔に注入したHRPが脳実質に取り込まれ，24時間以内にISF腔から消失したという報告もなされてきた[25]．要するに中枢神経系のホメオスターシスの維持には，脳血流とともに脳脊髄液とISFが脳室壁や脳表のくも膜下腔を介して，常に交流する必要があるのではないかという観点から両者の密接な関係が注目されるところとなった[26,27,28]．MRIの手法を用いてもVirchow-Robin Space（VRS）のMRI信号は，脳脊髄液のそれに等しくVRSに沿って脳脊髄液の流れがみられるとも述べられている[29]．Tsutsumiら[30]は，MRI constructive interference in steady state（CISS）法を用いて，血管周囲腔（perivascular space；PVS）は液体で満たされており，脳表脳脊髄液腔，脳底脳脊髄液槽，そして脳室内の脳脊髄液腔が脳実質を貫いて見事なネットワークとして連続していることを証明している．Careraら[31]は，ISFの排出は脳と毛細血管内のホメオスターシス維持に重要な役割をはたし，また動脈の基底膜（basement membrane）もまさに脳におけるリンパ系のように，一部の物質のドレナージを行っていると述べている．Zangら[32]は，脳実質の動脈周囲のPVSはくも膜下腔のPVSと連続していて，脳実質からのISFはくも膜下腔の大きな血管に出ていくという．ネズミにおいてもKidaら[33]は脳内の溶解性，非溶解性いずれの物質についてもPVSからのドレナージが重要であると発表している．またPVSが脳実質を通じ，amyloid βを含むISFのクリアランスを行っているとIliffら[34]は述べ，さらにIliffら[35]によると，脳脊髄液は動脈周囲流路（paraarterial channels）に沿って脳実質にISFと入れ替わる形で入ってきて，動脈周囲流路（paraarterial channels）を経てクリアされると述べている．

　このような結果から，脳脊髄液とISFはいずれも99%は水であるので分子量の小さい脳脊髄液中のいくつかの組成も含めて，この2つの液は中枢神経系のいずれの部分でも交流しうるものであり，両者の間に直接の交流がないとする従来の脳脊髄液生理学の基幹をなす前提は理解しがたいとする時点に今や至っているとするのが妥当であろう．ここで図1に示したようになぜ脳室内の脳脊髄液と，脳表またはSylvius裂くも膜下腔の脳脊髄液との距離が近似の値を示すのかという理由がみえてくる．すなわち，脳実質のISFと脳室内およびくも膜下腔内の脳脊髄液が常に極めて密接な関係にあるのである．このことは実は脊髄実質と，そのくも膜下腔との関係でも同様であり，Satoら[8,9]が，イヌで示した脊髄のくも膜下腔でも脳脊髄液産生と吸収がみられたとする発表の内容もここで再び注目を浴びることになる．先に述べたようにDi Chiro[11]も脳脊髄液は中枢神経の何処においても吸収されると述べているのである．ヒトの脊髄でも軟膜は表面で血管を覆っているくも膜下腔と連続したものであると述べられている[36]．すなわち，脳脊髄液は中枢神経系のどの部位でも産生され，また吸収されるとなると，

はたしてその部位は何処であろうかが大きな問題となる．このように脳実質のISFと脳脊髄液の関係が近年特に注目されるに至ったが，ここで明確に脳脊髄液の産生と吸収は中枢神経系の毛細管壁で行われることを述べたのはOreskovicら[37]である．それによると実験的な証明こそ欠いてはいるが，毛細血管壁における水圧（hydrostatic pressure）と浸透圧（osmotic pressure）の較差により，産生，吸収のメカニズムが説明可能であるとしている．毛細血管の動脈側は，水圧が高いので血液内からISF（すなわち脳脊髄液）を産生し，静脈側はむしろ水を失ったことにより，浸透圧が高まりISF（脳脊髄液）を毛細管内に吸収するという考えであり，これを"微小血管説（microvascular theory）"と呼ぶことができる．この仮説により，脳脊髄液の産生と吸収の両者を毛細管壁で同時に説明することができる．こうなると脈絡叢が脳脊髄液産生の主たる部位であるという定説は覆されることになる．橋本も脳脊髄液産生の原材料は，動脈性毛細血管から漏出した血漿であると述べている[38]．確かに脈絡叢は脳脊髄液の産生に適した解剖学的な形態を備えているので，脳脊髄液の産生に与えているという考えをまったく否定するには至ってはいない．しかし，ヒト成人の脈絡叢約2gmの表面積は約200cm^{2}とされるが，一方ネコの脳重量は平均26gmと小さいのに，実質の毛細管壁の総面積は実に6,240cm^{2}にも及ぶ[39]ので，平均的重量約1,300〜1,400gmとされるヒト脳実質毛細管壁の表面積は実に莫大であり，比較にならないほど大きい．24時間内の脳脊髄液産生量はヒトで約400mLを超えるものと解釈されているが，はたして表面積200cm^{2}という脈絡叢ですべての量の産生は可能であろうかという論議が以前からあったのも確かであり，そこでこのmicrovascular theoryが脚光を浴びることになる．この仮説を採用することにより，従来の疑問の多くが解明される時代を迎えたことになる．すなわち脳脊髄液とISFは常に脳のECFとして一体として捉えられるべきものであり，中枢神経系のいずれの部位においてもお互いに交流し，血流とともに重要な脳のホメオスターシス維持に関わっていると考えることができる．MRI画像T$_2$weighted image（T2WI）をみると，各脳溝の細部にまで例外なく見事に高信号として脳脊髄液の存在が確認されるのはなぜであろうか．脳脊髄液と脳実質のISFの密接な関係を物語っているものであろう．加えてMcAuley & Zeuthen[40]も後に述べるaquporins（AQPs）との関係を含めて水の流れは脳実質と血液あるいは脳脊髄液との間でなされると述べている．さらに重要なのはmicrovascular theoryにおける毛細管壁での水の移動に星細胞（astrocyte）の働きが深く関与していることが，AQPsの働きとともにBenfetani & Ferroni[41]により強調されていることである．これらの考えに先鞭をつけたのが，とりもなおさずAgre[42]によるAQPsについての業績である．Agreは人間の体の70%は水で構成されているとし，これを"solvent of life"と呼んでいる．ある程度制限されてはいるが，水に対する透過性を有しているlipid bylayerを通して体内の膜を水はdiffusionという形で両方向に移動するとの考えを示している．このAQPsは体内の多くの臓器にみられるものであり，その作用機序は決して単純な仕組みではないが，pore-forming intrinsic membrane proteinsとして，中枢神経系においても選択的にISF（脳脊髄液）を毛細血管壁で産生し吸収するのに一役買っていると解釈できる．特にAQP4は脳室壁の上衣細胞（Brain-CSF-Barrier），脳室上衣下の膠細胞，glia limitans，星細胞のend-feet（BBB）に主として存在する．またくも膜下腔でもPVSを通じて脳実質ISFと脳脊髄液が脳室壁におけると同様に，水をはじめとする物質交換が盛んに行われていることは疑いのないことといえる．さらにAQP4は脊髄の表面にも多く存在すると

される[43]が，これらの部位はまさに脳脊髄液と実質内のISFが接する場所でもある．そしてISFの産生に深く関わるとされる星細胞の終末肢（end-feet）も豊富に存在するのである[41]．中枢神経系におけるAQP4は先に述べた星細胞のend-feet，およびそのexternal and internal glial limiting membranes，そして脳室上衣細胞のbasolateral membraneに豊富に存在するとされているのである．AQP4はさらに水頭症において脳室壁を通して，脳脊髄液の血管内への吸収を促進しているとも記載されている[44]．Greitz & Hannerz[12]は，RI cisternographyとcardiac gated MRIを駆使して脳脊髄液吸収は，主として脳の毛細血管を介してなされると記載している．脊髄においてもAQP4は髄質に存在するばかりでなく，白質内毛細血管を取り囲むend-feetにもよく表現されるとOshioら[45]，ならびにVitellare-Zuccarelloら[46]は述べていて，脳のくも膜下腔から物理的に隔離された脊髄くも膜下腔においても脳脊髄液の産生および吸収がみられるとするSatoら[8,9]の知見を裏付けるものと解釈される．

5 脳脊髄液の吸収に関与するリンパ系の関与

中枢神経系にはリンパ系は存在しない．しかしMortensen & Sullivan[47]は1933年にイヌのくも膜下腔に注入したthorium dioxidase（throtrast）が，2時間後には脳底に沿って頚部のリンパ系に至ったと述べているし，Schwalbe[10]はさらに早くくも膜下腔と頚部リンパ系の間につながりのあることを述べている．脊髄のくも膜下腔についてもBrieley & Field[48]がくも膜下腔とリンパ系の関係の深いことを強調している．Di Chiroら[49]もイヌの大槽内に注入したgadolinium-DTPAがMR cisternographyでしばしば鼻漏として現れることを証明し，Casley-Smithら[50]はネコおよびウサギで頚部リンパ管を結紮すると頚部血管周囲のprelymphatic spacesが拡張し，結果として脳浮腫を作成し得たと述べている．ウサギでは30％あるいはそれ以上が，さらにネコでも10〜15％の脳脊髄液が頚部の深部リンパ系に入っていくことがBradley & Cole[51]によって明らかにされ，くも膜下腔の脳脊髄液は篩骨篩板を経て鼻腔の粘膜下に至り，さらに咽頭後部のリンパ系を経て頚部に至ることも明確にBradley & Cole[51]により示されている．脳脊髄液腔に注入されたyellow Microfilがヒトにおいても直接鼻のリンパ系に入っていくことも，Johnstonら[52]により明らかにされている．第三脳室底は極めて薄い組織により構成されていて，この部位にもラットやニワトリではAQP 4が豊富であるという論文Gorenら[53]もあり，第三脳室壁を通しての頭蓋底のくも膜下腔への脳脊髄液の移動に一役かっているのではないかとも推測できる．さらに第三脳室内には盛んに渦流がみられるといい，この部分での脳脊髄液の攪拌も示唆されている[17,54]．このようにかなりの量の脳脊髄液がヒトをはじめマウス，ネズミ，ウサギ，ネコ，ギニーピッグ，ヒツジ，イヌ，サルでもリンパ系に吸収されることが現在ではわかっている[55]．リンパ系への脳脊髄液吸収について他にもKidaら[56,57]またBrdburyら[58]の業績が注目をひく．さらにKoh[55]はヒツジ脊髄のくも膜下腔でも約25％がリンパ系に入ると発表している．今や脳脊髄液のかなりの量がリンパ系に入ることは動かすことのできない事実として示され，くも膜顆粒のみが吸収の場とする旧来の前提は大きく揺らいだことがわかるのである．このように脳脊髄液およびISFがリンパ系に至るには中枢神経系の実質内を経てリンパ系に吸収されると考えざるを得ず前項で述べたことがよく理解されることになる．

6 脳脊髄液ははたして一方向に流れて循環するのか

　脳脊髄液の生理学を再検討するにあたり，はたして約100年前からの定説のごとく脳脊髄液は一方向にのみ流れるのであろうかという疑問も生じる．microvascular theoryに従って産生と吸収は，主として中枢神経系の実質内毛細管壁によってなされるとすると，脳脊髄液は中枢神経系実質内での交換はあっても必ずしも循環経路に沿って流れる必要はないことになる Oreskovic[37]．このように実際には脳脊髄液は流れていないことを visual に示す Time-SLIP 法[17]については，別項で詳細に記述されている．しかし脳脊髄液の"動き"そのものは，動脈性拍動[59, 60]と呼吸運動[61-63]の影響を深く受けることには異論はないであろう．従来脳脊髄液の流れは，主として脈絡叢の拍動により助けられ"vis a tergo"すなわち産生された脳脊髄液が押し出す形で，脳室内を吸収部位に向かって流れると考えられてきた．しかし，そのような流れはなくても中枢神経系内における動脈性拍動の重要性には何ら変わるとことはない[64]．Schleyら[65]は，PVSにおけるISFの動きに動脈性拍動が重要であることを述べ，Bilstonら[66]は脊髄のPVSにおける脳脊髄液の流れにも動脈性拍動が重要な要素として関与しているとしている．しかもその拍動が止まるとPVS内の脳脊髄液の動きを妨げるとも記載されている[29]．

7 RI cisternography で示される脳脊髄液の動きについて

　1964年に Di Chiro[11]は脳脊髄液の流れについて疑問をもち，実際の bulk flow の存在には実証がないと提唱し，脳脊髄液は脳脊髄液腔のどの部位でも産生され，かつ吸収され得るのではないかと述べて波紋を呼んだ．しかし同時に iodine-131serum albumin または iodine-131 autologous 脳脊髄液を脳室内または脊髄くも膜下腔内に注入し，頭部のシンチグラフィーで観察するといわゆる従来のくも膜顆粒に向かう脳脊髄液の流れの経路に沿った動きを示すと述べ，以後多くの施設で水頭症診断手法の1つとして，この cisternography が広く施行されることになった．Di Chiro[11]によると，正常例ではトレーサーは脊髄くも膜下腔に注入後1時間で頭蓋底槽にみられるようになり，ほぼ12時間で頭頂部くも膜下腔に現れるという結果であった．そこには確かに脳脊髄液の net forward progression がみられるとしている．この Di Chiro の論文が脳脊髄液に頭頂部に向かう flow があるという概念に決定的な印象を与えたのは事実である．しかし注目すべきは technetium — pertechnetate99（分子量163）を注入したとき，トレーサーは脳脊髄液とともに動くことはなく，注入した局所で吸収されるということも述べられていること[9]である．Schossberger & Touya[67]も Indium 111-diethylenetriaminepertecnetatic acid をイヌの脳脊髄液腔に注入すると，トレーサーはその局所から分散してゆき"流れ"はみられなかったとしている．すなわち分子量の小さいものは，中枢神経系の何処でも吸収されるということを実証してみせたのである．しかも頭頂部に"流れてゆく"とする分子量の大きなトレーサーも注入量のわずかに20〜23％のみが頭頂部に達したとも述べている．しかもかなりのトレーサーは脊髄腔の cul de sac に集積しているのであり，それらも時間経過とともにシンチグラフィーの上から消失する．これらの結果をみると，くも膜顆粒のみが脳脊髄液吸収の部位であるとする100年来の定説には反することになる．かなりの部分がリンパ系に吸収されることはすでに述べた通りであるが，では頭頂部に達した一

部のトレーサーもやがて頭蓋内から消失する事実はいかに説明をするのだろうか．従来，くも膜顆粒は脳脊髄液吸収の主たる場所であるとされてきたが，今やその定説が揺らぐとなるとくも膜顆粒の存在意義そのものが問われることになる．くも膜顆粒については，Kida ら[57]の多くの形態学的研究や生理学実験の成果があり，くも膜顆粒が特異な形態を有しいていることも事実であるので，そこには何らかの機能があると考えざるを得ない．たとえば，Grzybowski ら[68,69]の研究結果からみても，まったくそこには脳脊髄液吸収に関わる機能はないとはしがたい．Shabo & Maxwell[70]によれば，脳脊髄液中の粒状物質は phagocytosis によりくも膜顆粒内に取り込まれるという．そこで RI cisternography でみる頭頂部矢状静脈周囲に達し，やがて検出されなくなるトレーサーの一部は一般の脳脊髄液の吸収とは異なり，albumin のような分子量の大きいものが，くも膜顆粒を介して phagocytosis などの形で頭蓋内から静脈系さらに血液循環系に入っていくのではないだろうか．Greitz & Hannerz[12]は RI cisternography による研究の結果，主たる脳脊髄液の吸収は中枢神経系の血管を介して行われるのであり，くも膜顆粒による従来の吸収説は考えがたいとしている．

おわりに

　以上脳脊髄液の産生，吸収，循環について，約 100 年間の永きにわたり定説となっていた考え方は，見直すべき時期にきているとの観点から画期的ともいえる考え方を述べてきた．そこには正に paradigm shift が起こりつつあるといえる．しかし，まだまだ問題点がない訳ではない．この新しい考えの基幹をなす microvascular theory も具体的な実証はなされていないし，また microvascular theory にたとえれば脳室系に閉塞が起きたときの脳室拡大のメカニズムは説明不能であり，今後の大きな課題である．また一方，この約 50 年間にわたり進歩を遂げてきた脳脊髄液の産生，吸収に関する生理学の手法は多くが，Pappenheimer ら[71]により開発された脳脊髄液の ventriculo-cisternal perfusion という方法に依存してきたが，残念なことに今日に至ってもこの方法に優る適切な方法は開発されていない．しかし，もし脳脊髄液は循環しないとなると，従来のこの perfusion という手法を主として用いてなされた研究は多くの矛盾を含んでいる可能性がある．著者自身の実績の妥当性も当然問われることになるというジレンマに陥ることになる．しかし脳脊髄液がはたして脳室壁を通ることはないのか，くも膜下腔では脳脊髄液の産生も吸収もみられないのか，脊髄腔ではまさに脈絡叢を欠いているが脳脊髄液の産生も吸収もないのか，すなわち脳脊髄液と ISF の交流は中枢神経系を通じてみられないのかという疑問に終始つきまとわれてきたのは事実である．そこで脳室が多くの動物である程度共通した特異な形をしていることの必然性，Sylvius 裂の存在意義を自問自答しているうちに近年特に注目されている microvascular theory に注目し，脳脊髄液の生理学を再考する必要に迫られたのである．脈絡叢は決して産生の主座ではないが先に述べたように特殊な産生に関わる機能を有しているであろうし，くも膜顆粒も一部の脳脊髄液吸収機構に関与しているであろうとも考えている．

【文献】

1) Liddelow SA: Fluids and barriers of CNS: a historical viewpoint. Fluids Barriers CNS 2011 ; 8-2:doi : 10.1186/2045-8118-8-2
2) Milhorat TH, Mosher MB, Hammock MK, et al : Evidence for choroid-plexus absorption in hydrocephalus. N End J Med 283 (6) : 286-289. 1970.
3) Weed LH : The pathways of escape from the subarachnoid spaces with particular reference to the arachnid villi. J of Med Res 31 : 51-91. 1914.
4) Hassin GB : The morphology of the pial blood vessels and its bearing on the formation and absorption of the cerebrospinal fluid. J Neuropath 7 : 432-438. 1948.
5) Bering EA Jr, Sato O : Hydrocephalus: changes in formation and absorption of cerebrospinal fluid within the cerebral ventricles. J Neurosurg 20 : 1050-1063. 1963.
6) Pollay M, Curl F : Secretion of cerebrospinal fluid by the ventricular ependyma of the rabbit. Am J Physiol 213 : 1031-1038. 1967.
7) Milhorat TH, Hammock MK, Fenstermacher JD, et al : Cerebrospinal fluid production by the choroid plexus and brain. Science 173 (3994) : 330-332. 1971.
8) Sato O, Asai T, Amano Y, et al : Formation of cerebrospinal fluid in spinal subarachnoid space. Nature 233 : 129-130. 1971.
9) Sato O, Asai T, Amano Y, et al : Extraventricular origin of cerebrospinal fluid: Formation rate quantitatively measured in the spinal subarachnoid space in dogs. J Neurosurg 36 : 276-282. 1972.
10) Shwalbe cited in Brierley JB, Field EJ : The connection of the spinal subarachnoid space with the lymphatic system. J Anat 82 : 153-166. 1946.
11) DiChiro G : Movement of the cerebrospinal fluid in human beings. Nature 204 : 290-291. 1964.
12) Greitz D, Hannerz J : A proposed model of cerebrospinal fluid circulation : Observations with radionuclide cisternography. Am J Neuroradiol 17 : 431-438. 1996.
13) Cserr HF, Cooper DN, Milhorat TH : Flow of cerebral interstitial fluid as indicated by the removal of extracellular markers from rat caudate nucleus. Exp Eye Res 25 Suppl : 461-473. 1977.
14) 橋本一成：神経系の組織液としての髄液―その循環路（いわゆるマイナーパスウエイ）とその臨床的意義―. 小児の脳神経 29 (3) : 217-223. 2004.
15) Bulat M, Lupret V, Oreskovic D, et al : Tranventricular and transpial absorption of cerebrospinal fluid into cerebral microvessels. Coll Anthropol 32 Suppl 1 : 43-50. 2008.
16) Bateman GA, Napier BD : External hydrocephalus in infants: six cases with MR venogram and flow quantification correlation. Child's Nerv Syst 27 : 2027-2096. 2011.
17) Yamada S, Miyazaki M, Kanazawa H, et al : Visualization of cerebrospinal fluid movement with spin labeling at MR imaging: Preliminary results in normal and pathophysiological conditions. Radiol 249 (2) ; 644-652. 2008.
18) Sahar A, Hochwald GM, Ransohoff J : Alternative pathway for cerebrospinal fluid absorption in animals with experimental obstructive hydrocephalus. Exp Neurol 25 (2) : 200-206. 1969.
19) Drayer BP, Rosenbaum AE : Metrizamide brain penetrance. Acta Radiol Suppl 355 : 280-293. 1977.
20) Weller RO, Mitchell J : Cerebrospinal fluid edema and its sequelae in hydrocephalus. Adv Neurol 28 : 111-123. 1980.
21) Crone C : The blood-brain barrier as a tight epithelium : Where is information lacking？ Annals New York Academy of Scienses 481 : 174-185. 1986.
22) Alcokado R, wellwe RO, Parrish EP, et al : The cranial arachnoid and pia mater in man: anatomical and ultrastructual observations. Neuropathol Appl Neurobiol 14 (1) : 1-17. 1988.
23) Brodbelt A, Stoodley M : CSF pathways: a review. Brit. J Neurosurg 21 (5) : 510-520. 2007.
24) Hassin GB : Notes on the nature and origin of the cerebrospinal fluid. J Nerv Ment Dis 59 : 113-121. 1924.
25) Turner PT, Harris B : Ultrastructure of exogenous peroxidase in cerebral cortex. Brain Res 12 : 305-326. 1974.
26) 佐藤　修，山本勇夫：脳脊髄液：組織間液との関連について－ Part I. 小児の脳神経 9 (2) : 59-63. 1984.
27) 佐藤　修，山本勇夫：脳脊髄液：組織間液との関連について－ Part II. 小児の脳神経 9 (3) : 123-129. 1984.
28) Sato O, Oi S, Yamada S : Hydrocephalus–Experimental considerations and clinical analysis. In: Choux M, Di Rocco C, Hockley A, Walker M ed. Pediatric Neurosurgery. London; Churchill Livingstone. pp.237-251. 1999.

29) Rennels ML, Gregory TF, Blaumanis OB, et al：Evidence for a 'paravascular 'fluid circulation in mammalian central nervous system, provided by the rapid distribution of tracer protein throughout the brain from the subarachnoid space. Brain Res 326（1）：47-63. 1985.

30) Tsutsumi S, Ito M, Yasumoto Y：The Virchow-Robin spaces: delineation by magnetic resonance imaging with considerations on anatomofunctional implications. Child's Nerv Syst 27：2057-2066. 2011.

31) Carare RO, Bernardes-Silva M, Newman TA, et al：Solutes, but not cells, drain form the brain parenchyma along basement membranes of capillaries and arteries: significance for cerebral amyloid angiopathy and neuroimmunology. Neuropathol Appl Neurobiol 34（2）：131-144. 2008.

32) Zhang ET, Inman CB, Weller RO：Interrelationships of the pia mater and the perivascular （Virchow–Robin） spaces in the human cerebrum. J Anat 170：111-123. 1990.

33) Kida S, Steart PV, Zhang ET, et al：Perivascular cells act as scavengers in the cerebral perivascular spaces and remain distinct from pericytes, microglia and macrophages. Acta Neuropathol 85（6）：646-652. 1993.

34) Iliff JJ, Wang M, Liao Y, et al：A paravascular pathway facilitates CSF flow through the brain parenchyma and the clearance of interstitial solutes , including amyloid β . Sci Transl Med 2012;4（47）：147ra111.doi：10.1126/scitranslmed. 3003748

35) Iliff JJ, Lee H, Feng T, et al：Brain-wide pathway for waste clearance captured by contrast-enhanced MRI. J Clin Invest 123（3）：1299-1309. 2013.

36) Nicholas DS, Weller RO：The fine anatomy of the human spinal meninges. A light and scanning electron microscopy study. J Neurosurg 69（2）：276-282. 1988.

37) Oreskovic D, Klarica M：The formation of cerebrospinal fluid :Nearly a hundred years of interpretations and misinterpretaions. Brain Research Reviews 2010：doi：10.1016/j. brainresrev.2010.04.006：1-22.

38) 橋本一成:神経系の組織液としての髄液—その循環路(いわゆるマイナーパスウエイ)とその臨床的意義. 小児の脳神経 29(3)：217-223. 2004.

39) Crone C：The permeability of capillaries in various organs as determined by use of the 'indicator diffusion' method. Acta Physiol Scand 58：292-305. 1963.

40) Mac Aulay N, Zeuthen T：Water transport between CNS compartments: contribution of aquaporins and cotransporters. Neuroscience 168：941-956. 2010.

41) Benfenati V, Ferroni S：Water transport between CNS compartments: functional and molecular interactions between aquaporins and ion channels. Neuroscience 168（4）：926-940. 2010.

42) Agre P:Nobel lecture：Aquaporin water channels. Bioscience report 24（3）：127-163. 2004.

43) Rash JE, Yasumura T, Hudson CS, et al：Direct immunogold labeling of aquaporin-4 in square arrays of astrocyte and ependymocyte plasma membranes in rat brain and spinal cord. Proc Natl Acad Sci USA 95（20）11981-11986. 1998.

44) Bloch O, Auguste KI, Manley GT, et al：Accelerated progression of kaolin-induced hydrocephalus in aquaporin-4-deficient mice. J Cereb Blood Flow Metab 26（12）：1527-1537. 2006.

45) Oshio K, Binder DK, Yang B, et al:Expression of aquaporin water channels in mouse spinal cord. Neuroscience 127（3）：685-693. 2004.

46) Vitellaro-Zuccarello L, Mazzetti S, Bishop P, et al：Distribution of aquaporin 4 in rodent spinal cord: relationship with astrocyte markers and chondroitin sulfate proteoglycans. Glia 51（2）：148-159. 2005.

47) Mortensen OA, Sullivan WE：The cerebrospinal fluid and the cervical lymph nodes. Anatomical Record 56：359-363. 1933.

48) Brierley JB, Field EJ：The connections of the spinal sub-arachnoid space with the lymphatic system. J anat 82（3）：153-166. 1948.

49) Di Chiro G, Girton ME, Frank JA, et al：Cerebrospinal fluid rhinorrhea:depiction with MR cisternography in dogs. Radiology 160（1）：221-222. 1986.

50) Casley-Smith JR, Foldi-Borsok E, Foldi M：The lymphatic pathways of the brain as revealed by cervical lymphatic obstruction and the passage of particles. Br J Exp Pathol 57（2）：179-188. 1976.

51) Bradbury MW, Cole DF：The role of the lymphatic system in drainage of cerebrospinal fluid and aqueous humour. J Physiol 299：353-365. 1980.

52) Johnston M, Zakharov A, Papaiconomou C, et al : Evidence of connections between cerebrospinal fluid and nasal lymphatic vessels in humans, non-human primates and other mammalian species. Cerebrospinal Fluid Research 2004 ; doi : 10.1186/1743-8454-1-2
53) Goren O, Adorjan I, Kalman M : Heterogeneous occurrence of aquaporin-4 in the ependyma and in the circumventricular organs in rat and chicken . Anat Embryol (Berl) 211 (2) : 155-172. 2006.
54) Matsumae M, Hirayama A, Atumi H, et al : Velocity and pressure gradients of cerebrospinal fluid assessed with magnetic resonance imaging. J Neurosurg 2013 : doi : 10.3171/2013.7. JNS121859
55) Koh L, Zakharov A, Johnston M: Integration of the subarachnoid space and lymphatics: Is it time to embrace a new concept of cerebrospinal fluid absorption? Cerebrospinal Fluid Research 2005 ; 2 : 6 doi : 10.1186/1743-8454-2-6
56) Kida S, Pantazis A, Weller RO : CSF drains directly from the subarachnoid space into nasal lymphatics in the rat. Anatomy, histology and immunological significance. Neuropathol Appl Neurobiol 19 : 480-488. 1993.
57) Kida S, Weller RO, Zhang ET, et al: Anatomical pathways for lymphatic drainage of the brain and their pathological significance. Neuropathol Appl Neurobiol 21 (3) : 181-184. 1995.
58) Bradbury MW, Cserr HF, Westrop RJ : Drainage of cerebrospinal interstitial fluid into deep cervical lymph of the rabbit. : Am J Physiolo 240 (2) : F329-336. 1981.
59) Bering EA Jr : Choroid plexus and arterial pulsation of cerebrospinal fluid. Arch Neurol Psychiat 73 : 165-171. 1955.
60) Weller RO, Subash M, Preston SD, et al : Perivascular drainage of amyloid-beta peptides from the brain and its failure in cerebral amyloid angiopathy and Alzheimer's disease . Bain Pathol (2) : 253-266. 2008.
61) Klose U, Strik C, Kiefer C, et al : Detection of relation between respiration and CSF pulsation with an echoplanar technique. J Magn Reson Imaging 11 (4) : 438-444. 2000.
62) Kao YH, Guo WY, Liou AJ, et al : The respiratory modulation of intracranial cerebrospinal fluid pulsation observed on dynamic echo planar images. Magn Reson Imaging 26 (2) : 198-205. 2008.
63) Friese S, Hamhaber U, Erb M, et al : The influence of pulse and respiration on spinal cerebrospinal fluid pulsation. Invest Radiol 39 (2) : 120-130. 2004.
64) Greitz D, Franck A, Nordell B : On the pulsatile nature of intracranial and spinal CSF-circulation demonstrated by MR imaging. Acta Radiol 34 : 321-328. 1993.
65) Schley D, Carare-Nnadi R, Please CP, et al : Mechanisms to explain the reverse perivascular transport of solutes out of the brain. J Theor Biol 238 (4) : 962-974. 2006.
66) Bilston LE, Fletcher DF, Brodbelt AR, et al : Arterial pulsation-driven cerebrospinal fluid flow in the perivascular space: a computational model. Comput Methods Biomech Engin 6 (4) : 235-241. 2003.
67) Schossberger PF, Touya JJ : Dynamic cisternography in normal dogs and in human beings. Neurology 26 (3) : 254-260. 1976.
68) Grzybowski DM, Holman DW, Katz SE, et al : In vitro model of cerebrospinal fluid outflow through human arachnoid granulations. IOVS 47 (8) : 3664-3672. 2006.
69) Grzybowski DM, Herderick EE, Kapoor KG, et al : Human arachnoid granulations Part I: a technique for quantifying area and distribution on the superior surface of the cerebral cortex. Cerebrospinal Fluid Research 2007 ; doi :10.1186/1743-8454-4-6.
70) Shabo AL, Maxwell DS : Electron microscopic observations on the fate of particulate matter in the cerebrospinal fluid. J Neurosurg 29 : 464-474. 1968.
71) Pappenheimer JR, Heisey SR, Jordan EF, et al : Perfusion of the cerebral ventricular system in unanesthetized goats. Am J Physiol 203 : 763-774. 1962.

III. 脳脊髄液と perivascular space

はじめに

　頭蓋内の組織構成は，脳実質組織，血液，脳脊髄液，脳間質液から成り立っている．これらの構成要素の容量の割合は，脳脊髄液を1とすると脳組織10，血液7，脳間質液2となる．ヒト成人では，脳脊髄液140 mLに対して脳間質液は280 mL存在する．これらの流体成分の割合は，呼吸や心拍動によって常に変化するが，総容量は一定となっている（Monro-Kellie doctrine）．脳間質液は脳脊髄液の2倍もあるが，過去の研究では，脳脊髄液の動態に関する内容が中心的であった．近年，脳間質液に関する組織動態が少しずつ解明され，脳脊髄液との関係，生理的状態あるいは病的状態における意義も考察されるようになってきた[1,2]．

1 脳間質液（interstitial fluid）

　人体の各臓器にはリンパ系が発達している．毛細血管から静水圧によって管外に押し出された血漿は，細胞間質液となって栄養と酸素を細胞に運び，細胞から老廃物を受け取る，いわゆる細胞・体液ネットワークを形成する．間質液の多くは，膠質浸透圧によって毛細血管に戻るが，タンパク質，老廃物，異物などを含んだ間質液（全体の約20%）は，毛細リンパ管に入る．心臓血管系とは異なり，リンパ系は閉鎖系ではなく中枢ポンプをもたない．リンパ排液の流れの駆動力は，骨格筋の収縮作用，動脈拍動，リンパ管内の弁の作用，蠕動運動，重力などによる．
　脳組織では，他の臓器にみられるようなリンパ管の組織構造はない．しかし，脳は人体の臓器で最も血流が多く，神経細胞は極めて活発な代謝活動を行っている．したがって，細胞間質液の入れ替わりは盛んに行われる必要がある．また，脳組織に発生する病変の多くに，炎症や免疫反応が関与している．このような事実から，脳組織における間質液，すなわちリンパ液の排液機構が他の臓器とは異なるシステムで存在すると考えられる．そして，以下に記述する脳動脈周囲の血管周囲腔（perivascular space）が機能的にリンパ管に相当するものと考えられている[1]．
　Cserrらは，実験動物の脳実質内に各種のトレーサーを注入すると，血液中と頚部リンパ節に吸収されることを報告した[3]．また，多くの実験動物では，脳脊髄液の約50%が頚部リンパ節に吸収されることも明らかにした[4]．これ以後，脳間質液の吸収に関する組織解剖学および生理学的な研究が発展した．

2 血管周囲腔（perivascular space）の組織解剖

　脳の毛細血管内皮細胞の基底膜（basement membrane）と脳実質の星状膠細胞（astrocyte）の間には，基底膜で囲まれた血管周皮細胞（pericyte）が散在する．細動脈レベルになると血管周皮細胞に代わって，基底膜で囲まれた中膜平滑筋細胞が出現し，血管径が大きくなるに従い増加する．最外側の平滑筋細胞と星状膠細胞の間には柔膜（leptomeninges）による血管周

囲鞘が形成される．血管内皮細胞基底膜と血管周囲鞘との間が血管周囲腔である．血管周囲腔には，基底膜が豊富にあり，毛細血管レベルでの基底膜の厚さは100～150nm程度あり，灰白質細胞間隙が約20nm，白質線維間隙が約80nmであることを考慮すると，脳代謝産物を含んだ間質液の流通路としては，十分に機能するものと考えられる．脳表では，軟膜（pia mater）が血管周囲鞘に融合し，くも膜下腔（subarachnoid space）では，動脈の外膜を血管周囲鞘が被っている[5]（図1）．

ヒトで内頚動脈が頭蓋底を貫通する際，血管周囲腔を被う柔膜を伴っているかに関しては，トレーサーが頚部リンパ節まで到達することは証明されているものの[6]，組織形態学的には，まだ不明である．一方，脳静脈周囲には，柔膜は散見される程度にしか存在せず，血管周囲鞘は動脈にみられるほどには発達していない[5]．毛細血管から動脈側の血管周囲腔内部の最外側には，血管周囲細胞（perivascular cell）が散在している．この細胞は，脳実質内に常在する小膠細胞（microglia）と同類で，骨髄由来のマクロファージに属する．異物や不溶性物質などに対する貪食作用を示し，血管周囲腔の恒常性の維持や中枢神経系の免疫担当細胞の役割をもつ可能性が示唆されている[7,8]．頭部MRI画像でみられる微小出血（microbleeds；MBLs）は，血管内皮細胞機能低下による赤血球の血管周囲腔への漏出後に分解産生されたヘモジデリンが貪食されたものである[9]．

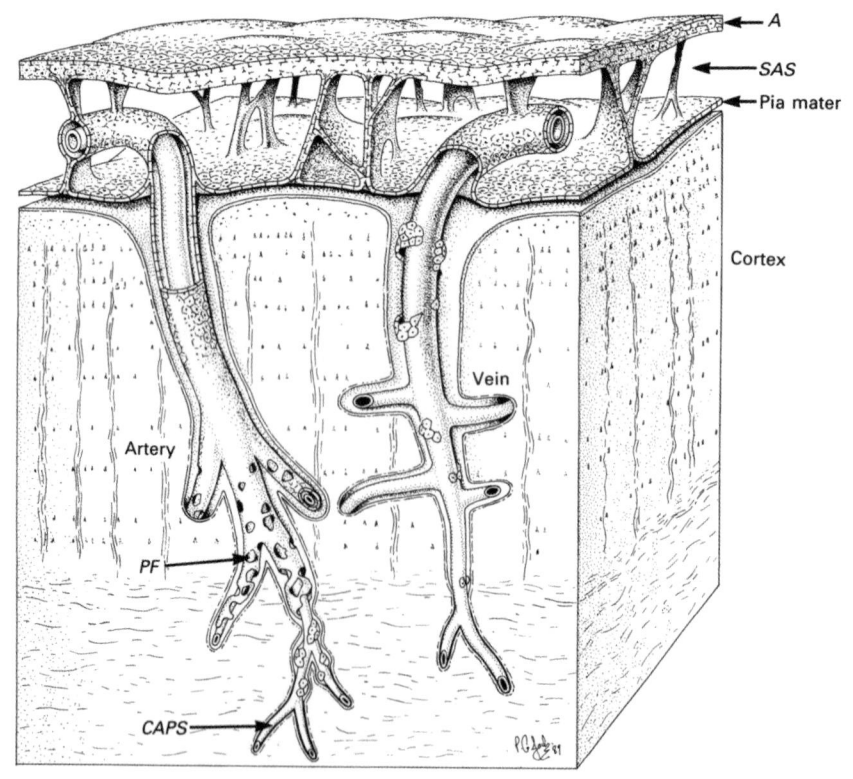

図1　血管周囲腔の構造

(Zhang ET, et al : Interrelationships of the pia mater and the perivascular (Virchow-Robin) spaces in the human cerebrum. J Anat 170 : 111-123. 1990. より)

1　A：arachnoid, SAS：subarachnoid space, PF：perforated, CAPS：capillaries

3 脳間質液の吸収経路

　脳灰白質にアルブミンなどのタンパクや不溶性の carbon particle などを微量低速注入し，その組織分布を調べたところ，毛細血管基底膜から動脈の血管周囲腔まで選択的に分布し，最終的には頸部リンパ節に到達することが明らかとなった[10]．したがって，脳間質液がリンパ節に排出されるという点で，他の臓器にみられるリンパ排液（lymphatic drainage）と機能的に相同であることより，脳リンパ排液（brain lymphatic drainage）という概念が成立する．

　この血管周囲腔によるリンパ排液（perivascular lymphatic drainage）の速度は，トレーサーを用いた動物実験では，他の臓器のリンパ排液と同等であるという報告がある[11]．脳リンパ排液の方向と駆動力について考察する際，以下の事実がある．①脳実質内にトレーサーを注入すると脳脊髄液中よりも，頭蓋底部の動脈周囲により多く集積する（Bradbury 1985）[12]．②トレーサーの分子量の大きさに関係なく，同じ速度で頸部リンパ節に到達する（Barua 2012）[13]．③リンパ流は，心拍動がないと発生せず，かつ，血圧と心拍数の増加に依存して早くなる（Hadaczek 2006）[14]．④ヒトにおいて神経細胞代謝産物のβアミロイド蛋白（Aβ）は，毛細血管から脳表の動脈周囲腔に選択的に蓄積する（Weller 2009）[1]．⑤脳動脈の拍動流および血管壁の拍動性収縮は，細動脈に至ると減衰し，毛細血管から静脈側では，血流は定速流であり，血管壁の拍動性収縮は失われている[15]．以上の事実と，脳実質内に注入したトレーサーが，静脈周囲には存在しないことより，リンパ流の方向は，血流の進行方向とは逆であると推定されている[1,2]（図2）．駆動力の起源は，心拍動が脈波となって細動脈に伝播した後，脈波反射（反張力）となって，血管周囲腔に血流と反対方向の流れを生み出すという仮説がある[16]．また，血管周囲腔の基底膜内の間隙は，血管の収縮と拡張に伴い流量抵抗が変化するため，逆流防止弁の役割を果たすという推論もある[1]．心収縮期は，血管が拡張し血管周囲腔の基底膜が圧迫されて流量抵抗が増加し，心拡張期は，この逆となる．しかし，一方では，げっ歯類の脳表くも膜下腔の脳脊髄液は，動脈周囲腔に入り，毛細血管周囲腔を経て静脈周囲腔を流れ，脳

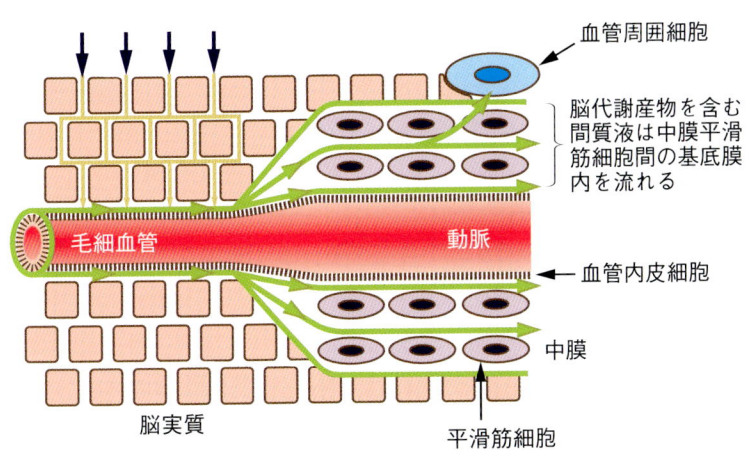

図2　血管周囲腔による脳間質液のリンパ排液

(Weller RO, et al : Pathophysiology of the lymphatic drainage of the central nervous system: Implications for pathogenesis and therapy of multiple sclerosis. Pathophysiology 17 : 295-306. 2010. より)

表に回帰することを示す研究結果も報告されており[17]．リンパ流の方向と駆動力に関しては，まだ十分には解明されていない．

4 脳間質液と脳脊髄液の関係

　脳脊髄液は，脈絡叢や脳表の毛細血管から産生される．吸収経路は多数あり，脳表の毛細血管，頭蓋内くも膜顆粒，脳神経や脊髄神経周囲静脈洞内のくも膜顆粒，嗅神経に沿って頸部リンパ節に至るリンパ経路などがある．これらは，ある吸収路が機能不全に陥った場合でも，他の吸収路が相補的に代償し得る．吸収経路の発達は，種によって異なり，また，ヒトの一生でも発達や吸収配分は変化する[1,18]．さらには，呼吸・循環，体位によっても絶えず吸収配分は変化していると考えられる．くも膜下出血患者の剖検脳による研究では，くも膜顆粒内には赤血球が充満しており，少なくとも脳圧が亢進した病的状態では，脳脊髄液の主要な吸収路として機能している[19]．このように，脳脊髄液の吸収機構は，非常に融通性があると考えられるが，一方では脳間質液とも交通している．接点は，脳室壁（ependyma），脳表軟膜（pia mater），くも膜下腔動脈の血管周囲腔の3カ所である．

　脳間質液は，灰白質では血管周囲腔を排液経路とするが，白質では神経線維間隙を通り，脳室上衣細胞（ependymal cell）の細胞間あるいは細胞内チャンネルを経由して脳室内の脳脊髄液へと合流する[20]．脳室への吸収は，主に静水圧と膠質浸透圧によるものと推定される．脳室壁の水の通過は両方向に可能であり，生理的状態では，脳室腔へと移動しているが，水頭症などで脳室圧が亢進する際は，逆方向に移動し得ると考えられている[1,21,22]．白質は，灰白質よりも血管分布が少なく，かつ細胞外腔は広い．血管周囲腔も存在するが，終末動脈となっており，皮質レベルの血管周囲腔の排液機能の影響を受けやすい[23,24]．毛細血管への間質液の吸収機序も働くが[25]，白質における排液能力は，灰白質よりも低いと考えられる．脳表近傍に発生する脳腫瘍では，脳浮腫は，白質灰白質よりも白質に目立ち，遷延する傾向がある．また，水頭症における脳室周囲浮腫は白質限局性であり，脳皮質や基底核に及ぶことはない．

　脳表の軟膜の細胞間隙には，強固な接合装置（tight junction）はなく，水は軟膜下腔（subpial space）とくも膜下腔を両方向性に通過し得る．くも膜下腔動脈の血管周囲腔は柔膜で被われており，同様に，水はくも膜下腔との間を両方向性に通過し得る．これらの膜構造は，バリアーとしては強固なものではないと考えられている．脳間質液と脳脊髄液間の液の移動に関する定量的検討に関しては，まだ十分に研究がなされていない．脳灰白質へのトレーサー注入実験では，間質液の約10〜15％が脳脊髄液へ移動するという報告がある[11]．種々の神経疾患の髄液マーカー診断や薬剤の髄液注入療法の意義を考察するうえで重要な課題である．

　くも膜下腔の髄液の一部は，嗅神経が頭蓋底部の篩板（cribriform plate）を貫通する際に，神経線維と伴走するチャンネルを通り，直接，頭蓋外鼻粘膜下組織にあるリンパ細管に入った後，頸部リンパ節に到達する[26]．この脳脊髄液吸収路（nasal CSF absorption pathway）は，実験動物では非常に発達しており，脳脊髄液全体の約50％がこの経路で吸収されるという報告がある[27]．また，この経路はヒトでも存在することが剖検例の検討で確認されている[28]．

　脳間質液と脳脊髄液は，以上のように頸部リンパ節に到達し，ここで初めて全身リンパ系と接する[2]（図3）．これにより，頸部リンパ節が脳組織内の免疫反応における局所リンパ節とし

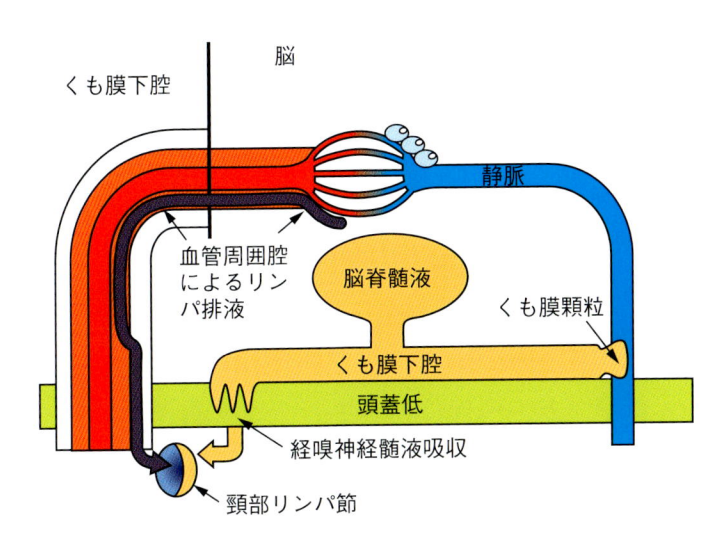

図3 脳間質液と脳脊髄液のリンパ排液

(Weller RO, et al : Pathophysiology of the lymphatic drainage of the central nervous system: Implications for pathogenesis and therapy of multiple sclerosis. Pathophysiology 17 : 295-306. 2010. より)

て機能することが示唆されている[29].

5 脳リンパ排液の障害

　血管周囲リンパ排液（perivascular lymphatic drainage）は，ヒトの脳において機能障害を起こし得る．原因として，通過障害と排液駆動力の低下が提唱されている[1]．

　Wellerは，Alzheimer病患者の剖検脳において，Aβが毛細血管から脳表くも膜下腔の動脈の血管周囲腔に選択的に蓄積していることを報告し，流出抵抗が増加することで上流にあたる脳灰白質からのAβ排出が障害され，蓄積する結果，神経細胞の機能不全を生じるというメカニズムを提唱した[1,10,20]．また，Aβに対する抗体を治療に用いた臨床試験の病理学的検討では，脳実質内に蓄積するAβは溶解して確かに減少するが，血管周囲腔のAβは，かえって増加し，臨床症状の改善は得られなかった．さらには，白質と脳室周囲の浮腫を招いた[30]．このように，Aβは，ヒトの脳細胞代謝産物が，血管周囲リンパ流によって脳から排出される機序を反映する生体内マーカーととらえることができる．

　加齢や動脈硬化により，動脈壁の拡張や収縮力が低下すると脈圧減衰作用（windkessel mechanism）も低下し，細動脈や毛細血管レベルでの高血圧化をきたす[15]．この結果，血管内皮細胞障害を惹起し，透過性が亢進して血漿タンパクの血管周囲腔への漏出が始まる．不溶性タンパクの基底膜への沈着も次第に増え，血管周囲リンパ流の排出抵抗を増加させる[31]．動脈壁の拡張力低下は，リンパ流を一定方向に保つ基底膜の弁作用を低下させ，逆流が発生することも考えられる．また，細動脈の蛇行化により，伴走している血管周囲腔の流出抵抗も増加する．さらに，脳動脈周囲の基底膜の組成も加齢性変化を示す．代謝タンパクなどが吸着しにくいラミニンなどは減少し，吸着しやすいペルリカン，アグリンが増加することが報告されている[32]．頭部MRI画像でみられる基底核の血管周囲腔の拡大（état criblé）機序の1つの

可能性として，加齢と動脈硬化による血管周囲リンパ排液の機能低下が考えられる．

　脳血管障害のなかで，脳小血管病（cerebral small vessel disease）は，穿通枝領域の細動脈や毛細血管において血管内皮細胞の透過性が亢進することで，微小出血（MBLs）や出血（高血圧性脳出血）を発症させ，一方では，血漿タンパクの血管周囲腔への漏出による血管内膜の反応性肥厚を誘発し，血管内腔の閉塞（ラクナ梗塞）を生じるものである．白質における髄質動脈領域の細動脈では，同様に中膜平滑筋細胞の壊死と膠原線維の増殖により血管収縮・拡張力の低下をきたし，髄鞘（myelin）を形成する乏突起膠細胞（oligodendroglia）の慢性虚血による白質神経線維の機能障害を生じる[31]．また，脳アミロイド血管症（cerebral amyloid angiopathy；CAA）では，脳皮質とくも膜下腔の動脈周囲腔にAβが蓄積し，中膜平滑筋細胞の壊死や血管狭窄を生じる．この結果，血流の末梢にあたる白質の髄質動脈領域の慢性虚血を惹起し，一方で，血管周囲リンパ流の停滞が上流領域にあたる白質の血管周囲腔の拡張をきたす．このようなCAAの病理は，Alzheimer病患者の脳組織にも，70～100%と高率に認められる[31]．以上のように，脳小血管病と脳アミロイド血管症／Alzheimer病においては，白質病変（leukoaraiosis）が，程度の差はあるが，共通の病理として存在する．

　血管周囲リンパ流の停滞は，Aβなどの脳実質から生じた代謝タンパクなどが血管周囲腔に蓄積するために発生すると考えられるが，これにより血管周囲腔の膠質浸透圧も高くなり，水分を呼び込むことで慢性的な脳間質液増加状態となり得る．停滞かつ増加した脳間質液は，先述した接点を介して脳脊髄液のコンパートメントに移動する．その結果，脳脊髄液量は慢性的に増加し，その吸収能力を超えると，脳室拡大をきたす可能性がある．そうであるならば，血管周囲リンパ流の停滞は，特発性正常圧水頭症，脳小血管病，Alzheimer病の3疾患の重複病理（comorbidity）を説明し得る機序であるかも知れない．特発性正常圧水頭症に対する髄液シャント手術後の無効例（non-responder）や再発例の原因，さらには，特発性正常圧水頭症の発症原因を解明していくうえで，脳リンパ排液の問題は重要である．

6 今後の研究課題

　脳間質液と脳脊髄液をめぐる研究には長い歴史があり，近年の進歩もみられるが，まだ未解決の問題も多い．以下に著者が考えるテーマを掲げ，今後の研究がさらに発展することを期待したい．

A. 脳リンパ排液全経路の組織解剖学
B. 血管周囲リンパ流の駆動機構
C. 脳リンパ排液機構の老化，動脈硬化による機能低下の機序
D. 脳間質液と脳脊髄液間の液体の移動，吸収などの相互関係
E. 脳リンパ排液機構の免疫学的意義
F. 特発性正常圧水頭症，脳小血管病，Alzheimer病の発症病理における脳リンパ排液機構の関与
G. 特発性正常圧水頭症の頭部MRI画像におけるDESH所見の形成機序

【文献】

1) Weller RO, Djuanda E, Yow HY, et al : Lymphatic drainage of the brain and the pathophysiology of neurological disease. Acta Neuropathol 117 : 1-14. 2009.
2) Weller RO, Galea I, Carare RO : Pathophysiology of the lymphatic drainage of the central nervous system: Implications for pathogenesis and therapy of multiple sclerosis. Pathophysiology 17 : 295-306. 2010.
3) Yamada S, DePasquale M, Patlak CS, et al : Albumin outflow into deep cervical lymph from different regions of rabbit brain. Am J Physiol 261 : 1197-1204. 1991.
4) Cserr HF, Knopf PM : Cervical lymphatics, the blood-brain barrier and the immunoreactivity of the brain: A new view. Immunol Today 13 : 507-512. 1992.
5) Zhang ET, Inman CB, Weller RO : Interrelationships of the pia mater and the perivascular (Virchow-Robin) spaces in the human cerebrum. J Anat 170 : 111-123. 1990.
6) Johnston M, Zakharov A, Papaiconomou C, et al : Evidence of connections between cerebrospinal fluid and nasal lymphatic vessels in humans, non-human primates and other mammalian species. Cerebrospinal Fluid Res 1 : 2-15. 2004.
7) Kida S, Steart PV, Zhang ET, et al : Perivascular cells act as scavengers in the cerebral perivascular spaces and remain distinct from pericytes, microglia and macrophages. Acta Neuropathol 85 : 646-652. 1993.
8) Kida S, Ellison DW, Steart PV, et al : Characterization of perivascular cells in astrocytic tumours and peritumoral oedematous brain. Neuropathol Appl Neurobiol 21 : 121-129. 1995.
9) Johanson CE, Duncan JA, Klinge PM, et al : Multiplicity of cerebrospinal fluid functions: new challenges in health and disease. Cerebrospinal Fluid Res14 5 : 10. 2008.
10) Carare RO, Bernardes-Silva M, Newman TA, et al : Solutes, but not cells, drain from the brain parenchyma along basement membranes of capillaries and arteries. Significance for cerebral amyloid angiopathy and neuroimmunology. Neuropathol Appl Neurobiol 34 : 131-144. 2008.
11) Szentistvanyi I, Patlak CS, Ellis RA, et al : Drainage of interstitial fluid from different regions of rat brain. Am J Physiol 246 : 835-844. 1984.
12) Bradbury MWH, Cserr HF : (1985) Drainage of cerebral interstitial fluid and of cerebrospinal fluid into lymphatics. In: Johnston MG ed. Experimental biology of the lymphatic circulation. New York: Elsevier ; 355-394. 1985.
13) Barua NU, Bienemann AS, Hesketh S, et al : Intrastriatal convection-enhanced delivery results in widespread perivascular distribution in a pre-clinical model. Fluids and Barriers of the CNS 9 : 2. 2012.
14) Hadaczek P, Yamashita Y, Mirek H, et al : The "perivascular pump" driven by arterial pulsation is a powerful mechanism for the distribution of therapeutic molecules within the brain. Mol Ther 14 : 69-78. 2006.
15) Greitz D : Radiological assessment of hydrocephalus: new theories and implications for therapy. Neurosurg Rev 27 : 145-165. 2004.
16) Schley D, Carare-Nnadi R, Please CP, et al : Mechanisms to explain the reverse perivascular transport of solutes out of the brain. J Theor Biol 238 : 962-974. 2006.
17) Iliff JJ, Wang M, Liao Y, et al : A paravascular pathway facilitates CSF flow through the brain parenchyma and the clearance of interstitial solutes, including amyloid β. Sci Transl Med 4 : 147ra111. 2012.
18) Pollay M : The function and structure of the cerebrospinal fluid outflow system. Cerebrospinal Fluid Res21 7 : 9. 2010.
19) Kida S, Weller RO : Morphological basis for fluid transport through and around ependymal, arachnoidal, and glial cells. In: Raimondi AJ, Choux M, Di Rocco C, eds. Intracranial cyst lesions. New York: Springer-Verlag ; 37-52. 1993.
20) Weller RO, Subash M, Preston SD, et al : Perivascular drainage of amyloid-beta peptides from the brain and its failure in cerebral amyloid angiopathy and Alzheimer's disease. Brain Pathol 18 : 253-266. 2008.
21) Abbott NJ : Evidence for bulk flow of brain interstitial fluid: significance for physiology and pathology. Neurochem Int 45 : 545-552. 2004.
22) Weller RO, Kida S, Harding BN : Aetiology and pathology of hydrocephalus. In: Schurr PH, Polkey CE, eds. Hydrocephalus.

Oxford: Oxford University Press 48-99. 1993.
23) Shoesmith CL, Buist R, Del Bigio MR : Magnetic resonance imaging study of extracellular fluid tracer movement in brains of immature rats with hydrocephalus. Neurol Res 22 : 111-116. 2000.
24) Saeki N, Nagai Y, Matsuura I, et al : Histologic characteristics of normal perivascular spaces along the optic tract: New pathogenetic mechanism for edema in tumors in the pituitary region. Am J Neuroradiol 25 : 1218-1222. 2004.
25) Mao X, Enno TL, Del Bigio MR : Aquaporin 4 changes in rat brain with severe hydrocephalus. Eur J Neurosci 23 : 2929-2936. 2006.
26) Kida S, Pantazis A, Weller RO : CSF drains directly from the subarachnoid space into nasal lymphatics in the rat. Anatomy, histology and immunological significance. Neuropathol Appl Neurobiol 19 : 480-488. 1993.
27) Boulton M, Flessner M, Armstrong D, et al : Determination of volumetric cerebrospinal fluid absorption into extracranial lymphatics in sheep. Am J Physiol 274 : 88-96. 1998.
28) Johnston M, Zakharov A, Papaiconomou C, et al : Evidence of connections between cerebrospinal fluid and nasal lymphatic vessels in humans, non-human primates and other mammalian species. Cerebrospinal Fluid Res 1 : 2-15. 2004.
29) Laman JD, Weller RO : Drainage of cells and soluble antigen from the CNS to regional lymph nodes. J Neuroimmune Pharmacol 8 : 840-856. 2013.
30) Nicoll JA, Wilkinson D, Holmes C, et al : Neuropathology of human Alzheimer disease after immunization with amyloid-beta peptide: a case report. Nat Med 9 :4 48-452. 2003.
31) Grinberg LT, Thal DR : Vascular pathology in the aged human brain. Acta Neuropathol 119 : 277-290. 2010.
32) Carare RO, Hawkes CA, Jeffrey M, et al : Cerebral amyloid angiopathy, prion angiopathy, CADASIL and the spectrum of protein elimination failure angiopathies (PEFA) in neurodegenerative disease with a focus on therapy. Neuropathol Appl Neurobiol 39 : 593-611. 2013.

IV. 脳脊髄液拍動 Cerebrospinal Fluid Pulsation

はじめに

　脳脊髄液生理学は脳神経外科の教科書に記載されていて，常に脳脊髄液の産生と吸収についての脳脊髄液循環生理から始まる．しかし，この項のタイトルをあえて脳脊髄液の拍動としているのは，MRIの最近の手法によって脳脊髄液は循環していないかもしれないという所見が捉えられてきているからにほかならない．脳脊髄液生理への人の関心は1800年代，約100年前のCushingの時代に，現在の教科書に記述されている脳脊髄液循環生理といわれている基礎的概念が示されている[1,2]．人における最も象徴的な生理現象は血液循環であることに異論はないであろう．けがをすると血液が噴き出し，駆け足をすると心臓の鼓動は早くなる．現在の医療でも血圧をコントロールすることで健康管理をすることはとても大事なことであると万人に受け入れられている．それに比べ，脳脊髄液は血液ほどには直接感じることのできない存在である．100年以上も前に人体の生理現象として，代表的な血液循環に順じて脳脊髄液の生理を考え，血液同様に循環していると考えたことは，ある意味自然なことだったといえよう．Cushingは，脳脊髄液を人体における第三循環（the third circulation）であるとした．ちなみに一番目は血液循環，二番目はリンパ液の循環である．しかし，中枢神経系には血液循環における心臓の役割を担うような，直接，脳脊髄液を拍出し循環させる器官は存在しない．さらに動脈，静脈，リンパ管などのようにチューブ状に液体を流す解剖学的な器官も存在しないのである．生理的状態において脳脊髄液の動きを直接観察する方法がかつて存在しなかったので，脳脊髄液腔に刺した針から，放射線同位元素をラベルしたトレーサーや，X線透視撮影やCTに映る造影剤を脳脊髄液腔に注入して，そのトレーサーの動きを追うことが脳脊髄液の動きを反映するであろうと仮定して循環生理動態は観察，研究されてきたわけである[3]．1960年代を中心に発達した検査法であるといえる．外因性のトレーサーを使用した検査法であるので間接的な観察であって，なおかつ侵襲的な方法ではあったがトレーサーの動きが可視化されたことによって，観察する研究者や臨床家に脳脊髄液はくも膜顆粒に向かって流れていくという印象をさらに裏付けたといえる．今から振り返ると描出されたトレーサーの移動，それ自体は正確なものであるといえるのだが，その解釈，意味は違ったものであって脳脊髄液の循環を捉えたものではなかったことがわかる．

　そしてMRIのphase contrast（PC）法が開発されると，一心拍内の脳脊髄液拍動の観察に限られたものではあったが，脳脊髄液腔内に何のトレーサーも注入することなく自然の状態での脳脊髄液の動きが観察されてきたので，生理的状態での脳脊髄液動態を観察できる画期的な方法として現在に至るまでこの方法を使用して幾多の研究がなされてきた[4,5]．残念ながら，現在では日常の臨床現場で使用されることは極めて稀になっている．PC法から得られる脳脊髄液ダイナミクスに関する情報が，臨床的に決定的な判断を下すのには足りないものだからである．今回，開発されたTime-SLIP法は，同じMRIを使用して脳脊髄液の動きを捉えるのではあるが，根本的にPC法とは観察手法も観察時間も異なり，そこから得られる情報は相互に並べて比べられるものではない．Time-SLIP法では脳脊髄液にRFパルスをかけることによっ

て，脳脊髄液自体を内因性のトレーサーに仕立て上げることができ，そのパルスの影響が減弱してみえなくなるまでのおよそ5～6秒の間，脳脊髄液の動きが観察できる．他のいかなる方法でもみることのできなかった時間帯の脳脊髄液動態の観察ができるようになってきた．脳脊髄液は教科書から想像される脳脊髄液循環とはかけ離れた動きをすることがTime-SLIP法で明らかになってきている．脳脊髄液は，髄膜炎などが存在しない正常の状態では水のように透明であるからturn overをして入れ替わっていることに違いはないのであろう．そしてそのソースは血液であることも疑いようもない．しかし，教科書的な現在の概念である産生された部位から吸収される部位に向かって川のように流れている（脈絡叢で血液からactive formationされたあと，脳室を流れ出てくも膜下腔に流れ出て脊髄背側を尾側に下り腹側を上行して脳底槽に脳脊髄液は達する．そしてSylvius裂を，あるいは大脳半球間裂を通過して大脳円蓋部の正中付近に存在する静脈洞付近に到達，そこに存在するくも膜顆粒という組織からpassive absorptionされ静脈血に戻る）[6]という考え方は，実は誰にも直接観察したことはなく，改めて検証が必要であるといえる[7]．

1 Time-SLIP法による脳脊髄液ダイナミクス観察

Time-SLIP法の原理の詳細は他所に譲る[8-11]が，Time-SLIP法は外因性トレーサーを必要とせず，脳脊髄液そのものを内因性のトレーサーに仕立て上げることによって脳脊髄液の動きを直接観察することができるMRIトレーサー法であるということができる．MRIのRFパルスで脳脊髄液そのものをマーキングするができるので，そのマーキングが続くかぎりは観察ができることになる．水の物理的特性としてRFパルスで水にマーキングした信号が信号を失って元に戻るのには1.5 teslaの磁場では約8秒かかる．マーキングされていない背景信号とマーキングした脳脊髄液のコントラストが得られることでマーキングされた脳脊髄液を追跡するので，5～6秒が実質的には観察のできる時間である．RFパルスでマーキングした後一定時間待ってから撮像するとその時間内に移動した脳脊髄液が描出される（time interval；TI）．その待ち時間は自由に変化させることができる．Time-SLIP法にはRFパルスを脳脊髄液に与えてから一定時間を待って撮像する方法として，待ち時間（TI）を一枚ずつ変化させて撮像した後に時間軸に画像を並べる方法と，完全に連続で撮像をしていく方法がある．前者の方が現状では信号雑音比（S/N）の関係から良好な画像が得られるが，その原理から脳脊髄液を動かすためのdriving forceが唯一でないと画像を並べて動画にしたときにその連続性に意味がなくなる．脳脊髄液は静止している状態で心臓の拍動と呼吸によって動くことは，脳室に挿入されたチューブ内の脳脊髄液の観察や手術中の脳脊髄液の移動，腰椎穿刺したときの脳脊髄液の拍動観察などから明らかである．すなわち脳脊髄液のdriving forceは唯一ではないので，完全に連続画像収集の方法でのS/Nの向上が将来的に開発を進める方向である．このdriving forceの問題は前述のPC法でも同様に問題となる．PC法では，通常心拍や脈拍をトリガーとして128～256回ほどの収集からの加算平均で画像を作成するので，心拍を脳脊髄液の唯一のdriving forceと仮定しており，呼吸によるdriving forceによる脳脊髄液の移動の問題は無視されている．手術中の脳脊髄液の動きの観察やTime-SLIP法での観察では呼吸による脳脊髄液の移動量は心拍に連動する脳脊髄液の移動量よりはるかに大きい．呼吸による髄液移動の撮

像データへの混入が，PC法ではよく問題とされる各データ間の測定値のばらつきに大きな影響を与えていることが容易に想像できる[12]．PC法の撮像には，通常2〜3分の撮像時間を要する．その間には，もちろん被検者は心拍だけでなく呼吸もしているわけである．結果のみをみるのでなく，どのような手法で，どのような過程を経て，その結果が導かれているのかを知ることは，いつも重要なことである．

2 日常生活における脳脊髄液の攪拌

　Time-SLIP法で頭を揺り動かした直後の脳脊髄液の動きを観察すると，静止状態では全く動きのない側脳室体部の脳脊髄液が攪拌される[9, 13]．今までの脳脊髄液循環動態の研究は動物では全身麻酔での実験で，人ではHCT，MRI装置の中に入り静止状態を保っている状態での観察であったことに気がつく．実際の人の生活では人は身体を動いているわけであり，何分間もじっと静止している状態はむしろ日常生活の中では特殊な状態といえる．血液循環とは大きく異なり生理的状態においても動きによって大きく攪拌されていることが容易に想像される．人の脳脊髄液の実際のダイナミクスに大きな示唆を与えると考えるが，本稿では静止状態での脳脊髄液拍動について述べる．

3 静止状態での脳脊髄液拍動

　脳脊髄液は拍動をする．脳室ドレナージ，開頭手術中，あるいは腰椎穿刺での脳脊髄液の液面を観察していると脳脊髄液が拍動していることが観察される．これら臨床現場での脳脊髄液拍動の観察は，半閉鎖腔とされる頭蓋内生理的環境を保てていない．MRIでの脳脊髄液の観察は頭蓋内環境を全く変えることなく観察することができる（CSF）．両者の観察の間の結果に大きな差はないといえよう．呼吸に同期する大きな脳脊髄液の拍動の上に心拍による脳脊髄液の拍動が重なってくる．心拍による脳脊髄液の拍動は小さく，早いピッチであることはいうまでもない．PC法では前述したようにデータ収集後，加算平均を取らざるを得ない方法であるのでこの呼吸をdriving forceとした拍動はMRIを使用した脳脊髄液拍動の研究では長らく無視されてきた．Time-SLIP法でもFSE法で収集された画像は，完全に連続でデータ収集のできるSSFP法で得られたデータに比べると脳脊髄液の動きがスムーズでないことが経験される．無視することができないほどの脳脊髄液が呼吸によって拍動している事実がこの結果1つからでも理解できる．PC法にしろTime-SLIP法にしろMRIで観察される脳脊髄液の情報は動きの情報であることは再度認識されなければならない．圧力を測定しているのではなく，あくまでも動いた脳脊髄液の情報を捉えているわけである．ナビエーストークス方程式をあてはめることによりPC法の結果から脳脊髄液の流体動態，圧力特性が得られるとする多くの研究をみるが，その場合正確な数値を得るための前提条件は，脳脊髄液の拍動が心拍だけで動いていてかつ通常の2〜3分間のデータ収集の間，正確に同じ心拍動を繰り返すことが必要であることはいうまでもない．通常これらの解析は，MRI physicist，数学者，基礎医学者などにゆだねることになるだろうが，基本的に正確な髄液生理を伝えるのは脳神経外科医，神経内科医の役目となる．脳神経外科医は，特にこの呼吸による脳脊髄液の拍動を日常臨床として経験して

いるわけであり，神経内科医，神経放射線科医，MRI physicist を含めた基礎科学者にこれらの臨床観察情報を伝える立場にあるといえる．

4 部位により脳脊髄液拍動の変化

　Time-SLIP 法での観察から，静止状態においての脳脊髄液は拍動する場所としない場所があることに気がつく．頭蓋内圧の測定と決定的に異なるところである．

5 脳室内の脳脊髄液の拍動

　脳室内での脳脊髄液の拍動を観察すると，側脳室内と第三脳室では性格の違う脳脊髄液の拍動が観察される．それに対し第四脳室は，基本的に第三脳室と同じ脳脊髄液の拍動を認める．側脳室の脳脊髄液は，Monro 孔を介して第三脳室との間に拍動を認める．しかし，それ以外の部位，すなわち側脳室側角から三角部体部に至るまで拍動を認めない．Monro 孔を介する脳脊髄液の動きは，両脳室の脳脊髄液を交換するかのように活発な拍動を認める．そしてこの脳脊髄液の交換は水頭症が発生すると消失する．この現象は水頭症の原因にかかわらず，どのタイプの水頭症でも共通に認められる所見である．中脳水道での脳脊髄液の拍動はいわゆる "to and fro" の様相を呈する．その中脳水道からの拍動に連動するように，第三脳室内脳脊髄液は渦流を呈している．側脳室体部での拍動を認めない脳脊髄液と対照的である．中脳水道から流入した脳脊髄液は第三脳室内で視床間橋の上方に回り込むことも，下方に回り込むこともそして松果体方向に向かって拍動することも観察される．個体によってその流れる方向が決まっているのではなく，同じ個体でも拍動のストロークごとに流れる方向や強さが変化する．静止状態であるので心拍と，呼吸による脳脊髄液拍動のタイミングの組み合わせによって脳脊髄液拍動は変化すると理解される．第四脳室でも第三脳室と基本的には同じ渦流形成が観察される．第四脳室では Luschka 孔，Magendie 孔がボトルネックとなり脳脊髄液は一定時間第四脳室内に保たれ，第四脳室内で脳脊髄液は攪拌される．これらの孔が脳室内脳脊髄液とくも膜下腔脳脊髄液の接点になるわけである．Luschka 孔，Magendie 孔の，どちらも解剖学的には脳脊髄液が拍動する場所として機能するのであるが，Luschka 孔を介してのくも膜下腔，脳脊髄液との交換をすることをみることが多いように思われる．脳幹腹側のくも膜下腔の拍動はとても強く，Luschka 孔からの脳脊髄液はその拍動に飲み込まれるように観察される[9,14]．

6 くも膜下腔での脳脊髄液拍動

　安静仰臥位での脊髄くも膜下腔における脳脊髄液の拍動を観察すると脊髄腹側に拍動が観察される．この拍動は心拍とだけ同期するわけではなく呼吸に大きな影響を受ける．呼吸による脳脊髄液の拍動は脳室内よりも脊髄くも膜下腔でより顕著に観察される．仰臥位において脊髄背側の脳脊髄液の拍動は認められない．頸椎，胸椎，腰椎のどのレベルでも脳脊髄液は脊髄腹側で拍動し，脊髄背側は拍動しないという同じパターンが観察される．頸椎，胸椎，腰椎と下部に行けば行くほどに脳脊髄液の拍動は小さくなってくる．出口のない盲端に近づくほどに脳

脊髄液の拍動は小さくなると考えると，この現象は容易に理解できる．いわゆる教科書的に示される脳脊髄液の循環生理として，脳脊髄液は脊髄背側を下降し脊髄腹側は頭側に向かって上行するといった脳脊髄液の流れは一切認められない．しかし被検者を腹臥位として撮像すると仰臥位では静止していた脊髄背側の脳脊髄液が拍動を開始する[8,9]．体位を変換することで脊髄がくも膜下腔内で解剖学的に前方に移動することにより脊髄背側のくも膜下腔にスペースができ，この部位に脳脊髄液の拍動がみられるようになったと解釈される．すなわち体位によって髄液の拍動するところは変化する．抵抗の少ない場所よりスペースのある場所で脳脊髄液は拍動することがわかる．Time-SLIP法の画像を見てその画像を理解すると，至極単純で物理的にはあたりまえの所見にみえる．教科書で必ず示される脳脊髄液の流れの方向を中枢神経の解剖図の上に矢印で示す模式図はまったく意味をなさないことが理解できる．脳幹腹側，橋前槽は，くも膜下腔脳脊髄液で最も大きな拍動が観察されるところである．橋前槽の腹側の脳脊髄液の拍動は大孔を介し直接，脊髄くも膜下腔の腹側の脳脊髄液と連続する．この部位での脳脊髄液拍動の連続性が障害される病態がChiari奇形である．脊髄くも膜下腔の脳脊髄液が頭蓋頚椎移行部，すなわち大孔で障害されるために脊髄くも膜下腔で生じた髄液圧が頭蓋内くも膜下腔に逃げることができなくなり，拍動毎に圧較差が生じるために脊髄空洞症が生じると推論したのがWilliamsである．頭蓋頚椎移行部開頭減圧術を行うことで，脳幹は解剖学的に後方に移動し脳幹前面にスペースができると脳脊髄くも膜下腔と頭蓋内脊髄くも膜下腔での脳脊髄液拍動は再開し直後に空洞は縮小する．脳幹背側，小脳扁桃下部はもともと脳脊髄液の拍動がほとんどみられず，脳幹背側の脳脊髄液の拍動を改善するわけではないこともTime-SLIP法で可視化された重要な所見といえる．頭蓋頚椎移行部での手術による圧迫解除は，減圧（decompression）ではあるが，脳幹が後方に移動することができるように十分な大きさのスペースを脳幹後方に作ることが肝要であることが脳脊髄液拍動の観察からわかる．正常でも脊髄背側，小脳扁桃の下には積極的な脳脊髄液拍動はない．大きな拍動が脊髄くも膜下腔と頭蓋内くも膜下腔の間に存在することは，両者の間に圧較差が生じないことを示唆し，障害があり脳脊髄液が拍動できない状態のときに圧力較差が発生することが改めて理解される．

7 頭蓋内くも膜下腔の脳脊髄液の拍動

　頭蓋内くも膜下腔ではすでに橋前槽の強い拍動が存在することは前述した．橋底槽は基本的に橋前槽の拍動を受ける．橋前槽では，脳底動脈を包み込むようなくも膜が存在し同部位での脳脊髄髄液の拍動が障害されることによる，水頭症をみることがある．くも膜下出血後に発生する水頭症例ではほぼ全例この部位での髄液拍動が障害されていることが観察される[11]．くも膜下出血後水頭症は交通性水頭症の代表疾患でありくも膜顆粒での脳脊髄液の吸収障害と良く説明されるが実際はこの橋前槽で髄液拍動が障害されていることがわかる．その頭側ではSylvius裂内で，やはり早い脳脊髄液拍動を認める．Sylvius裂内も遠位に行くと徐々に拍動がみえなくなる．表在Sylvius静脈を超えて円蓋部に至る場所にはまったく拍動を認めない．すなわちSylvius裂が実質的には脳脊髄液拍動を見る最も頭側ということができる．脳神経外科医は同部位に脳脊髄液が拍動し流れていないことを手術中に確認しているわけである．そしてSylvius裂のくも膜を切開しSylvius裂くも膜下腔に進入すると脳脊髄液の拍動を目にする

ことを経験する．Sylvius 裂くも膜下腔と大脳円蓋部くも膜下腔は連続した腔であることには違いないが，実質的には脳脊髄液に対して高い抵抗示す場所である．円蓋部にはまったく脳脊髄液拍動自体を認めず，この部位で脳脊髄液の交通性に高い抵抗があることを理解すると特発性水頭症に特有な脳の形態所見である Disproportionately Enlarged Subarachnoid space Hydrocephalus（DESH）の発生機序が理解しやすくなる．くも膜下腔の実質的な遠位端は Sylvius 裂であり脳脊髄液吸収路がその近位に存在するとすれば，Sylvius 裂が拡大しそれに押される形で大脳円蓋部のくも膜下腔が狭小化するメカニズムが推察される．往来の髄液吸収路に関する Time-SLIP 法での最も重要な観察は，大脳円蓋部において脳脊髄液の流れ，拍動がみられないことで脳脊髄液の吸収路がくも膜顆粒でないだろうと強く示唆されることであろう[8, 9, 13, 14]．

8 流れない脳脊髄液 （脳脊髄液の循環）

　Time-SLIP 法で拍動を追いかけると脳脊髄液はどちらの方向にも流れずその場で拍動をしているだけのことに気がつく．マーキングされた脳脊髄液の上端と下端を時間軸でトレースしていくと，マーキングされた脳脊髄液自体は観察時間と共に（例えば脊髄くも膜下腔では，頭側と尾側方向に）攪拌により拡散していく様子が捉えられる．すなわち流れを掌握するには十分な時間観察しているといえる．しかし，それら拡散していく上端と下端の中間点を取ってどちらに流れるのかをみていくと，頭側にも尾側にも流れているわけではないことに気がつく．脳脊髄液は拍動するけれども循環はしていないと考える根拠である．脳脊髄液はどちらか一方向に流れるような動きをみせず上下に拍動しているだけであることが Time-SLIP 法で観察されるわけである[13, 16-18]．脊髄くも膜下腔は円柱袋状の構造物であり，脳脊髄液が教科書に記載されているように腹側を上行，背側を下降するためには，脊髄くも膜下腔の内に流れを仕切るような解剖学的構造物が必要になるはずであるが，もちろん脊椎管内には明確な仕切りがあるわけでは無いことは周知のことである．いわゆる教科書的な脳脊髄液の脊髄くも膜下腔での流れは，動物実験で椎弓切除術をされた脊髄背側くも膜下腔を観察していると脳室内に注入された色素が頭側から尾側に流れてくることを観察したことから脳脊髄液は脊髄背側を下降すると結論され，同じ研究者が人で腰椎くも膜下腔に注入した放射線同位元素が頭蓋内に進入していくことを観察したことから，脊髄背側は頭側より尾側に流れているのであるから，上行する脳脊髄液は脊髄腹側を流れるのであろうという推察から導かれた．前述したように色素，放射性同位元素自体は注入部位から交通のある観察部位に到達していただけであり，その結果自体は何も間違いではなく正確であったといえる．しかし，その結果をみて脳脊髄液の流れを観察していると結論した解釈に問題があったことが，Time-SLIP 法で非侵襲的に脳脊髄液自体を内因性マーカーとして観察した結果を見た後では容易に理解できる．脳脊髄液はコップの中に入った水が，心拍や呼吸による脳脊髄液のドライビングフォースによって攪拌されているだけの状態であることがわかる．脳脊髄液が一定の方向に流れない事実は，脊髄くも膜下腔だけで観察されるわけでなく中脳水道においても橋前槽でも，同様に観察される．

　もちろん，脳脊髄液が循環していないとすると，いつも透明できれいに保たれる脳脊髄液はどのようにターンオーバーしているのだろうかということが次の疑問になる．本稿では触れな

かったが脳脊髄液は脳組織間液と自由に交通できることはよく知られた事実である．血液に色素を注入しても脳は他の組織と違って色素に染まらなかったことが血液脳関門の発見であった．その後すぐに同時に脳脊髄液に注入された色素は脳血管までたどり着くけれど，血管内皮を通過して他の組織を染めることがないことに気がついた．すなわち脳脊髄液と脳組織間液までは解剖学的には連続していることは古くから知られた事実であることがわかる．1970年から1980年CserrやWellerによって脳組織間液の生理学は詳細に研究されたが一般的に注目を浴びたとはいえないであろう[19-24]．水は色素と異なり血液脳関門が存在しても循環血液に放射線アイソトープをラベルした水を注入すると注入された水の80%ほどが一循環（single pass）で脳内入ることが示されている[7, 25]．すなわち水は血液脳関門を自由に通過し組織間液に入る．つまり，脳血管を通過して脳組織間液に入った水が脳脊髄液に到達する．逆に脳脊髄液から血液循環にも向かう．この現象を脳脊髄液の産生，吸収というかどうかは別として，どのようにして水の出入りが制御され，脳の体積調整，脳脊髄液のホメオスターシスが保たれるのかは解明されたとはいいがたい．脳毛細血管を自由に脳脊髄液が行き来するとなると，では何故水頭症になるのだろうかという質問から考え直す必要がある．解剖学的に連続性をみつけることが今までの脳脊髄液吸収路（吸収という概念が正しければ）の根拠であったけれども，その所見に時間軸，すなわちどのくらいの速さで行き来できるのか hydraulic pressure の概念を考慮しないことには解決しないであろう．

1800年，脳脊髄液生理に関心が始まった当初から指摘されている脳脊髄液の排出経路であり，その後も多くの研究がされているにもかかわらず，現在の一般的な教科書にその重要性が，例外を除き伝えられていない脳脊髄液の吸収経路が脳脊髄液のリンパ系への直接の吸収（ドレナージ）である[1, 2, 6, 21-24, 26]．この脳脊髄液排出のルートの検証には，生物学的に非活性の高分子蛋白が動物実験のトレーサーとして使用されてきた．すなわち脳毛細血管を通過し得ない高分子蛋白の排出路が主に加齢によって排出されず，脳脊髄液中に蓄積されることが，加齢によって初めて発症してくる特発性水頭症の病態に関連しているのかもしれない．今後の課題といえよう．

おわりに

新たな技術であるMRI Time-SLIP法を使用した脳脊髄液の拍動の観察から脳脊髄液生理の考察をした．どの所見をみても現在私たちが脳神経外科の教科書で表現されている脳脊髄液の循環動態と大きく異なることがわかる．近年，神経の再生，脳組織間液からの不要物質のドレナージ，液性調節といわれるパラクリンホルモンシステムのメディウムとしての役割等，元来の脳脊髄液の役割といわれた浮力により外力から中枢神経を物理的に保護するとする以上の役割が次々と示唆され，基礎科学の分野でも脳脊髄液の研究が活発化してきている[27-33]．しかし，その基礎となる脳脊髄液ダイナミクス，生理の矛盾，問題点を直接脳脊髄液に触れることのできる臨床家から発信していかないことには，それらの重要な基礎実験結果に根本的な間違いを引き起こす．脳脊髄液の拍動をTime-SLIP法で観察することができるようになったことで，

脳脊髄液生理のすべてが理解できるようになったわけではもちろんないが，今まで答えることが困難であった脳脊髄液生理の多くの疑問，矛盾する所見に新しい知見と答えをもたらした．そしてこれらの所見は脳脊髄液生理の再考が必要であることを強く示唆している．

　この研究は，厚生労働科学研究補助金難治性疾患克服研究事業　特発正水頭症の疫学，病態と治療に関する研究による補助を受けた．

【文献】

1) Schwalbe G: Der Arachnoidalram ein Lymphraum und sein Zusammenhang mit den perichoroidalraum. Centralblatt fur med VII. 465. 1869.
2) Key A, Retzius G :Studien in der Anatomie des Nervensystems und des Bindegewebes. Stockholm Samson & Wallin; 1875.
3) DiChiro G: Observations on the circulation of the cerebrospinal fluid. Act Radiol Diagn（Stockh）5 : 988-1002. 1966.
4) Naidich TP, Altman NR, Gonzalez-Arias SM: Phase contrast cine magnetic resonance imaging: normal cerebrospinal fluid oscillation and applications to hydrocephalus. Neurosurg Clin N Am 4 : 677-705. 1993.
5) Quencer RM, Post MJ, Hinks RS: Cine MR in the evaluation of normal and abnormal CSF flow: intracranial and intraspinal studies. Neuroradiology 32 : 371-391. 1990.
6) Weed LH: Studies on Cerebro-Spinal Fluid. J Med Res 26 : 51-113. 1914.
7) Oreskovic D, Klarica M:The formation of cerebrospinal fluid: nearly a hundred years of interpretation and misinterpretations. Brain Res Rev 64（2）: 241-262. 2010.
8) Yamada S, Miyazaki M, Kanazawa H, et al:Visualization of cerebrospinal fluid movement with spin labeling at MR imaging: preliminary results in normal and pathophysiological conditions. Radiology 249 : 644-652. 2008.
9) 山田晋也：MRI を使用した脳脊髄液 hydrodynamics の観察　CSF bulk flow imaging 現状と今後の展望．脳神経外科 37（11）: 1053-1064. 2009.
10) 山田晋也，諸星行男，宮崎美津江ら：新世代の CSF Flow Imaging: Time-SLIP 法の新たな臨床応用．Rad Fan 7（9）: 31-32. 2009.
11) 山田晋也,諸星行男,宮崎美津江:新しい CSF Flow Imaging–non contrast Time-Spatial Labeling Inversion Pulse（Time-SLIP）法を応用して．映像情報 Medical. 41（14）: 2009.
12) Yamada S, Miyazaki M, Yamashita Y, et al:Influence of respiration on Cerebrospinal Fluid Movement using Magnetic Resonance Spin Labeling: Fluids and Barriers of the CNS. In press.
13) 山田晋也：脳脊髄液の生理　脳脊髄液ダイナミクス．医学物理 32（3）: 148-154. 2013.
14) 山田晋也：特発性水頭症 iNPH と脳脊髄液 hydrodynamics. 脳 21 14（2）: 金芳堂；164-169. 2011.
15) Yamada S : Visualization of cerebrospinal fluid movement with spin labeling at MR imaging in physiological and pathophysiological conditions　The fourth meeting of the International Society for Hydrocephalus and Cerebrospinal Fluid Disorders Hydrocephalus 2012, Kyoto, Japan,abstr.
16) Yamada S : Advance Imaging of Hydrocephalus –Time Spatial Inversion Pulse technique（Time-SLIP）: International Society of Pediatric Neurosurgery 2013 Mainz Sept29-0ct. 3 2013 Germany lecture
17) 山田晋也：流れない脳脊髄液　—MRI Time-SLIP 法による観察— 第 72 回　脳神経外科学術総会　2013 年　10 月 16 日 -18 日 横浜 abstr.
18) Yamada S : Cerebrospinal fluid plays oloy : visualization of cerebrospinal fluid dynamimics using the magnetic nesonounce imegeny Ticce-Spatial lumceson Pulse method : Croat Med J 55 : 287-294. 2014
19) Brierly JB, Field EJ:The connexions of the spinal subarachnoid space with lymphatic system. J Anat 82 : 153-166, 1948.
20) Bradbury MWB, Cole DF: The role of the lymphatic systems in drainage of cerebrospinal fluid and aqueous humour. J Physiol. 299, 353-365. 1980.
21) Cserr HF Haring Berg C, Ichimua T, et al: Drainage of brain extracellular fluid into deep cervical lymph : an afferent linb in brain /immune system interactions. In: ohansson BB Owman C Winder H. Pathophysiology of the blood brain barrier.

413-420. 1990. JISBN0-444-81120. Elsevier.

22) Yamada S, Depasquale M, Patlak CS, et al :Albumin outflow into deep cervical lymph from different regions of rabbit brain. Am J Physiol 261 : H1197-1204. 1991.

23) Kida S, Pantazis A, Weller RO: CSF drains directly fromthe subarachnoid space into nasal lymphatics in the rat. Anatomy, histology and immunological significance. Neuropathol Appl Neurobiol 19 : 480-488, 1993.

24) Weller Ro, Djuanda E, Yow HY, et.al. : Lymphatic drainage of the brain and the pathophysiology of neurological disease. Acta Neuropathol 117 : 1-14. 2009.

25) Davson H, Welch K, Segal MB : Physiology and pathophysiology of the cerebrospinal fluid. P 83-84 ISBN 0443 03148 7 Churchill Livingstone, London

26) Yamada S, Shibata M, Scadeng M, et al:MRI Tracer Study of the Cerebrospinal Fluid Drainage Pathway in Normal and Hydrocephalic Guinea Pig Brain. Tokai J Exp Clin Med30 (1) : 21-29. 2005.

27) Agnati LF, Zoli M, Stromberg I, et al: Intercellularcommunication in the brain wiring versus volume transmission. Neuroscience 69 : 711-726. 1995.

28) Zlokovic BV, Yamada S, HoltzmanD, et al: Clearance of amyloid beta-peptide from brain: transport or metabolism? Nature medicine 6 : 718. 2000.

29) Shibata M, Yamada S, Kumar R, et al: Clearance of Alzheimer's amyloid-β 1-40 peptide from brain by LDL receptor-related protein-1 at the blood-brain barrier. J Clin Invest 106 (12) : 1489-1499. 2000.

30) Bading J, Yamada S, Mackic J:Brain clearance of Alzheimer's amyloid-β 40 in the squirrel monkey: a SPECT study in a primate model of cerebral amyloid angiopathy. J. Drug Targeting 10 : 359-368. 2002.

31) Monro O, Mackic J, Yamada S, et al: Substitution at codon 22 reduces clearance of Alzheimer's amyloid-β peptide from the cerebrospinal fluid and prevents its transport from the central nervous system into blood. Neurobiol. Aging 23, 405-412. 2002.

32) Agnati LF, Genedani S, Lenzi PL, et al: Energy gradients for the homeostatic control of brain ECF composition and for VT signal migration: introduction of the tide hypothesis. J Neural Transm 112 : 45-63. 2005.

33) Veening JG, Barendregt H:The regulation of brain states neuroactive substances distributes via the cerebrospinal fluid; a review : Cerebrospinal fluid research 7 : 1. 2010.

V. MRIを用いた脳内の水の動きに関する研究

はじめに

　特発性正常圧水頭症（iNPH）の症状発現の機序は依然不明といわざるを得ない．しかしながらシャント術により症状が改善することから，頭蓋脊髄腔に水（髄液）が相対的過剰状態にあることが症状発現の第1の原因であることは間違いない．ではそのような水過剰状態は脳実質に対してどのような影響を与えているのであろうか．広い意味での水のターンオーバーが悪くなった状態が水頭症の症状を引き起こしている可能性は十分ある．すなわち脳からの老廃物や代謝産物を効率よく排泄できないために症状が起きてくるという考察である．また脳室拡大による脳の形状変化が種々の機能障害をきたしている可能性もある．

　しかしながらタップテストなどにより髄液排除を行うと速やかに症状が改善する症例を目の当たりにすると，もっとダイナミックな物理学的環境変化が神経症状発現の機序に関わっている可能性が示唆される．最近のMRIの進歩は脳実質内の水分子の物理学的特性の評価を可能とし，その1つがdiffusion tensor imagingである．本章では特発性正常圧水頭症における脳実質内の水分子の状態についてのMRIを用いた研究を紹介し，特発性正常圧水頭症の症状発現機序について考察する．

1 Diffusion tensor imaging（DTI）による検討

　DTIは，水分子の拡散の異方性（方向）と大きさを測定するMRI撮像法である．得られるパラメーターは異方性を表すfractional anisotropy（FA）値と水分子の拡散の大きさを表すapparent diffusion coefficient（ADC）値，あるいはmean diffusivity（MD）値である．ADCとMDは一般的には同義として使用されており，本稿でも同義として扱う．

　特発性正常圧水頭症に対してDTIを行った検討はいくつかあるが，大きく2つのコンセプトに分けることができる．1つは正常例や他疾患との比較であり，特発性正常圧水頭症によって機能不全となっている解剖学的部位の探索，症状との関係の解明や他疾患との鑑別診断を目標としている．もう1つはタップテスト前後，あるいは術前後の比較であり，これは純粋に特発性正常圧水頭症症状発現機序の解明を目標としているといえる．

A. 正常例や他疾患との比較

　正常例と比べると特発性正常圧水頭症では，脳室周囲白質のADC値が高いと報告されている[1]．また脳梁前部でのFA値が有意に低下し，症状（歩行障害と尿失禁）との相関がみられたという報告[2]，脳梁のFA値が有意に低下し歩行障害と相関し，さらに内包後脚でFA値が有意に増加したという報告がある[3]．

　Alzheimer disease（AD）やidiopathic Parkinson's disease（IPD）と比較すると，特発性正常圧水頭症ではテント上白質の平均ADC値は有意に上昇しFA値が低下し，FA値の低下が

臨床症状に相関していた[4]．ADC値の増加は脳室周囲に強かった[4]．またFA値の低下は脳梁と皮質下領域にみられ，frontal assessment batteryのスコアーに相関した[4]．歩行障害は内包前脚のFA値の低下に相関した[4]．海馬においてはADに比べて特発性正常圧水頭症ではADC値が低く，FA値が高かったという報告がある[5]．またADと比較し特発性正常圧水頭症では脳弓の障害パターンが異なり，FA値の低下だけでなく脳弓が有意に長かったという報告がある[6]．

　これまでの報告をまとめると，特発性正常圧水頭症では脳室周囲を含めた大脳白質でのADC値増加と主に脳梁や内包前脚でのFA値の低下がみられ，これらFA低下と臨床症状に相関があるといえる．FAの低下は多発性硬化症[7]や進行性核上麻痺[8]などの脱髄疾患や脳梗塞[9]でみられることが知られており，神経線維の障害を示すと考えられる．

B. 脳脊髄液排除前後の変化

　特発性正常圧水頭症では術前高値であった脳室周囲白質のADC値は，第三脳室底開放術後に有意に低下したという報告がある[1]．特発性正常圧水頭症ではADやsubcortical vascular dementiaおよび正常例に比べて内包後脚のFA値が有意に大きく，シャント術後に低下したと報告されている[10]．内包後脚のFA増加は脳室拡大による圧迫によって神経線維密度が増加したためと考えられる．症状との相関は不明であるが，特発性正常圧水頭症に特徴的な所見と考えられる[10]．また髄液ドレナージ前後でDTIのパターンに変化はなかったという報告もある[11]．

　著者らは36例（男27例，女9例，平均75.4歳）のpossible iNPHの患者を対象に，タップテスト前，後（約24時間後）でMRIを施行しDTIを得た．タップテストは腰椎穿刺によって髄液を30 mL排除または終圧が0になるまで行い，約24時間後に神経学的評価（MMSE；Mini-mental scale examination, FAB；frontal assessment battery, 3 m up and go test,

(A) タップテスト陰性群

(B) タップテスト陽性群

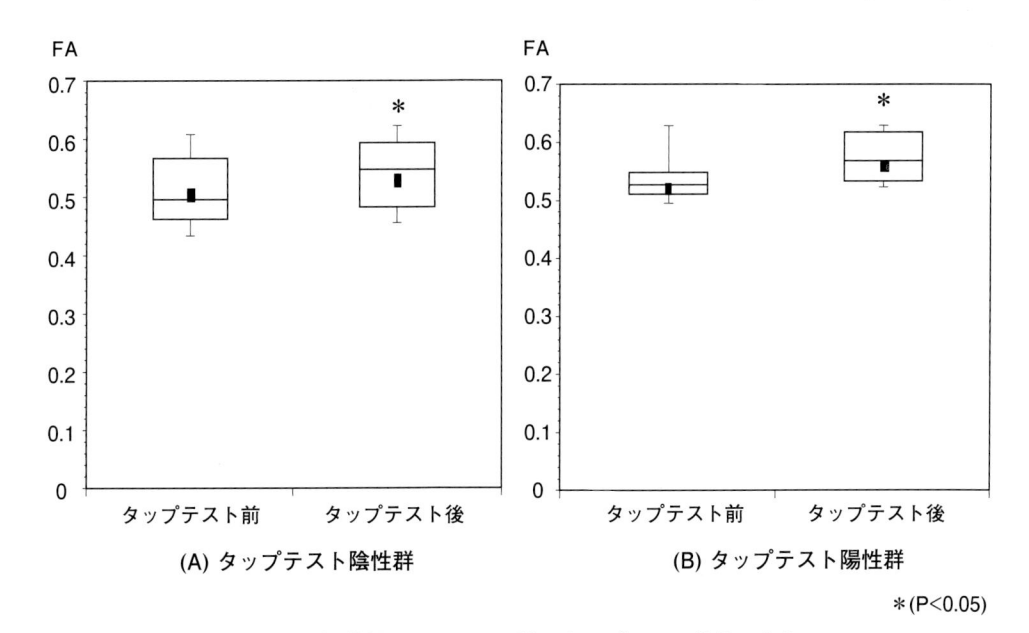

＊（$P<0.05$）

図1　脳梁体部におけるFA値のタップテスト前後の変化

脳梁体部のFA値はタップテストが陽性か陰性かにかかわらず，タップテスト後に有意に増加した（$p<0.05$）．

JNPHGS-R；Japanese normal pressure hydrocephalus grading scale-revised) を行った．MMSE 4 点以上改善，FAB 4 点以上改善，歩行障害が明らかに改善（3 m up & go test で10％以上改善）のいずれかを満たす場合をタップテスト陽性とし[12,13]，タップテスト陽性群 17 例と陰性群 19 例について両群の側脳室前角周囲の大脳白質，内包後脚，放線冠，半卵円中心，脳梁（膝部，体部，膨大部）の FA と ADC を測定し比較検討した[14]．

その結果，FA 値はタップテスト前にはいずれの部位でも両群間に有意差はなかったが，タップテスト後は両群ともに脳梁体部において有意に上昇した（図 1）．

ADC 値は，タップテスト前には放線冠においてタップテスト陽性群の方が有意に低かった．タップテスト後には，側脳室前角周囲の大脳白質と脳梁体部においてタップテスト陽性群において ADC 値が有意に減少した（図 2）．

著者らの研究結果からわかることは，タップテストにより脳梁に対する圧迫が減少して FA 値は増加（改善）したが，症状の改善とは必ずしも相関しなかった．タップテスト後 24 時間という短時間で症状と相関して変化がみられたのは，側脳室前角周囲と脳梁の ADC 値であった．ADC 値は減少しているが，これは細胞外液（間質液）が細胞内液に比べて相対的に減少した状態，すなわち間質性浮腫が改善したためと考えられる[14]．FA よりも ADC の方がより速くダイナミックに変化し，短時間で症状との相関をみる場合は，適したパラメーターの可能性が示唆された．

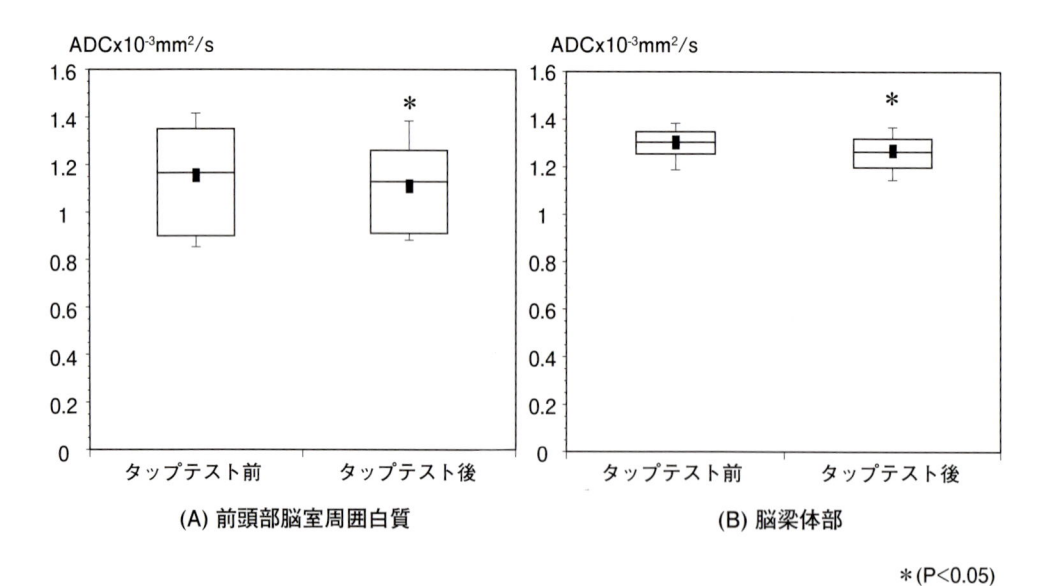

図 2 タップテスト陽性群のタップテスト前後での ADC 値の変化

*（P<0.05）

タップテスト陽性群では，前頭部脳室周囲白質と脳梁体部においてタップテスト後の ADC 値は有意に減少した（p<0.05）．

2 心電同期 ADC 変化（delta-ADC）

著者らは脳実質の ADC 値が心拍に同期して変動していることを明らかにした[15]．この現象は心周期において脳血流の容積負荷により，脳組織の水分子が揺り動かされる程度に変化があ

ることを意味する[16]．特発性正常圧水頭症においては脳実質内の水のターンオーバー低下が示唆され，また頭蓋脊髄腔の圧代償能，すなわちコンプライアンスが低下していることはよく知られている．したがって1心拍ごとの脳実質内の水分子の運動は，少なからず正常とは異なっていると考えられる．この点を明らかにするために，特発性正常圧水頭症の脳実質内の心電同期 ADC 変化を測定し，無症候性脳室拡大症例および正常例と比較した[17]．

対象は手術により症状の改善した特発性正常圧水頭症確定例（iNPH 群，n=13）である．術前に 1.5T MRI 装置を用い，前頭葉白質における局所の ADC および delta-ADC 値を得た．Delta-ADC とは1心拍中の ADC の変動値で，心拍同期した diffusion echo planner imaging （b=0, 1000 s/mm^2）を行い，1心拍中 20 phase の ADC 値の最大値と最小値の差を pixel by pixel に計算して求めた．対照として健常者（control 群，n=10），無症候性脳室拡大例（ex vacuo ventricular dilatation：VD 群，n=8）にも同様の撮像を行い比較した．その結果，iNPH 群の delta-ADC 値は VD 群および control 群に比べ有意に高値であったが（p=0.005），VD 群と control 群の間には有意差はなかった（図3）．図4にはその典型例を示す．また Delta-ADC と ADC 値の間には有意な相関関係は認められなかった[17]．

この研究からわかったことは，delta-ADC と ADC は必ずしも類似の情報ではなく，ADC が主に細胞内外の水分量に依存するのに対し，delta-ADC は水の周期的変動や量に依存していると考えられる．著者らは以前の研究で心電同期 ADC の変化曲線が頭蓋脊髄移行部において測定した頭蓋内容積変化曲線（intracranial volume change：ICVC）と近似することを明らかにしている（図5）[15]．この ICVC は頭蓋脊髄腔のコンプライアンスに相関することが明らかとなっており[18]，すなわち delta-ADC も脳実質の局所のコンプライアンスにより影響を受けている可能性がある．水頭症によって頭蓋脊髄腔のコンプライアンスが低下，すなわちタイトになればなるほど水分子は移動しにくくなる．つまり心拍動のエネルギーが水分子の拍動（移動）という形で消費されにくくなる．この過剰なエネルギーが脳実質内の水の揺らぎ運動を増加させていると考えられないであろうか．細胞内の水分子の異常な物理学的状態は正常の細胞活動を阻害し，特発性正常圧水頭症症状発現の機序に関与する可能性がある．この点についてはまだ仮説であり，さらに検討を要すると考える．

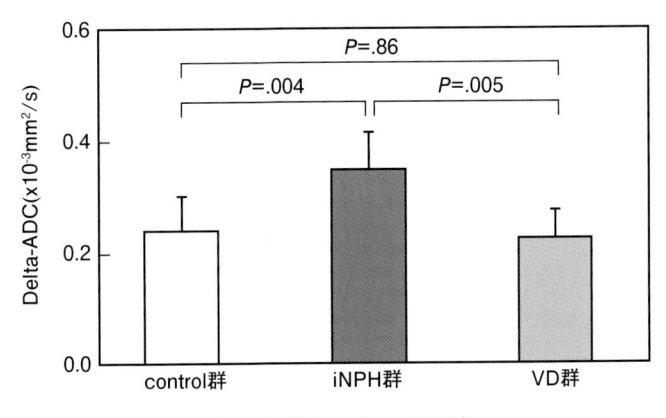

図3　各群の delta-ADC 値

iNPH 群の delta-ADC 値は VD 群 control 群，と比べて有意に大きかった（p=0.005）（文献 17 より）

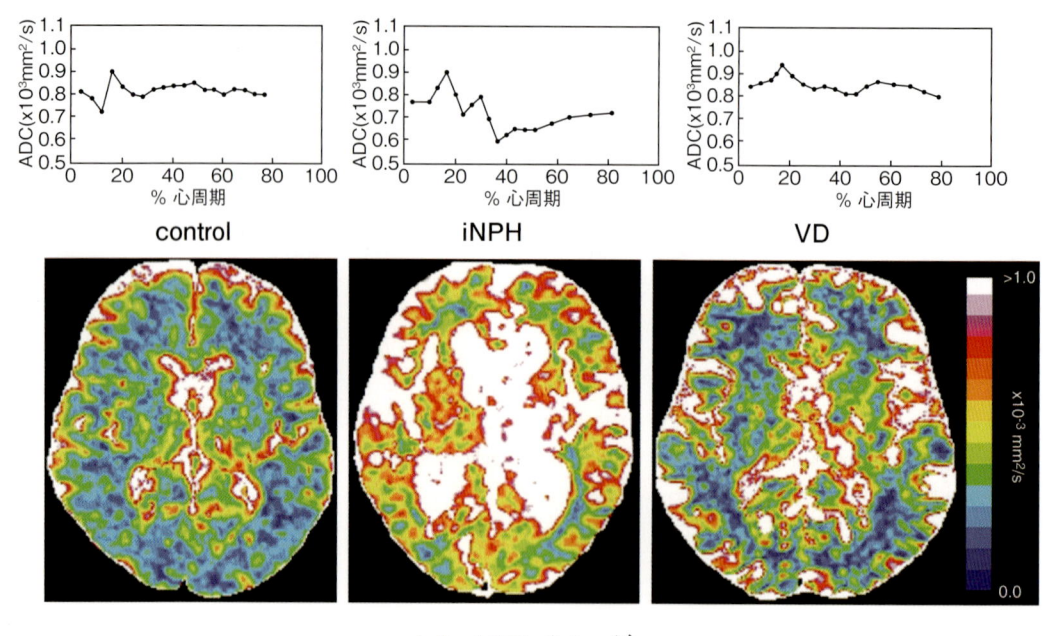

図4 心周期におけるADC値も変化（文献17より）
典型的なdelta-ADC値イメージを示す．
左：67歳，正常例．　　中央：76歳，iNPH例．　　右：78歳，無症候性脳室拡大例．

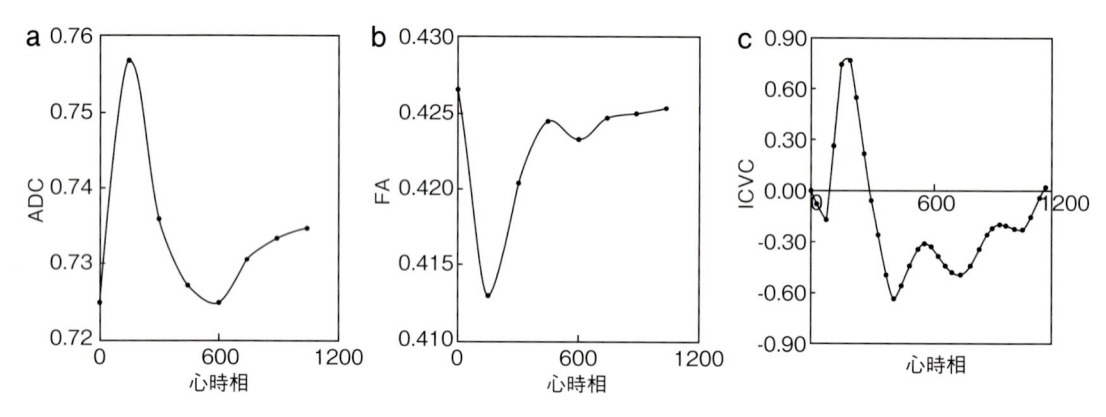

ADC: apparent diffusion coefficient
FA: fractional anisotropy
ICVC: intracranial volume change

図5 心時相におけるADC，FA，ICVCの変化の例
心時相におけるADC値の変化曲線は頭蓋頸椎移行部で測定したICVC（頭蓋内容積変化曲線）と近似していた（文献15)）

まとめ

　特発性正常圧水頭症の症状は可逆的である．シャント術によって相対的水（髄液）過剰状態を補正し，頭蓋脊髄腔の物理学的状態を正常に戻してやれば基本的には症状は消失するのであ

る．その意味で脳実質内の水分子の物理学的状態変化から病態を解析していくことはきわめて理にかなっている．

　DTI は特発性正常圧水頭症にみられる白質や神経線維の病的状態を明らかにし，他疾患との鑑別にも役立つようなデータが集積されつつある．さらに delta-ADC は細胞内水分子の運動エネルギー状態の変化から病態を解析できる可能性を示した．特発性正常圧水頭症の症状発現機序の解明はまだ始まったばかりである．今後の研究の進歩が最も期待されるところである．

【文献】

1) Anik Y, Demirci A, Anik I, et al: Apparent diffusion coefficient and cerebrospinal fluid flow measurements in patients with hydrocephalus. J Comput Assist Tomogr 32 : 392-396. 2008.
2) Koyama T1, Marumoto K, Domen K, et al: Diffusion tensor imaging of idiopathic normal pressure hydrocephalus: a voxel-based fractional anisotropy study. Neurol Med Chir（Tokyo）. 52 : 68-74. 2012.
3) Koyama T, Marumoto K, Domen K, et al: White matter characteristics of idiopathic normal pressure hydrocephalus: a diffusion tensor tract-based spatial statistic study. Neurol Med Chir（Tokyo）. 53 : 601-608. 2013.
4) Kanno S, Abe N, Saito M, et al: White matter involvement in idiopathic normal pressure hydrocephalus: a voxel-based diffusion tensor imaging study. J Neurol 258 : 1949-1957. 2011.
5) Hong YJ, Yoon B, Shim YS, et al:Differences in microstructural alterations of the hippocampus in Alzheimer disease and idiopathic normal pressure hydrocephalus: a diffusion tensor imaging study.AJNR 31 : 1867-1872. 2010.
6) Hattori T, Sato R, Aoki S, et al: Different patterns of fornix damage in idiopathic normal pressure hydrocephalus and Alzheimer disease. AJNR 33 : 274-279. 2012.
7) Ciccarelli O, Werring DJ, Wheeler-Kingshott CA, et al : Investigation of MS normal-appearing brain using diffusion tensor MRI with clinical correlations. Neurology 56 : 926-933. 2001.
8) Ito S, Makino T, Shirai W, et al : Diffusion tensor analysis of corpus callosum in progressive supranuclear palsy. Neuroradiology 50 : 981-985. 2008.
9) Mukherjee P, Bahn MM, McKinstry RC, et al : Differences between gray matter and white matter water diffusion in stroke: diffusion-tensor MR imaging in 12 patients. Radiology 215 : 211-220. 2000.
10) Kim MJ, Seo SW, Lee KM, et al: Differential diagnosis of idiopathic normal pressure hydrocephalus from other dementias using diffusion tensor imaging. AJNR 32 : 1496-1503. 2011.
11) Lenfeldt N, Larsson A, Nyberg L, et al: Diffusion tensor imaging reveals supplementary lesions to frontal white matter in idiopathic normal pressure hydrocephalus. Neurosurgery 68 : 1586-1593. 2011.
12) Kubo Y, Kazui H, Yoshida T, Kito Y, et al: Validation of grading scale for evaluating symptoms of idiopathic normal pressure hydrocephalus. Dement Geriatr Cogn Disord 25 : 37-45. 2008.
13) Ravdin LD, Katzen HL, Jackson AE, et al: Features of gait most responsive to tap test in normal pressure hydrocephalus. Clin Neurol Neurosurg 110 : 455-461. 2008.
14) Demura K, Mase M, Miyati T, et al: Changes of fractional anisotropy and apparent diffusion coefficient in patients with idiopathic normal pressure hydrocephalus. Acta Neurochir Suppl. 113 : 29-32. 2012.
15) Nakamura T, Miyati T, Kasai H, et al: Bulk motion-independent analyses of water diffusion changes in the brain during the cardiac cycle. Radiol Phys Technol 2 : 133-137. 2009.
16) 菅 博人，宮地利明，間瀬光人，他：心電同期拡散 MRI による脳の ADC 測定時の最適心時相．日本放射線技術学会雑誌 67 : 661-665. 2011.
17) Ohno N, Miyati T, Mase M, et al: Idiopathic Normal-Pressure Hydrocephalus: Temporal Changes in ADC during Cardiac Cycle. Radiology 261 : 560-565. 2011.
18) Miyati T, Mase M, Kasai H, et al : Noninvasive MRI assessment of intracranial compliance in idiopathic normal pressure hydrocephalus. J Magn Reson Imaging 26 : 274-278. 2007.

VI. 正常圧水頭症の分類

はじめに

　水頭症をどのように分類するかについては様々な考えがある．その発症年齢や，発症原因あるいは経過，頭蓋内圧，脳室系での閉塞機序の有無といった観点から数多くの分類がなされている．図1に代表的な分類を挙げてみたが，これ以外にも様々な分類あるいは呼称がある．本稿では正常圧水頭症（NPH）の分類を中心に述べることとする．

1 正常圧水頭症の分類

　正常圧水頭症の分類で，最も一般的なのは，先行疾患の有無から特発性正常圧水頭症（iNPH）と二次性正常圧水頭症（sNPH）の2つに分類する方法である．二次性正常圧水頭症は水頭症の発症原因になり得ると思われるくも膜下出血や髄膜炎といった先行疾患があり，その経過中に脳室拡大をきたすとともに，歩行障害や認知障害，排尿障害といった古典的三徴候を呈するようになり，脳脊髄液圧は正常で，シャント術で症状の改善を得るものである．一方，特発性正常圧水頭症は先に述べたような明らかな先行疾患がなく，高齢者に多くみられ，脳室拡大はあっても多くの例で進行性ではなく，画像では脳萎縮との鑑別が容易でなく，古典的三徴候は高齢者にとって非特異的な症状であるため，診断が困難なことが多い．しかし，正確な診断と適切なシャント術によって症状の改善を得ることができるので，患者の自立度向上，介護者の負担軽減，介護費用の軽減といったことが得られる．

　従来，特発性正常圧水頭症の画像的特徴はあまりないとされ，脳室拡大が著明であれば水頭症の可能性を疑うといった程度であるが，1988年にKitagakiら[1]は特発性正常圧水頭症患者では脳室拡大に加えて，Sylvius裂より上のくも膜下腔は狭小化しており，Sylvius裂より下半分は脳脊髄液量が多くなっていることを報告している．この論文は，特発性正常圧水頭症は脳萎縮との鑑別が困難とする従来の認識とは異なり，特発性正常圧水頭症に画像的特徴が存在し，脳萎縮とは明らかに異なることを示した重要な論文であるが，1施設からの報告であり，広く認知された訳ではなかった．著者らは2002年から始動した特発性正常圧水頭症ガイドライン作成[2]の作業を行っていたが，その過程で多施設共同研究によるエビデンスが必要なことを認識し，日本発の特発性正常圧水頭症共同研究を企画しようとしていた．そしてそのテーマとして，この画像的特徴を有する患者群ははたしてシャント術が有効なのか，というクリニカル

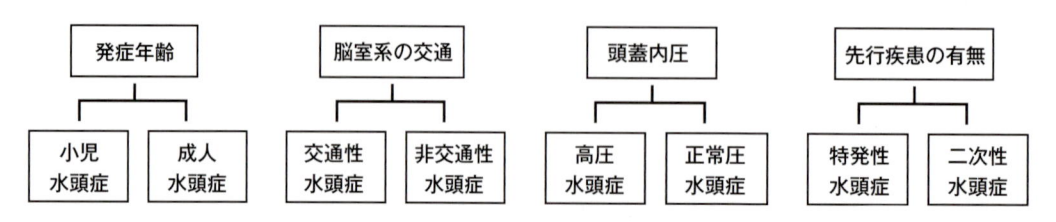

図1　水頭症の様々の分類

クエスチョンであり，それを実施したのがSINPHONI（Study of idiopathic normal pressure hydrocephalus on neurological improvement）である．SINPHONIでは選択基準は1）60歳以上，2）三徴のいずれかを有すること，3）脳室拡大を認める（Evans index: 0.3以上），4）冠状断MRIにおいて2スライス以上で高位円蓋部狭小化を認めること，5）他に原因となり得る疾患がないことであった．すなわち，Kitagakiらの論文[1]にあった，Sylvius裂より下の脳脊髄液量増大については，選択基準とはせず，画像診断のより確実な高位円蓋部狭小化のみを選択基準としている．この選択基準で収集したデータを解析した結果，画像上90%で高位円蓋部（および半球間裂）―特に後半部―にくも膜下狭小化とSylvius裂の開大を認めた．従来，水頭症の画像診断は脳室の形態変化を中心に行われてきており，このようなくも膜下腔の変化に注目した水頭症は非常に特徴的な所見と考え，disproportionately enlarged subarachnoid-space hydrocephalus（DESH）と命名した[3]．特発性正常圧水頭症の患者群の中にDESHという画像的特徴を有する一群が存在することが明らかとなったが，それと同時に，症例数としてはそれほど多くはなくてもDESHの特徴を有さない症例が存在することも明らかとなり，non-DESHというもう一群を定義することとなった．これをもとに2011年発行の診療ガイドライン第2版では特発性正常圧水頭症をDESHとnon-DESHに分類した[4]．特発性正常圧水頭症患者は通常70歳代，80歳代に多くみられ，診療ガイドラインで特発性正常圧水頭症は60歳以上でみられるとしているが，症状的には正常圧水頭症として矛盾はないものの，頭囲拡大や顕著な脳室拡大がみられる例に遭遇することがあり，画像や経過から先天性あるいは発達性の要素がみられることがある．これらは，明らかな先行疾患がないとする特発性正常圧水頭症の定義には合致しないので，二次性正常圧水頭症ということになるが，くも膜下出血後や髄膜炎後のような二次性とは明らかに異なる．また，これらの中には中脳水道の閉塞あるいは狭窄がみられることがある．正常圧水頭症は従来交通性水頭症の代表的な存在と考えられてきたので，非交通性水頭症である中脳水道狭窄で実年以後に正常圧水頭症症状を発症した例を正常圧水頭症とするかどうかは議論の分かれるところである．しかし，正常圧水頭症自体は非急性の脳室拡大があり，正常圧水頭症に合致する臨床症状を有しておれば正常圧水頭症と診断可能であり，臨床的な立場から正常圧水頭症分類の中に含めることとした．交通性・非交通性は画像的に認識しやすいこともあって，長い間水頭症分類の中で重要な位置を占めてきた．しかし，近年，Klaricaら[5]は中脳水道を閉塞しても産生されているはずの脳脊髄液は1滴も流出せず，脳脊髄液の拍動のみを認めたとして，脳脊髄液が中脳水道内を第三脳室から第四脳室へと流れるとする従来のBulk flow説に大きな疑問を投げかけている．彼らは脳脊髄液の産生吸収は脳毛細血管が主座であり，脈絡叢から産生されて，最終的に傍矢状部くも膜顆粒で吸収されるとする説を"illusions"と表現して，疑問を呈している[6]．長年信じられてきた脳脊髄液Bulk flow説に立脚した交通性・非交通性の分類は再考を要する時期となっており，その認識も含めて，二次性正常圧水頭症の先天性・発達性の分類に中には中脳水道狭窄・閉塞を含んでよいと考えている．

上記の理由で，正常圧水頭症を図2のように分類したが，DESH所見の判定には個人差があり，また，脳室拡大，高位円蓋部狭小化，Sylvius裂開大という3つの条件を満たすこととしたので，2つしか満たさない場合をどのように定義するかが問題となってきた．この問題

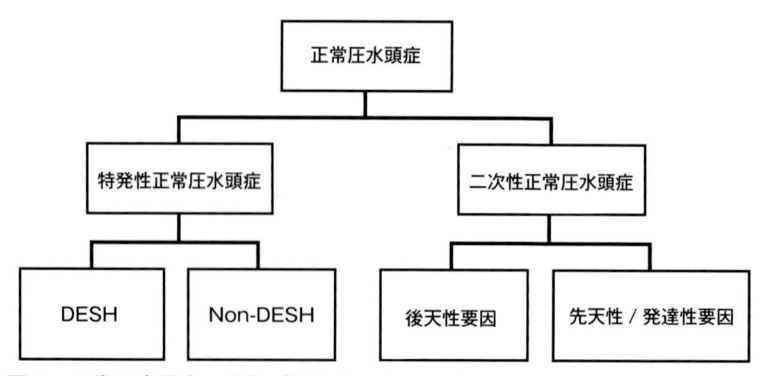

図2　正常圧水頭症の分類（特発性正常圧水頭症診療ガイドライン第2版）

A) DESH は画像所見である
B) 特発性正常圧水頭症の画像所見として，DESH と incomplete DESH と non-DESH の3つがある
C) 三型を以下のように定義する

1) 脳室
　a. Evans index > 0.3 の脳室拡大
　b. 脳室拡大はあるが Evans index ≦0.3
　c. 脳室拡大がない
2) 高位円蓋部・正中部のくも膜下腔
　a. 狭小化
　b. 狭小化も拡大もない
　c. 拡大
3) Sylvius 裂
　a. 拡大
　b. 拡大も狭小化もない
　c. 狭小化

DESH：a が 3
incomplete DESH：a が 2，b が 1
non-DESH：それ以外

図3　特発性正常圧水頭症の画像分類の説明

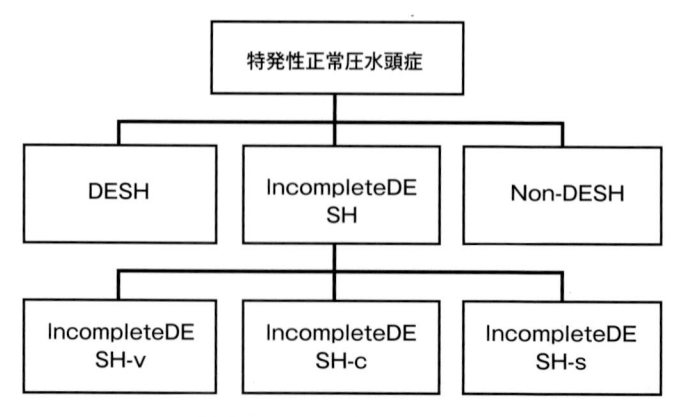

図4　特発性正常圧水頭症の画像分類

を議論するために 2012 年 12 月 DESH consensus meeting を行い，その後もメールなどでの意見交換を行い，2013 年 3 月末に表のような提案を行った．この提案の骨子は，incomplete DESH という分類を新たに作ったことである．incomplete DESH は脳室拡大，高位円蓋部狭小化，Sylvius 裂開大という三条件のうち，2 つは条件を満たすが，残り 1 つは疑わしい（完全に否定ではなく）症例を対象としており，理論上 3 つの incomplete DESH が存在することになる．すなわち，incomplete DESH-ventriculomegaly（incomplete DESH-v），incomplete DESH-convexity（incomplete DESH-c），Incomplete DESH-Sylvian fissure（incomplete DESH-s）の 3 つである．特発性正常圧水頭症が疑われても，DESH，incomplete DESHs 以外は Non-DESH ということになる（図 4）．脳室拡大の条件として，Evans index>0.3 が用いられるが，本来 Evans index は Pneumoencephalography の時代に用いられた基準であり，それを CT に応用した段階でややあいまいな指標となった．Evans index は脳室拡大を真に示す指標ではないが，脳室拡大の簡便な指標として現在でも用いられており，本分類でも Evans index を採用している．また，高位円蓋部狭小化には半球間裂くも膜下腔（後半部）の狭小化も含めている．Sylvius 裂開大には脳底槽の脳脊髄液貯留増大も含めてよいと考えている．特発性正常圧水頭症の画像的特徴には脳溝の局所性拡大や callosal angle の鋭角化があるが，それらは画像診断の項を参照して頂きたい．

【文献】

1) Kitagaki H, Mori E, Ishii K, et al: CSF spaces in idiopathic normal pressure hydrocephalus; morphology and volumetry. AJNR Am J Neuroradiol 19 : 1277-1284. 1998.
2) 日本正常圧水頭症研究会 特発性正常圧水頭症診療ガイドライン作成委員会：特発性正常圧水頭症診療ガイドライン．メディカル　レビュー社 1-131. 2004.
3) Hashimoto M, Ishikawa M, Mori E, Kuwana N : Diagnosis of idiopathic normal pressure hydrocephalus is supported by MRI-based scheme: a prospective study. Cerebrospinal Fluid Res. 7 : 18. doi : 10. 1186/1743-8454-7-S1-S18, 2010.
4) 日本正常圧水頭症研究会特発性正常圧水頭症診療ガイドライン作成委員会：特発性正常圧水頭症診療ガイドライン第 2 版．メディカルレビュー社 : pp. 1-183. 2011.
5) Klarica M, Orešković, D, Božić, B, et al : New experimental model of acute aqueductal blockage in cats: effects on cerebrospinal fluid pressure and the size of brain ventricles. Neuroscience 158 : 1397-1405. 2009.
6) Orešković D, Klarica M : Development of hydrocephalus and classical hypothesis of cerebrospinal fluid hydrodynamics : facts and illusions. Prog Neurohiol 94 : 238-258, 2011.

Ⅶ. 特発性正常圧水頭症診療の現況

はじめに

　特発性正常圧水頭症（iNPH）に関する多施設前向きコホート研究の結果が，2010年にはわが国より（Study of Idiopathic NPH on Neurological Improvement；SINPHONI），2012年には欧州より相次いで報告された．その後，両研究のサブ解析の結果が続報されたが，わが国では臨床上特発性正常圧水頭症を疑う症例に MRI 上 DESH（disproportionately enlarged subarachnoid-space hydrocephalus）の所見を認めた場合，タップテストの結果に関わらず脳室・腹腔シャント術を行うと，術後1年の時点で80％の症例において mRS（Modified Rankin Scale）の改善を認めるといった治療成績が明らかとなった．この結果を受け，2011年にはDESH 所見を重視した特発性正常圧水頭症診療ガイドラインの改訂が，わが国において行われた．そこで本稿では，診療ガイドラインの改訂の経緯，SINPHONI 後の前向き観察研究であるJapan Shunt Registry of iNPH（JSR）の結果と特発性正常圧水頭症の全国疫学調査を簡単に紹介する．

1 診療ガイドラインの改訂

　1996年に始まった厚生省（当時），難治性水頭症調査研究分科会（会長：森惟明　高知医科大学脳神経外科教授当時）を継続する目的で1999年に発足した正常圧水頭症研究会は，それまで地域，施設，医師の間で相当にばらつきが大きかった特発性正常圧水頭症の診断と治療の標準化・均霑化をめざして特発性正常圧水頭症の診断と治療に関するガイドラインの作成を企画し，2002年から作成作業を始めた．脳神経外科，神経内科，精神科，臨床疫学の分野からスタッフが集まって熱心な協議検討の末に原稿を仕上げ，それをいったん公表してパブリックコメントを募り，さらに識者の査読という手続きを経て，特発性正常圧水頭症診療ガイドライン[1]を2004年5月に刊行した．Marmarou を中心とした欧米のグループによる特発性正常圧水頭症の診療ガイドライン[2]に，1年以上先行したものであった．欧米のガイドラインは診断基準をはじめ，わが国のそれと異なるところもあるので，わが国の特発性正常圧水頭症診療ガイドラインが国際的に認知されることをめざして，主要部分を英訳し，さらに若干のアップデートを加えた英語版を作成し，日本脳神経外科学会の支援を得て，2008年に Neurologia medico-chirurgica の別冊として出版された[3]．この初版のガイドラインでは，タップテスト（髄液排除試験）をそのフローチャートの中心に据えているのは周知のごとくである．

　診療ガイドラインの発表の後，特発性正常圧水頭症の認知度は格段に上がり，全国のシャント術件数も急速に増え，臨床研究や基礎研究も拡大しつつある．研究論文数は，この8年間で初版時に検索された約40年分の論文数を超えるほどの勢いで，エビデンスレベルの高い論文も増加した．そこで正常圧水頭症研究会は診療ガイドラインを改訂しなければならない時期を迎えたと判断し，2008年から継続している厚生労働科学研究費補助金難治性疾患克服研究事業「正常圧水頭症の疫学・病態と治療に関する研究」班（班長：新井一　順天堂大学医学部教

授）の協力を仰ぎ，それと共同で診療ガイドラインの改訂を進め，2011年7月に診療ガイドライン第2版が刊行された[4]．その後，近隣諸国の要望もあり，英文の改訂版ガイドラインが2012年11月にNeurologia medico-chirurgicaに掲載された[5]．このガイドライン第2版では，SINPHONIの結果を受けて，三徴候のうち歩行障害を認める症例でDESHの存在が明らかであれば，髄液タップテストなしにシャント術を行うことが可能としているのが特徴である．

2 Japan Shunt Registry of iNPH（JSR）

　厚生労働省研究班では，各種のシャント術式や，シャント・システムの組み合わせによる治療成績，合併症の頻度などを幅広く比較検討し，今後のより安全で効果的な特発性正常圧水頭症診療の方向性を探索することを目的として，特発性正常圧水頭症前向き観察研究としてJapan Shunt Registry of iNPH（JSR）を実施した．JSRでは2009年9月から2010年3月までに136症例の登録を得て，シャント術後のアウトカムを評価し得た100症例の解析が行われた．その結果，2004年から2006年に実施された多施設前向きコホート研究（SINPHONI）以降，わが国では確実に可変式差圧バルブが普及し，JSRの調査結果では96％の症例に使用され，また術式としては脳室・腹腔シャント（VPシャント）術に比較して腰部くも膜下腔・腹腔シャント（LPシャント）術の割合が増加し，55％の症例でLPシャント術が選択されることが明らかとなった．さらに，LPシャント術では，85％に抗サイフォン装置（anti-siphon device；ASD）の使用が確認された（図1）．術後6カ月までの成績ではシャント効果はiNPH grading scaleによる評価で，shunt responder 88％，術後6カ月時では82％で1段階以上の改善が確認された．家族のQOL評価では，77％の症例に好評価を得た．また，術後6カ月までの成績では，LPシャント術とVPシャント術の治療成績に差を認めることはなく，またASDの有効性も確認される結果となった．

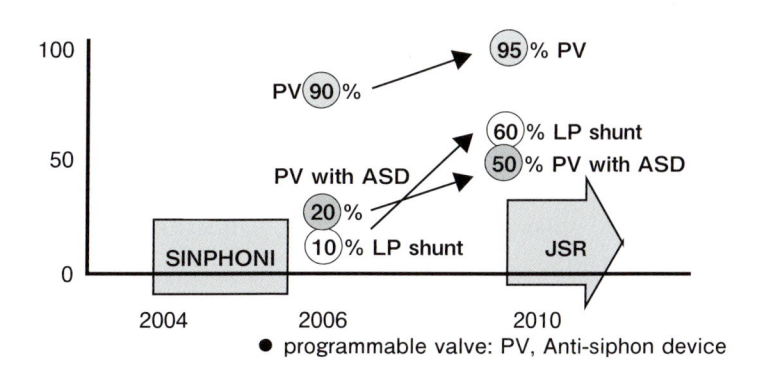

図1　特発性正常圧水頭症に対する髄液シャント術の実態（SINPHONIとJSRの比較）

③ 特発性正常圧水頭症全国疫学調査

　特発性正常圧水頭症は，わが国での正確な発生頻度が報告されていない経緯があり，全国疫学調査の結果が注目されている．「特発性正常圧水頭症（iNPH）の全国疫学調査」が，「特発性正常圧水頭症の病因・病態と診断・治療に関する研究班」と「難病の頻度と分布および規定要因に関する調査研究班」との共同で，2013年に実施された．調査ならびに患者数推計方法は，特定疾患の疫学に関する研究班が2006年度に作成した『難病の患者数と臨床疫学像把握のための全国疫学調査マニュアル第2版』に準拠して実施された．調査に使用する特発性正常圧水頭症の診断基準は，「特発性正常圧水頭症診療ガイドライン第2版」に基づき作成された．調査対象は，2012年1年間の受療患者で，調査対象となる診療科は，脳神経外科，神経内科，精神神経科，内科である．調査票配布は，一次調査票，二次調査票に分けて実施し，二次調査票は，患者属性，発症年月日，受療状況，家族歴，初発症状，合併症，臨床症状，画像検査所見，その他の検査所見，治療，転帰を含む調査項目を実施した．一次調査では，対象診療科総計14,089（大学病院459，一般病院13,582，特別階層病院48）から4,220を抽出し実施したところ，1,804（回収率42.7％）から回答を得た．この一次調査の集計をもとに計算すると，1年間の特発性正常圧水頭症の診断基準を満たす推定受療患者数は，13,000名であった．それを基に2012年の有病率を推計すると10.2人/10万人となる．ただし，hospital-based studyのため，病院を受診しなかった患者は含まれないので，実際にはもっと患者数は多いことが推測される．一方で，手術を受けた患者数は約6,700名と試算され，半数近くの患者が何らかの理由で治療されずにいる可能性が示された．

今後の展望

　2004年版ガイドラインのタップテスト，2011年版ガイドラインのDESH所見と，特発性正常圧水頭症の診断精度は格段に進歩したが，一方で擬陰性，擬陽性の問題は完全には解決していない．このような問題を克服する1つのアプローチとして，近年脳脊髄液に着目した研究が進んでいる．特発性正常圧水頭症に関連した脳脊髄液の研究は決して新しいものではないが，従来の研究では必ずしも十分な成果が得られていなかった．このようななか，最近脳脊髄液中の蛋白質や神経ペプチドを測定し，これを特発性正常圧水頭症あるいはその鑑別診断のバイオマーカーとして用いる試みがなされている．特に，Alzheimer病との鑑別にβ-amyloid1-42（Aβ42）[7]，total tau[10,12]，phospholated tau（p-tau）が有用であるとの報告[11]や，特発性正常圧水頭症において分泌型APP αは有為に低下がみられる[11]，neurofilament triplet protein（NFL）[6,13]やLeucine-rich α2 glycoprotein（LRG）[8,9]が増加しているといった報告がある．これらの各バイオマーカーを組み合わせることにより，特発性正常圧水頭症に対するシャント術の効果をより正確に予測し得るのではないかと期待されている．

　特発性正常圧水頭症の治療は，シャント術が唯一の方法であることは論を俟たないが，VPシャント術とLPシャント術のどちらを選択すべきかという課題についての明確な答えはない．わが国ではVPシャント術が多く行われてきたが，前述のJSRの結果からも明らかなように最近ではLPシャント術の比率が増えてきている．脊椎疾患の合併など，LPシャント術が適応

とならない症例は一定の割合で存在するが，脳実質を穿刺することなくシャント留置が可能なLPシャント術は，極めて魅力的な治療法である．現在，LPシャント術がVPシャント術に比し劣っていないこと（非劣性）を検証すべく，多施設前向きコホート研究SINPHONI II が行われている．欧米ではVPシャント術が主流であることを踏まえて，SINPHONI II の結果から日本発のLPシャント術に関するエビデンスが発信されることを期待したい．また，ASDに関しては，これもJSRの解析結果から85%の手術症例で使用されていることが明らかとなった．これはASDを使用しても，シャント術による十分な治療効果を維持しつつ，一方で脳脊髄液の過剰排液（over-drainage）に伴う合併症の回避が可能との感触を，多くの脳神経外科医が共有していることを示すものであるが，これについても科学的根拠が明示されることが待たれる．

【文献】

1) 日本正常圧水頭症研究会　特発性正常圧水頭症診療ガイドライン作成委員会：特発性正常圧水頭症診療ガイドライン．大阪．メディカルレビュー社．2004.
2) Marmarou A, Bergsneider M, Relkin N, et al: Development of guidelines for idiopathic normal pressure hydrocephalus: Introduction. Neurosurgery 57 : 1-3. 2005.
3) Ishikawa M, Hashimoto M, Kuwana N, et al: Guideline for management of idiopathic normal pressure hydrocephalus. Neurol Med Chir（Tokyo）48（Supply）: S1-S23. 2008.
4) 日本正常圧水頭症学会　特発性正常圧水頭症診療ガイドライン作成委員会：特発性正常圧水頭症診療ガイドライン第2版．大阪．メディカルレビュー社．2011.
5) Mori E, Ishikawa M, Kato T, et a l: Guideline for management of idiopathic normal pressure hydrocephalus: second edition. Neurol Med Chir（Tokyo）52 : 775-809. 2012.
6) Agren-Wilsson A, Lekman A, Sjoberg W, et al : CSF biomarkers in the evaluation of idiopathic normal pressure hydrocephalus. Acta Neurol Scand 116 : 333-339. 2007.
7) Kapaki EN, Paraskevas GP, Tzerakis NG, et al : Cerebrospinal fluid tau, phospho-tau181 and beta-amyloid1-42 in idiopathic normal pressure hydrocephalus : a discrimination from Alzheimer's disease. Eur J Neurol 14 : 168-173. 2007.
8) Li X, Miyajima M, Mineki R, et al : Analysis of potential diagnostic biomarkers in cerebrospinal fluid of idiopathic normal pressure hydrocephalus by proteomics. Acta Neurochir（Wien）148 : 859-864. 2006.
9) Nakajima M, Miyajima M, Ogino I, et al : Leucine-rich alpha-2-glycoprotein is a marker for idiopathic normal pressure hydrocephalus. Acta Neurochir（Wien）153 : 1339-1346. 2011.
10) Patel S, Lee EB, Xie SX, et al : Phosphorylated tau/amyloid beta 1-42 ratio in ventricular cerebrospinal fluid reflects outcome in idiopathic normal pressure hydrocephalus. Fluids Barriers CNS 9 : 7, 2012.
11) Ray B, Reyes PF, Lahiri DK: Biochemical studies in Normal Pressure Hydrocephalus（NPH）patients: change in CSF levels of amyloid precursor protein（APP）, amyloid-beta（Abeta）peptide and phospho-tau. J Psychiatr Res 45 : 539-547. 2011.
12) Tarnaris A, Toma AK, Chapman MD, et al : Use of cerebrospinal fluid amyloid-beta and total tau protein to predict favorable surgical outcomes in patients with idiopathic normal pressure hydrocephalus. J Neurosurg 115 : 145-150. 2011.
13) Tullberg M, Rosengren L, Blomsterwall E, et al : CSF neurofilament and glial fibrillary acidic protein in normal pressure hydrocephalus. Neurology 50 : 1122-1127. 1998.

Ⅷ. 特発性正常圧水頭症の診断

1. 歩行障害

はじめに

　歩行障害，認知障害，尿失禁が特発性正常圧水頭症（idiopathic normal pressure hydrocephalus；iNPH）の三主徴である．これらの症状は高齢者には様々な理由で生じ，ともすれば老化のせいと見過ごされたり，脳血管障害や変性疾患など老化関連疾患と誤診される可能性も高い[1]．歩行障害は特発性正常圧水頭症ではまず必発，あるいは最も早く出現する症候である．歩行障害をきたす他の神経学的疾患はもちろん，様々な整形外科的疾患との鑑別が必要である．

1 特発性正常圧水頭症における歩行障害の有症率

　症候の有症率に関して，Moriはわが国における脳神経外科における多施設研究で，歩行障害は94％に認められ，認知障害（88％），排尿障害（77％）に比べて最も有症率が高かったことを報告している[2]．また65例を対象とした別の脳神経外科での研究では，歩行障害は100％に，認知障害は98％に，排尿障害は83％に認められている[3]．一方，物忘れ外来における調査では，400例の受診患者中13例が特発性正常圧水頭症で，その100％に歩行障害，69％に認知障害，54％に排尿障害が認められたという[4]．SINPHONIでは歩行障害が91％，認知障害が77％，排尿障害が60％にみられ，単一の症候としては歩行障害のみを呈するものが12％と最も多かった[5]．いずれも病院ベースの研究で，その施設が標榜している診療科の影響を受けるため正確な有症率を反映していない可能性があるが，いずれの調査でも歩行障害は他の障害に比べ最も有症率が高く，歩行障害はまず必発，あるいは最も早く出現する症候と考えてよいと思われる．

2 歩行障害の特徴

　特発性正常圧水頭症の歩行障害は，失行性・失調性歩行と呼ばれる特徴的なものである（図1）[1]．すなわち，単位時間あたりの歩数が少なく，歩行がゆっくりとなる[6,7]．歩幅の減少（small-step gait），足の挙上低下（magnet gait），歩隔の拡大（broad-based gait）が三大特徴である．歩隔は広くなるとともに外股になる．歩幅は狭くなり，しかも歩行中に著明に変動する．起立時や方向転換時には特に不安定になり，転倒することもある[8,9]．歩行開始時に足を床から持ち上げられずモゾモゾと足踏みし，歩行を開始できない（start hesitation）．このような特発性正常圧水頭症の歩行は一般に失行性‐失調性歩行と表現される．特発性正常圧水頭症の歩行障

害は，他の原因による二次性正常圧水頭症における歩行障害と本質的に変わるものではない．

歩行失行は両側前頭葉損傷で生じる特徴的な歩行障害であり，筋力低下，筋緊張異常，運動失調，知覚障害など要素的運動感覚障害によるものではないことから失行性と呼ばれている[10,11]（ただし，「失行」とは後天的に獲得された行為の障害をいうので，「歩行失行」は真の意味の失行には相当せず，不正確な呼び名である[12]）．歩行開始が極めて困難で，最初の一歩が出にくく，次のステップを出すのにも時間がかかり，小歩，摺足を示す[10]．特発性正常圧水頭症にみられる，すくみ足（歩行開始困難），小歩，歩行速度の低下，低い足の上がり，転回時の動揺のような特徴は歩行失行の特徴に一致している．しかし特発性正常圧水頭症の歩行を純粋な歩行失行と比べたとき，若干の差異がある．純粋な歩行失行の場合は，歩行開始時に特に障害が強く，歩行が始まってしまえば比較的うまく歩行できる．これに対し，特発性正常圧水頭症の場合は，歩行中にも一貫して異常を示す．また歩行失行では号令や目印となる線などの外的なきっかけで歩行が改善するが（kinésie paradoxale），特発性正常圧水頭症の場合はそれほど顕著ではない．特発性正常圧水頭症では，開脚歩行や平衡障害も顕著である．この点が失調性といわれる理由である．立ち上がるときに不安定性を示すが，立位を保持することには強い障害はない（体幹失調は軽い）．姿勢反射は強く侵害されている。純粋な歩行失行では平衡障害はなく，開脚でもなく，姿勢反射も保たれている．特発性正常圧水頭症の上肢には変換運動障害はしばしばみられるが，測定障害やdecompositionはない．このような運動失調様の症候は前頭葉性失調あるいはBruns' ataxiaと呼ばれることがあるが，それに関する詳細な症候学的記載や考察はなされていないので，症候学的に妥当かどうか判断できない．前頭葉性失調は歩行失行とほぼ同義と考えられ，したがって失行性－失調性歩行というのは重複的表現ではあるが，あえて失調性を加えて強調し，純粋な歩行失行と区別することには意味がある．

歩行のほかにも，特発性正常圧水頭症には前頭葉障害を示す徴候や軽度の錐体路障害を疑わせる徴候がしばしば認められる[1]．Gegenhalten（paratonia），病的把握（把握反射，本能性把握反応）は高頻度にみられ，足にも把握反射がみられることがある．また眉間反射，snout反射，palmomental反射も認められる．

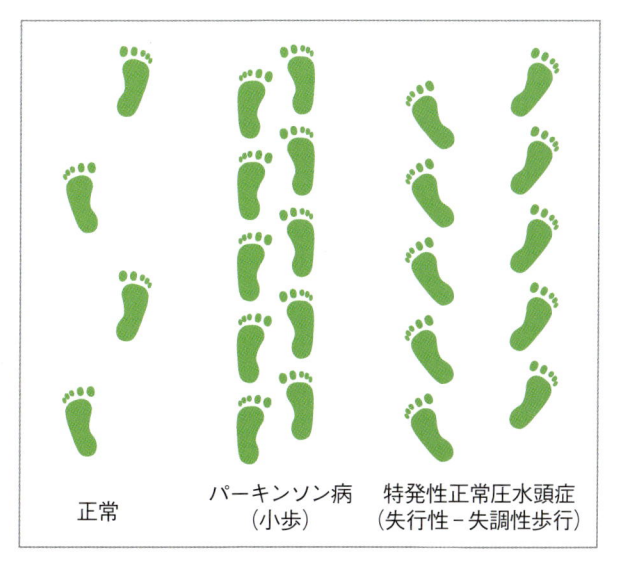

図1　特発性正常圧水頭症の歩行の足跡

3 歩行障害の鑑別

　表1に歩行障害の鑑別の要点をまとめる．歩行障害はParkinson病のそれに似ているが，失調性の要素があることがParkinson病の歩行障害との鑑別の要点になる（表1）．両者とも小歩で突進を示すが，Parkinson病では足は内旋し，歩隔は正常かやや狭くなっている．一方，特発性正常圧水頭症では足は外旋し，歩隔は拡大している．Parkinson病では腕の振りは小さくなっているが，特発性正常圧水頭症では変化していない．また両者とも姿勢反射は著しく障害されている．しかし，特発性正常圧水頭症では中腰で手を伸ばして，尻を後ろにつき出し上体は伸展した姿勢（いわゆる及び腰）を示すことが多く，後方への転倒傾向（retropulsion）が強いが，Parkinson病では前屈み姿勢で，前方への突進（anteropulsion）が強い．特発性正常圧水頭症は重症になると腰が引けて起立できなくなり，水頭症性起立不能症（hydrocephalic astasia）と呼ばれる．外的キューによる歩行の改善は，Parkinson病のほうが顕著である．特発性正常圧水頭症でも筋緊張は亢進していることが多いが，Parkinson病のような筋強剛ではなく，やはり前頭葉障害時にみられるGegenhaltenを示す．特発性正常圧水頭症では仮面様顔貌や静止時振戦はない．

　進行性核上性麻痺との鑑別はさらに困難かもしれない．進行性核上性麻痺では後方への転倒傾向が強く，歩行障害の質が類似し，歩行失行と考えられる歩行障害もみられる．四肢の筋強剛を欠き，安静時振戦がなく，前頭葉徴候がみられる点も特発性正常圧水頭症と類似している．核上性眼球運動障害やジストニアなどの神経徴候の存在が進行性核上性麻痺の診断を支持し，特発性正常圧水頭症との鑑別点である．一方，特発性正常圧水頭症では，失調性歩行は不安定で歩隔の拡大が特徴的であるが，小歩ではないし，足のあがりが不規則ではあっても小さいことはない．

表1　主な歩行障害との鑑別のまとめ（文献1より）

	特発性正常圧水頭症	Parkinson	進行性核上性麻痺	小脳性運動失調
体幹の姿勢	直立（伸展）	前屈（体幹屈曲）	直立（伸展）	直立，時に前屈
歩隔	広基性	狭い	やや広基性	広基性
歩行開始	すくみ	すくみ	すくみ	正常
姿勢反射	消失	保存（早期），消失（晩期）	早期から消失	保存
歩み	小歩，摺足	小歩，摺足	小歩，摺足	不規則，不安定
歩幅	短い	短い	短い	不規則
速度	遅い	特に遅い	特に遅い	不規則/遅い
腕の振り	亢進	減弱-消失	正常/減弱	正常/亢進
ターン	すくみ-摺足	すくみ-摺足	すくみ-摺足	目標を逸れる
視覚キューの効果（kinésie paradoxale）	ほぼなし	あり	あり	なし
転倒	多い	晩期までない（前方突進して前方に転倒）	多い（後方に多い）	少ない
つぎ足歩行	しばしば困難	正常	正常/困難	困難
膝踵試験	正常	正常	正常	異常
筋緊張	パラトニア	筋強剛	筋強剛（体幹主体）	低下/筋強剛

失調性歩行も鑑別の対象である．脊髄小脳変性症，特に錐体外路系障害を伴う場合の鑑別診断は重要である．失調性歩行は体幹失調でも，下肢の失調でも生ずる．体幹失調では，立位保持で両足を広げ，両腕を外転して平衡を保とうとするが，特発性正常圧水頭症では少なくとも左右方向への不安定性はない．体幹失調では座位でも不安定で，座位では腕組みをさせると保持が困難になる．特発性正常圧水頭症では一般に座位では安定している．特発性正常圧水頭症では四肢の測定障害，運動の分解，共同運動不能などの運動失調はない．

整形外科的疾患に起因する歩行障害との鑑別も重要である．実際，外来を受診する特発性正常圧水頭症の患者のほとんどが，歩行障害のために一度は整形外科を受診している．脊柱，股関節，膝関節の変形，可動域制限，痛みはいずれも歩行障害をもたらす．また転倒に対する恐れのため廃用をきたし，腰肢帯筋の筋力低下が生じればさらに歩行障害が強まる．患者はまるで氷上を歩くかのように恐る恐る歩く．転倒に備えて，足を開いて，腰，股，膝を曲げ，腕を広げ，小さな歩幅で，すぐに家具や手すりに手を伸ばす．速度低下，歩隔拡大，小歩，不安定，易転倒性がみられるという点で特発性正常圧水頭症の歩行特徴と類似していて，必ずしも鑑別は容易ではない．

4 歩行障害の発現機序

特発性正常圧水頭症の歩行障害の機序については，歩行失行，失調，および錐体外路系疾患における歩行障害との共通点からの考察がなされている．歩行失行は，筋力低下，筋緊張異常，運動失調，知覚障害など要素的運動感覚障害によるものではない．歩行開始までに時間がかかること（筋電図放電までの潜時の延長）が特徴であり[13]，運動開始困難に分類される症候で[14]，その本質は歩行開始困難（gait ignition failure）[15]である．足の把握反応のために足が地面から離れにくくなることが関係しているという意見もあるが，足の把握反射を伴っている頻度は必ずしも高くない．歩行失行の責任病巣は，局所性病変による症例の検討から，両側の前頭葉，特に補足運動野だと考えられている．運動前野傍矢状部の関与も指摘されている[16]．前頭葉性失調の責任病巣として Brodmann's area 10 を挙げ，前頭橋小脳路の障害によって運動失調が生じるという仮説も示されている[17]．前述のように，歩行失行と前頭葉性失行の関係に関する議論はあるが，運動失調の要素が大きく加わるためには前頭葉穹窿面の障害が必要なのかもしれない．いずれにせよ特発性正常圧水頭症の歩行障害の責任病巣は前頭葉に求められる．Miyoshi ら[18]は Frontal Assessment Battery，語頭音による語想起，および serial 7's の成績が歩行と相関していることを示し，歩行障害が前頭葉機能障害による可能性を指摘している．Stolze ら[6]は Parkinson 病と特発性正常圧水頭症の歩行障害を比較検討し，それらの差異を記述する一方，両者の類似性から，どちらも前頭葉皮質下回路の異常で運動プランニングの障害が起こっているという共通の機序を想定している．Kanno ら[19]は特発性正常圧水頭症患者で MRI diffusion tensor imaging を撮像し，歩行障害の指標である 3m Timed Up & Go test（TUG）における歩数が左内包前脚および左補足運動野の皮質下白質の fractional anisotorpy の低下と相関することを示し，前頭葉にからむ白質の損傷と歩行障害が関与するとしている．いずれにせよ，特発性正常圧水頭症では，歩行障害，神経徴候，認知障害，さらにおそらくは排尿障害に関しても，前頭葉障害の関与が大きいといえそうである．びまん性に脳

全体，あるいは大脳全体を侵してもいいはずの水頭症認知障害で，前頭葉の機能障害がなぜ前景に立つのか理由は明らかではない．

これに対し，CT あるいは MRI を用いて特発性正常圧水頭症の中脳の前後径あるいは断面積を計測し，特発性正常圧水頭症ではそれらが縮小していて，術後には増大したという所見から，中脳の萎縮が歩行障害と関連しているという仮説が提唱されている[20,21]．しかしそれらの研究では水頭症による中脳の偏位が中脳断面に影響することが考慮されていなかった．その後，Hiraoka ら[22] は，3D MRI を定位的に解析して，特発性正常圧水頭症のシャント術前後で中脳の横断面積が変化しないことを示して，特発性正常圧水頭症では中脳に萎縮は生じていないことから，中脳由来の歩行障害という仮説を支持していない．ヒトの中脳歩行誘発野は中脳の背側，被蓋後方の下丘の腹側に位置し，歩行の開始と調節に関与しているとされているが，この領域の限局損傷例の報告[23] では，歩行開始困難がみられるものの，歩幅の減少，足の挙上低下，歩隔の拡大などの特発性正常圧水頭症にみられる特徴は伴っていなかった．特発性正常圧水頭症の歩行障害の発現機序を中脳歩行誘発野の障害に求める根拠は乏しい．

5 歩行障害の評価法

歩行障害の臨床的評価には2通りの方法がある．1つは歩行障害の重症度分類尺度を用いて2～6段階程度に分類する方法である．これに姿勢維持機能，開脚歩行，歩幅，歩行開始時や方向転換時のすくみ足などの歩行関連障害の細かい特徴についての評価を加える方法もある．もう1つは，一定距離を実際に歩行させて，所要時間や歩数を計測する方法である．日本正常圧水頭症研究会編の特発性正常圧水頭症診療ガイドライン[24] では，idiopathic normal pressure hydrocephalus grading scale（iNPHGS）[25]（表2）と 3 m Timed Up & Go test（TUG）[26]（表3）を推奨している．iNPHGS は三徴の重症度尺度であり，歩行は，非常に軽度の障害（ふらつきや物忘れの自覚はあるものの，他覚的には異常所見を呈さないもの）から重度（歩行不能）までを 0～4 の 5 段階で評価される．一方 TUG は，3 m を往復歩行させて，所要時間と歩数を計測する[26]．特徴は，単純な歩行をさせるのではなく，椅子からの立ち上がり，方向転換，椅子への着席までを評価するところにある．特発性正常圧水頭症では起立・着席動作も困難で，方向転換はさらに困難である．TUG はその部分も評価対象であるので，特発性正常圧水

表2　Idiopathic Normal-Pressure Hydrocephalus Grading Scale（iNPHGS）（文献 24 より）

重症度	歩行障害	認知障害	排尿障害
0	正常	正常	正常
1	ふらつき，歩行障害の自覚のみ	注意・記憶障害の自覚のみ	頻尿，または尿意切迫
2	歩行障害を認めるが，補助器具（杖，手すり，歩行器）なしで自立歩行可能	注意・記憶障害を認めるが，時間・場所の見当識は良好	ときおりの尿失禁（1～3回/週以上）
3	補助器具や介助がなければ歩行不能	時間・場所の見当識障害を認める	頻回の尿失禁（1回/日以上）
4	歩行不能	状況に対する見当識はまったくない，または意味ある会話が成立しない	膀胱機能のコントロールがほとんど，またはまったく不可能

頭症の評価法としては簡単であるわりに妥当性が高いと考えられている．椅子から立ち上がり，3 m を往復して，再び座るまでの時間は，75 歳以上で平均 8.5 秒であり，10 秒以上は異常とされている．タップテストや術後の改善の判定に関しては，所要時間の 10% 以上の短縮を陽性の基準とすることが提唱されているが，その十分な根拠があるわけではない．

特発性正常圧水頭症の欧州多施設研究[27]で用いられた重症度尺度[28]では，歩行機能の範疇と，10 m 歩行テスト（歩数と所要時間）の両方が採用されている．さらにこの尺度では歩行に加え，起立のバランスの評価を加えている．

表3　3m Timed Up & Go テスト（文献 24 より）

検査に必要な物	背もたれと肘掛けの付いた椅子，メジャー，ビニールテープ，ストップウォッチ．
検査前の準備	椅子から 3m 離れた床にビニールテープで印をつける．
検査法	被験者を椅子に座らせるが，背もたれに背中を付け，肘を肘掛けに置いた位置からスタートする．杖や歩行器などの補助器具を通常使用している被験者にはそれらを手で持たせておく．そして，被験者には，「私が『どうぞ』というのをきっかけに，今の姿勢から立ち上がって，ビニールテープの貼ってあるところまで行って，そこで方向転換をして，また椅子に戻ってきて座ってください．私はその間の時間を測りますが，特に急ぐ必要はなく，いつもと同じくらいの，自分として安全だと思うスピードで行ってください．本番の前には 1 回練習しますね」という．そして 1 回練習させる．その後，検査を行う．
評価項目	被験者が「どうぞ」といってから座るまでの時間を検者が計測する．原法では時間のみを指標としているが，歩数も指標として有用な可能性があるため，同時に計測しておく．
注意	日常生活で杖や歩行器などの補助器具を使用している被験者については，これらの補助器具を使用させて評価する．介助が必要な場合にはその旨を記録に残す．
判定	75 歳以上で平均 8.5 秒．10 秒以上は異常．タップテストで 10% 以上の短縮を陽性とする．

【文献】

1) 森悦朗：特発性正常圧水頭症の歩行障害．Brain Nerve 60：219-224, 2008.
2) Mori K: Management of Idiopathic Normal pressure hydrocephalus: A multiinstitutional study conducted in Japan. J Neurosurg 95：970-973, 2001.
3) Krauss JK, Regel JP, Vach W, et al：Vascular risk factors and arteriosclerotic disease in idiopathic normal-pressure hydrocephalus of the elderly. Stroke 27：24-29, 1996.
4) Bech-Azeddine R, Waldemar G, Knudsen GM, et al：Idiopathic normal-pressure hydrocephalus: evaluation and findings in a multidisciplinary memory clinic. Eur J Neurol 8：601-611, 2001.
5) Hashimoto M, Ishikawa M, Mori E, et al：Study of INPH on neurological improvement（SINPHONI）．Diagnosis of idiopathic normal pressure hydrocephalus is supported by MRI-based scheme: a prospective cohort study. Cerebrospinal Fluid Res 7：18, 2010.
6) Stolze H, Kuhtz-Buschbeck JP, Drücke H, et al：Gait analysis in idiopathic normal pressure hydrocephalus--which parameters respond to the CSF tap test? Clin Neurophysiol 111：1678-1686, 2000.
7) Stolze H, Kuhtz-Buschbeck JP, Drücke H, et al：Comparative analysis of the gait disorder of normal pressure hydrocephalus and Parkinson's disease. J Neurol Neurosurg Psychiatry 70：289-297, 2001.
8) Black PM：Idiopathic normal-pressure hydrocephalus. Results of shunting in 62 patients. J Neurosurg 52：371-377, 1980.
9) Kuba H, Inamura T, Ikezaki K, et al：Gait disturbance in patients with low pressure hydrocephalus. J Clin Neurosci 9：33-36, 2002.
10) Mayer JS, Barron DW：Apraxia of gait. Brain 83：261-284, 1960.

11) 水野美邦, 小俣純子：歩行失行. 神経研究の進歩 21：941-956. 1977.
12) 森悦朗, 山鳥重：前頭葉と行為障害. 神経研究の進歩 37：127-138. 1993.
13) Petrovici I : Apraxia of gait and of trunk movement. J Neurol Sci 7：229-243. 1968.
14) 山鳥重：神経心理学入門. 医学書院, 1985.
15) Nadeau SE : Gait apraxia: further clues to localization. Eur Neurol 58：142-145. 2007.
16) Della Sala S, Francescani A, Spinnler H. Gait apraxia after bilateral supplementary motor area lesion. J Neurol Neurosurg Psychiatry 72：77-85. 2002.
17) Terry JB, Rosenberg RN : Frontal lobe ataxia. Surg Neurol 44：583-588. 1995.
18) Miyoshi N, Kazui H, Ogino A, et al : Association between cognitive impairment and gait disturbance in patients with idiopathic normal pressure hydrocephalus. Dement Geriatr Cogn Disord 20：71-76. 2005.
19) Kanno S, Abe N, Saito M, et al：White matter involvement in idiopathic normal pressure hydrocephalus: a voxel-based diffusion tensor imaging study. J Neurol 258：1949-1957. 2011.
20) Lee PH, Yong SW, Ahn YH, et al : Correlation of midbrain diameter and gait disturbance in patients with idiopathic normal pressure hydrocephalus. J Neurol 252：958-963. 2005.
21) Mocco J, Tomey MI, Komotar RJ, et al : 2nd. Ventriculoperitoneal shunting of idiopathic normal pressure hydrocephalus increases midbrain size: a potential mechanism for gait improvement. Neurosurgery 59：847-850. 2006.
22) Hiraoka K, Yamasaki H, Takagi M, et al : Is the midbrain involved in the manifestation of gait disturbance in idiopathic normal-pressure hydrocephalus? J Neurol 258：820-825. 2011.
23) Hathout GM, Bhidayasiri R: Midbrain ataxia: an introduction to the mesencephalic locomotor region and the pedunculopontine nucleus. AJR Am J Roentgenol 184：953-956. 2005.
24) 日本正常圧水頭症学会　特発性正常圧水頭症診療ガイドライン作成委員会（委員長，森悦朗）：特発性正常圧水頭症診療ガイドライン第2版. メディカルレビュー社, 2011.
25) Kubo Y, Kazui H, Yoshida T, et al : Takeda M. Validation of grading scale for evaluating symptoms of idiopathic normal-pressure hydrocephalus. Dement Geriatr Cogn Disord 25：37-45. 2007.
26) Podsiadlo D, Richardson S : The timed "Up & Go"：A test of basic functional mobility for frail elderly persons. J Am Geriatr Soc 39：142-148. 1991.
27) Klinge P, Hellström P, Tans J, et al : European iNPH Multicentre Study Group. One-year outcome in the European multicentre study on iNPH. Acta Neurol Scand 126：145-153. 2012.
28) Hellström P, Klinge P, Tans J, et al : A new scale for assessment of severity and outcome in iNPH. Acta Neurol Scand. 126：229-237. 2012.

2. 歩行評価の実際

　特発性正常圧水頭症（iNPH）の症例は，動作開始時のすくみ足や方向転換時の小刻み歩行などの歩行能力の低下が特徴である．当院における特発性正常圧水頭症の歩行評価には Timed Up and Go test（以下，TUG-t），10 m 直線歩行テストを実施し，iNPHGS の歩行の項目と合わせて評価している．以下に評価方法とその解釈について，臨床の経験から理学療法士の観点として述べる．

1 歩行に関する iNPH Grading Scale（iNPHGS）

　当院では，特発性正常圧水頭症ガイドラインにおいて推奨されている三徴の重症度分類尺度 iNPHGS を採用している（表 1）．評価は医師，理学療法士，言語聴覚士によって行われる．本尺度は信頼性と妥当性が初めて検証された尺度であり，それぞれの症状の悪化度合いに沿った項目設定とし，区別しやすい段階づけとなっている．また広い範囲の重症度患者に適応できるようになっているとされ，各項目とも評価点 1 以上の改善をもって有意な改善とされている[1]．しかし，当院での実際の臨床において，医師と理学療法士間など検者間によって評価が異なることを経験する事例が多く，検者間誤差を生じていると感じる．これは，iNPHGS の評価項目が主観的な内容であり，各評価者によって「自立」や「介助」の言葉の定義が曖昧であることや，歩行試験をする際の環境，認知面による影響などの可能性が考えられる．また，タップテスト前より重症度の高い症例は，筋力低下や関節可動域制限など廃用症候群が影響し，タップテスト後や髄液シャント術後の反応は乏しいことがあるため，留意しておく必要があると考える．

2 TUG-t

A．評価方法

　理学療法士が患者に試験内容を口頭で説明し，患者に見本を示し，場合によっては患者に練習をさせた後で測定する．説明の際，当院ではできるだけ速く歩くよう指示する．理学療法士の開始の合図とともに，患者は椅子座位から起立し 3 m 前方の三角コーンを回って再度椅子に着座する（図 1）．試験は 2 回実施し，最もよい所要時間と方向転換時の歩数を採用する．また，脳脊髄液排除試験前後の TUG-t の結果から改善率を算出する．

　　改善率（％）＝（脳脊髄液排除試験後－脳脊髄液排除試験後）／脳脊髄液排除試験前×100

B．長所と短所ならびに臨床での解釈

　TUG-t の長所として，比較的狭い場所でも計測でき，高価な測定器具を必要とせず，タップテスト前後での比較だけでなく健常高齢者との比較も可能な点であると考えられる．一方，短所としては，当院の症例では改善率の標準偏差が非常に大きい点である．実際 Walchenbach や

Haanらは陰性予測率，正診率が十分でないという報告[2,3]をしている．この要因として，TUG-tは立ち上がり，着座，方向転換，指示に対する認知理解など様々な要因が含まれるため煩雑であることと，時間測定の開始と終了のタイミングが評価者間で若干異なること，脳脊髄液排除試験実施後の経過日数による影響などが考えられる．実際，タップテスト実施後の経過日数によっても同一患者内での改善率は異なる．そのため，TUG-tにて20％以上の改善率を示すような明らかな改善を示す陽性例の判定は容易であるが，改善率10％前後の偽陽性・偽陰性例においては判定が困難となる場合がある．

3 10m直線歩行テスト

A．評価方法

患者は立位姿勢で待機し，開始の合図と同時にスタートし，10mの直線路を歩行する．理学療法士は所要時間と歩数を計測する．TUG-tと同様，タップテスト前後における所要時間と歩数の改善率を算出する．

B．長所と短所ならびに臨床での解釈

10m直線歩行テストの長所としては，簡便なテストであり患者にとって理解しやすいということである．また，TUG-tと比較し起立や方向転換などの要素が含まれておらず，純粋な歩行機能の評価となる点であると考える．短所としては10mの直線路が必要であるため，やや広い場所が必要な点である．TUG-tで問題となる改善率の標準偏差が大きいことは，10m直線歩行

表1 iNPH Grading Scale（iNPHGS）

重症度	歩行障害	認知障害	排尿障害
0	正常	正常	正常
1	ふらつき，歩行障害の自覚のみ	注意・記憶障害の自覚のみ	頻尿または尿意切迫
2	歩行障害を認めるが，補助具なしで自立歩行可能	注意・記憶障害を認めるが，時間・場所の見当識は良好	ときおりの尿失禁（1～3回/週以上）
3	補助具や介助がなければ歩行不能	時間・場所の見当識障害あり	頻回の尿失禁（1回/日以上）
4	歩行不能	状況に対する見当識は全くない，または意味ある会話が成立しない	膀胱機能のコントロールがとんどまたは全く不可

（正常圧水頭症ガイドラインより引用）

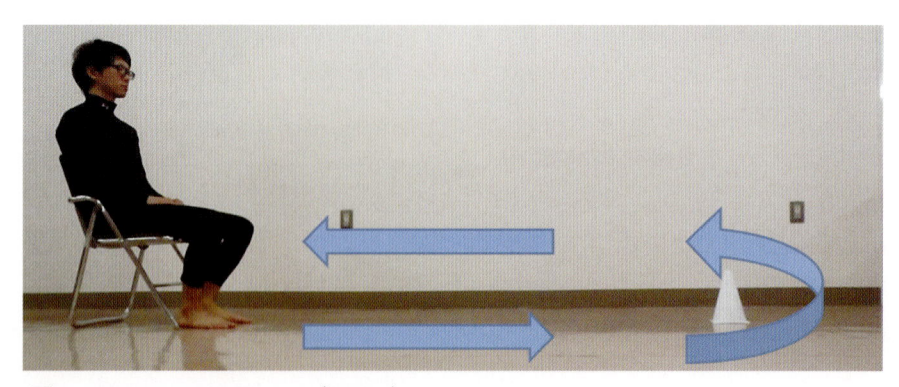

図1　Time Up and Go test（TUG-t）

テストにおける所要時間と歩数ともに共通している問題点である．改善率のカットオフ値に関しては現在検討中である．

4 その他の評価

歩容の変化も評価には有用である．歩容の評価の際には，開脚，小刻み，小歩，すくみ足，すり足，方向転換の円滑性などに着目する．iNPH陽性例ではタップテスト実施後，特に動作開始時のすくみ足と方向転換時の円滑性が改善している例が多い．また，歩容を確認できるように当院ではビデオ撮影も行っており，試験前後で比較している．

おわりに

（i）歩行評価方法について最も妥当性と信頼性の高い評価方法の確立，タップテスト実施後の改善率について基準値を決定していくこと．
（ii）タップテスト後何日目の評価が妥当であるか，髄液シャント術後の長期成績など脳脊髄液排除後の時間経過による症状の変化について調査すること．

【文献】

1) 日本正常圧水頭症研究会　特発性正常圧水頭症診療ガイドライン作成委員会（委員長：石川正恒）：特発性正常圧水頭症診療ガイドライン第2版．メディカルビュー社，2011．
2) Walchenbach R, Geiger E, Thomeer RT, et al：The value of temporary external CSF drainage in predicting the outcome of shunting on normal pressure hydrocephalus. J Neurosurg Psychiatry 72：503-506, 2002.
3) Haan J, Thomeer RT：Predeictive value of temporary external lumbar drainage in normal pressure hydrocephalus. Neurosurgery 22：388-391, 1988.

3. 認知障害

はじめに

　認知障害をきたす認知症の多くは回復しないものが多いが，その中に治療可能な認知症（treatable dementia）がある．特発性正常圧水頭症（idiopathic normal pressure hydrocephalus；iNPH）は，歩行障害，認知障害，排尿障害をきたす疾患であり，この treatable dementia に含まれる．これらの3つの特徴の出現頻度については，横断的もしくは縦断的に検討した大規模なポピュレーションベースの報告がないため，正確な出現頻度は不明である．今までにホスピタルベースで行われた研究では，いずれも多数例の検討ではないため，正確な出現頻度を反映していない可能性もあるが，海外での主な報告をまとめると，歩行障害は，最も病初期から多く認められる症状で94～100％，2番目には認知障害が78～98％，3番目に排尿障害が76～83％に認められ，これらの三徴が揃うのは60％程度であるとされる[1-4]．わが国では，特発性正常圧水頭症の磁気共鳴画像（magnetic resonance imaging；MRI）診断の妥当性を検討した多施設前向きコホート研究である Study of Idiopathic Normal Pressure Hydrocephalus on Neurological Improvement（SINPHONI）の100例において，歩行障害は91％，認知障害は80％，排尿障害は60％に存在し，三徴が揃うのは51％，歩行障害のみは12％，認知障害，排尿障害のみはそれぞれ1％，3％であった[5]．このように，特発性正常圧水頭症において，認知障害はかなりの頻度でみられるうえに，treatable dementia として，他の認知症と鑑別するという面からも，その認知障害の特徴を把握することは重要である．
　本稿では，特発性正常圧水頭症において，どのような認知障害がみられるかを整理し，またその評価方法について解説する．

1 特発性正常圧水頭症の認知障害

　特発性正常圧水頭症の認知障害の特徴としては，思考（情報処理），反応，動作などのスピード（精神運動速度）の低下，注意機能，ワーキングメモリー（情報を一時的に保ちながら処理をする能力），語想起能力といった前頭葉機能の低下が挙げられる．また，記憶障害も初期からみられるが，この症状が主体となる Alzheimer 型認知症（AD）と比べると，症状は軽度であり，再認が保たれやすい．視知覚，視空間認知障害もみられる[6]．病態が進行すると，全般的な認知機能低下が認められる．特発性正常圧水頭症の重症度の評価として，iNPH Grading Scale が発表されており（☞ p.58 表1），認知障害については，注意障害，記憶障害がまずみられ，次に時間，場所の見当識障害が，最終的には意味のある会話がまったく成立しない状態と重症度が進むにしたがい，進行していく．
　認知障害と関連がある可能性のある領域として，脳梁[7]，上前頭回，前部帯状回を含む前頭葉内側部[8]，線条体[9]，海馬[10] が挙げられている．さらに，近年，拡散テンソル画像（diffusion tensor imaging；DTI）により白質の状態を画像化することができるようになり，特発性正常圧水頭症の臨床症状と白質線維の障害との関連が調べられるようになってきた．そして前頭葉およ

び頭頂葉の皮質下白質線維の障害とFrontal Assessment Battery（FAB）の得点との関係が報告されている[11]．

シャント術による変化については，手術による脳室容積の減少と認知機能の改善とが相関していたと報告されている[12]．また，著者らは，特発性正常圧水頭症の頭部の変形を評価するため，MRIを用い，側脳室および第三脳室，Sylvius裂の脳脊髄液容積の合計と高位円蓋部および正中部のくも膜下腔の容積の比率を用い，術前のこの比率の程度が強い（正常から離れる）と，術後の認知機能の改善が悪いことを示した[13]．これらのことより，また変形自体が軽度のうちに手術することが認知障害の改善に重要であることが示唆される．

2 認知障害の評価方法

特発性正常圧水頭症患者の認知障害の評価を行う目的は，認知障害を正しく評価し，診断および対応に反映させる点と，髄液排除後の一時的な変化やシャント術後の効果を評価する点である．ここでは，後者の目的に適した検査を評価方法とともに解説した後，前者の目的として，著者らが行った，特発性正常圧水頭症とADの認知障害の比較研究を紹介する．

A. Mini-Mental State Examination（MMSE）

認知機能全般を簡便に評価するためにMini-Mental State Examination（MMSE）が用いられる．MMSEは，見当識，記銘，注意と計算，再生，言語の下位項目からなり，30点満点で表され，施行時間は約10分である．MMSEは1975年にFolsteinらによって，短時間で施行可能な，精神疾患における認知機能を評価することを目的に作られた検査で，妥当性と信頼性が検証され，その点数は，知能を測定する一般的な検査であるWechsler Adult Intelligence Scale（WAIS）の言語性IQおよび動作性IQとの有意な相関が確認されている[14]．MMSEの日本語版は，森らによって，その有用性が検討された．この日本語版においても，妥当性と信頼性，およびWAISの言語性IQ，動作性IQおよび総IQとの有意な相関が確認され，23/24点をcut-off値とすることで，かなり高く認知障害が検出されることが確認されている[15]．なおJapanese Alzheimer's Disease Neuroimaging Initiative（J-ADNI）という多施設共同観察研究の開始に合わせて，杉下らがMMSEを再度，原版に忠実に翻訳し，かつ施行法を規定したMMSE-Japanese（MMSE-J）精神状態短時間検査を作成し出版されている[16]．

特発性正常圧水頭症ガイドラインに掲載されているMMSEは図1の通りであるが[17]，一般的に普及しているMMSE検査用紙とは若干異なった点がある．その特徴は次の通りである．

特徴
① 3単語の記銘課題と遅延課題との間に約5分間の十分な遅延時間をおくために，下位検査の施行順序を変更している．
② タップテストなどの際に，MMSE検査を短期間に複数回繰り返すことがあるので，3単語の記銘・遅延再生課題に4つの単語セットを用意している．

特発性正常圧水頭症ガイドラインでは，シャント術やタップテストにてMMSEが3点以上を意味ある改善としている[18]．

MMSE

氏名＿＿＿＿＿＿＿＿＿＿　＿＿＿歳　検査日：　　年　　月　　日　曜日

検査者：＿＿＿＿＿＿＿

内　容	教　示	回　答	得点
見当識（時間） (先ず時計を隠す)	今年は何年ですか． （平成、西暦など言わない）	年	/1
	今の季節は何ですか．		/1
	（腕時計を見ないでお願いします）今，何時くらいですか． （±1時間までを正答） （「くらい」、「すぎ」は15分までを正答とする。）		/1
	今日は何月何日ですか． （±1日までを正答）	月 日	/1 /1
見当識（場所）	ここは都道府県でいうと、どこですか．		/1
	ここは何市ですか．　　　　　（茨木、吹田、箕面は正答）		/1
	ここは何病院ですか．		/1
	ここは何階ですか．		/1
	ここは何地方ですか．例えば東北地方．（関西、近畿、北摂は正答		/1
3単語記銘	今から、いくつかの単語を言いますので覚えておいてください． （短期間に2回行う場合は、他の組合せから） 検査者は1秒に1語ずつ． 被験者に繰り返させ、3語全て言うまで繰り返し、要した回数を記録．　　回 後でまた聞くので覚えておいて下さい．（強調） （①〜④のどの系列を行なったかを○で囲んで明記する事）	①（　）②（　）③（　）④（　） 桜　梅　テレビ　山 猫　犬　うどん　テニス 電車 自動車 太陽 新聞	/3	記銘課題を行なった時刻 ：
Serial 7	100から7ずつ引き算をして下さい．被験者の理解が悪い場合は再度「100から7ずつ引き算をして下さい」と、伝える．途中で7を引くことを忘れても、教えてはいけない．そのときは再度上記指示を繰り返す．最初の回答から連続的に正答した部分までに得点を与える．	93 86 79 72 65	/5
復唱	今から読む文章を語尾まで正確に繰り返して下さい． 「みんなで、力を合わせて綱を引きます．」		/1
3段階命令	大小の紙2枚を検査の前に置く． 今から説明しますので、私が言い終わりましたらその通りに行ってください． ①　小さい方の紙を取って　②　それを半分に折って ③　大きい方の紙の下に入れてください． （①②③続けて読む．）		/3
図形模写	次の図形を書いてください．（ダブルペンタゴンのみで採点） 交点が正しく、2つの五角形の交わりで四角形ができていれば正解とする．		/1
	立方体も同様に模写してもらうが、MMSEの採点には含まない．	立方体模写	（可／不可）
書字作文	何か文章を書いてください． 不可ならば、「何々が何々した、というような主語、述語がある文章を書いてください」と教示．		/1
読字理解	これを読んでこの通りにしてください． →「眼を閉じなさい」（裏面） 「これを読んでこの通りにしてください」と指示し読むだけで何もしない場合は、再度「この通りにしてください」と指示する．これで正答すれば1点、この指示でも目を閉じない場合は0点とする．		/1
遅延再生	（即時再生から5分後に行う．） 先程幾つかの単語を覚えて頂いたのですがそれは何でしたか．		/3	再生課題を行なう時刻 ：
（再認）	再生できなかった単語に対して、「○○はありましたか？」と問い、何単語中、何単語正しく再認できたかを記載する． （但しMMSEの採点には含まない．）	再認正答数　　（　／　）
（虚再認）	虚再認の有無を確認．「○○はありましたか？」 （3単語記銘で選択したのと同じ系列番号のものから）	①　②　③　④ 電話 ぶた そば 雑誌 りんご 松 月 サッカー サル 自転車 ラジオ 海	虚再認 （有／無）
物品呼称	（時計を見せながら）これは何ですか． （鉛筆を見せながら）これは何ですか．		/2
		合計	/30

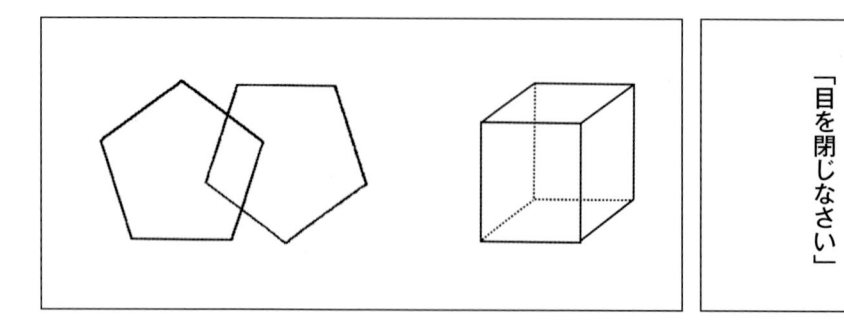

図1　著者らが使用しているMMSE

表1　各疾患におけるMMSEとFABの成績の比較

	n	年齢	MMSE	FAB
コントロール	42	58.0 ± 14.4a	28.9 ± 0.8a	17.3 ± 0.8a
患　者	121	64.4 ± 9.3a	25.5 ± 4.8a	10.3 ± 4.7a
Parkinson病	24	59.4 ± 12.9c,g	28.0 ± 1.9i,j	15.9 ± 3.8c,g,i
多系統萎縮症	6	65.0 ± 10.5	25.7 ± 3.9j	13.5 ± 4.0e,f
皮質基底核変性症	21	67.4 ± 8.1b,c	26.4 ± 3.8b	11.0 ± 3.7b,c,d
進行性核上性麻痺	47	66.9 ± 7.0g,h	26.2 ± 3.7h	8.5 ± 2.4d,f,g
前頭側頭型認知症	23	60.3 ± 8.5b,h	20.7 ± 6.3b,h,i	7.7 ± 4.2b,e,i

数値は平均値±標準偏差.
有意な差（p < 0.05）がみられたのはa. コントロールと患者, b. 前頭側頭型認知症と皮質基底核変性症, c. Parkinson病と皮質基底核変性症, d. 進行性核上性麻痺と皮質基底核変性症, e. 前頭側頭型認知症と多系統萎縮症, f. 進行性核上性麻痺と多系統萎縮症, g. Parkinson病と進行性核上性麻痺, h. 前頭側頭型認知症と進行性核上性麻痺, i. Parkinson病と前頭側頭型認知症, j. Parkinson病と多系統萎縮症.

B. Frontal Assessment Battery（FAB）

　前頭葉機能を総合的に評価する簡便な検査として，FABが挙げられる．概念化課題，知的柔軟性課題，行動プログラム（運動系列）課題，干渉指示課題，Go/No-Go課題（抑制性コントロール課題），把握行動（環境誘因からの自律性課題）の6つの下位項目からなり，18点満点の得点で表され，施行時間は約10分である[18]．

　Duboisらの研究では，表1に示すように，健常コントロール群と認知症群で差がみられ，またMMSEの点数との有意な相関はみられなかった．また，日本語版（図2）を用いて，AD，血管性認知症，前頭側頭型認知症，健常コントロールを比較した報告もある[19]．

C. Trail Making Test（TMT）

　TMTは，1944年にアメリカ軍の心理学者によって神経性神学的検査として開発され，高次の注意機能を反映する検査として長い歴史をもち，複雑な注意機能，作動性記憶，実行機能，精神運動速度を評価する検査として用いられている[20, 21]．TMTには，Part AとPart Bの2種類がある．Part A（以下，TMT-A）は紙面にランダムに配置された1から25までの数字を順に結んでいき，Part Bは1から13までの数字と，"あ"から"し"までの平仮名をランダムに配して，交互に数字順，あいうえお順に，1-あ-2-い-3-う-4-…というように線で結んでいくものであり，検査にかかった時間で評価する．各年齢によって，表2に示すようにパーセンタイルで評価することができる[22]．

表2　TMTの各年齢層における成績（文献23より）

年齢	20 - 39		40 - 49		50 - 59		60 - 69		70 - 79	
Part	A	B	A	B	A	B	A	B	A	B
(%)										
90	21	45	22	49	25	55	29	64	38	79
75	26	55	28	57	29	75	35	89	54	132
50	32	69	34	78	38	98	48	119	80	196
25	42	94	45	100	49	135	67	172	105	292
10	50	129	59	151	67	177	104	282	168	450

Frontal Assessment Battery (FAB)				
①	**類似性（概念化）** 「どこが似ていますか？」 a. バナナとミカン b. テーブルと椅子 c. チューリップとバラとヒマワリ 果物，家具，花などカテゴリー回答のみ正解．"両方とも黄色い"とか，"1つはまるくてもう1つは長い"などと答えた場合は0点とする．	3つとも正解	3	
		2つ正解	2	
		1つ正解	1	
		正解なし	0	/3
②	**語の流暢性（心の柔軟性）** 「"あ"で始まる言葉をできるだけ沢山言って下さい．固有名詞はだめです．」 最初の5秒間に回答がない場合，「たとえば，朝」と言う．患者が10秒間黙っていたら，「"あ"で始まる単語なら何でもいいです．」と言って刺激する．朝，朝ごはんなどは1つとして数える．60秒間で終了する．	10以上		3
		6～9	2	
		3～5	1	
		3未満	0	/3
③	**運動系列（運動プログラミング）** 「私がやることをよく見てください．」検者は左手でLuriaの系列=グー，手刀，手のひらを3回繰り返す． 「今度は一緒にやってみましょう．右手でどうぞ．」 「最初はごいっしょに．あとからお1人で．」 検者はいっしょに3回繰り返す． 「では1人でやってみてください．」	6回単独でできれば	3	
		3回単独でできれば	2	
		検者とともに3回以上	1	
		検者とともに3回未満	0	/3
④	**葛藤指示（干渉刺激に対する敏感さ）** 「私が1回拍手したら2回拍手してください．」患者が理解するまで3回1-1-1を反復する． 「私が2回拍手したら1回拍手してください．」患者が理解するまで3回2-2-2を反復する． 検者は最後に 1-1-2-1-2-2-2-1-1-2 を行う．	失敗なし	3	
		1～2回失敗	2	
		3回以上失敗	1	
		被検者が4回以上連続して検者と同じように拍手する	0	/3
⑤	**GO-NO-GO課題（抑制コントロール）** 「私が1回拍手したら2回拍手してください．」患者が理解するまで3回1-1-1を反復する． 「私が2回拍手したら，拍手しないでください．」患者が理解するまで3回2-2-2を反復する． 検者は最後に 1-1-2-1-2-2-2-1-1-2 を行う．	失敗なし	3	
		1～2回までの間違い	2	
		3回以上失敗	1	
		被検者が4回以上連続して検者と同じように拍手する	0	/3
⑥	**把握行動（環境に対する非影響性）** 「私の手をとらないでください．」 検者は患者の前に座り，患者の手を手のひらを上に向けて膝の上に置かせる． 検者は何も言わず患者の方を見ないで，検者は自分の手を患者の手に近づけて患者の両方の手のひらに触れる． もし患者が手をとろうとすれば，「手をとらないでください．」と伝える．	検者の手をとらない場合	3	
		患者がためらったり，どうすればいいかを聞く	2	
		ためらいなく手をとる	1	
		忠告しても手をとる	0	/3
				/18

図2 著者らが用いているFAB

参考文献：Dubois B, et al : The FAB: A frontal assessment battery at bedside. Neurology 55: 1621-1626, 2000. 高木理恵子，他：前頭葉簡易機能検査（FAB）－パーキンソン病患者における検討－．脳と神経 54：897-902, 2002 Nakaaki. S, et al : Reliability and validity of the Japanese version of the FAB in patients with the frontal variant of FTD. Psychiatry Clin Neurosci : 78-83. 2007.

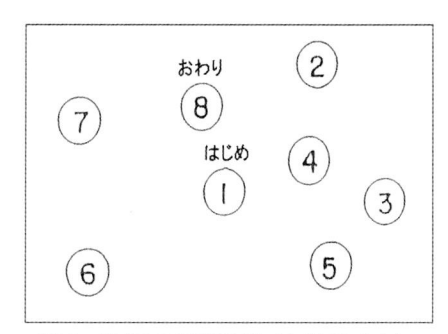

図3a　TMTの練習用紙（文献23より）

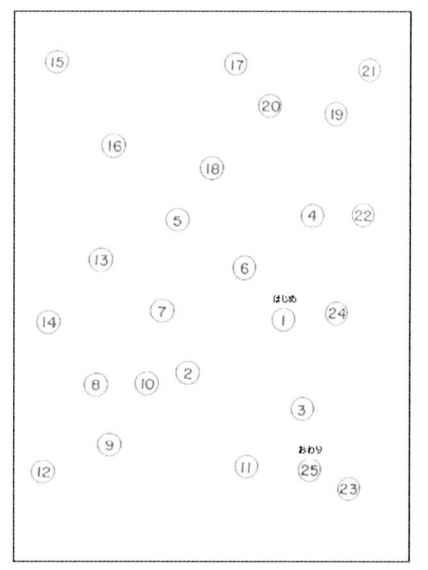

図3b　TMTの本番用紙（文献23より）

　これまでの研究から特にTMT-Aの有用性が報告されており推奨される．検査用紙を図3に示す．まず練習として図3aの用紙を被験者にみせながら，できるだけ早く数字を順番に，鉛筆を紙から浮かさないように用いて，線で結ぶように教示する．これができなければ中止とし，これができれば，図3bをみせ，本番といって，同じように線で結ぶように教示し，時間を測定する．なお，結ぶ順番を間違ったときには，間違いを速やかに指摘し，すぐに訂正してもらい，また，鉛筆が浮いてしまったときにもそれを指摘し，すぐに鉛筆を紙に付けてもらうようにする．そして，完成までの時間を測定し，その時間を得点として評価し，また，表2を用いて，パーセンタイルを評価する．

D. Wechsler Adult Intelligence Scale-Ⅲ（WAIS-Ⅲ）

　WAIS-Ⅲは標準化されており，データが公表されている検査で，言語性検査と動作性検査の各7，合計14の下位項目からなる[23]．その下位検査である，符号課題，記号探し課題は精神運動速度の検査として過去の研究でしばしば用いられている．

E. 日本版リバーミード行動記憶検査（日本版RBMT）

　RBMTは健忘による日常生活上の障害を鋭敏に捉えることができる日常記憶の検査であり，難易度の同等性が確認されている並行バッテリーが4つ用意されているので，練習効果を排除でき，短期間に繰り返して記憶障害の変化を評価することが可能である[24-26]．そのため，特発性正常圧水頭症において，脳脊髄液排除の前後やシャント術前後の記憶障害の評価に用いることができる．また，検査時間の短縮のため，物語再生，絵カードの再認などRBMTの一部の下位検査を使用する方法もあり得る．

F. Wechsler Memory Scale-Revised（WMS-R）

　記憶機能の総合的な検査であり，記憶機能を詳細に評価するために，WMS（Wechsler Memory Scale）を改訂したものである[27]．日本版WMS-Rは，英語版を忠実に翻訳されたものであり[28]　国際的な比較が可能である．16歳から74歳までの年齢範囲で標準化がなされている．12の検査項目からなり，言語性記憶指数，視覚性記憶指数，全般性記憶指数，注意／

集中力指数，遅延再生指数が年齢群ごとに算出される．検査をすべて終えるのには1時間から1時間半ぐらいかかる，負担の大きな検査である．そのうち，

a. 精神統制：（できるだけ早く間違えないように）20から逆に数える，1に3を順に加えていく計算，など．
b. 数唱：数字の順唱と逆唱．
c. 視覚性記憶範囲：1枚の紙に書かれた8個の四角形を順に検者が指してゆき，被検者が同順および逆順に四角形を指す．

の3つの項目から，注意/集中力指数を算出することができ，著者らは，特発性正常圧水頭症の認知障害の特徴を効率よく評価できると考え，評価に用いている．また，これらの項目のうち，数唱が注意とワーキングメモリーの評価として用いられることもある[29]．

G. シャント術やタップテストの効果判定について

MMSEについては，上に述べたが，そのほかの検査については，健常者データの1標準偏差以上を改善とすると，FABでは2点以上[30]，TMT-Aで30%以上[31]，WAIS-Ⅲの下位検査では評価点が3以上[24]，RBMTの絵の再認正答数1点以上，RBMTの物語の直後再生数4点以上[26]となる．

H. 特発性正常圧水頭症とADとの認知障害の比較

ADの認知機能障害と比較することによって特発性正常圧水頭症の認知機能障害を明らかにした，著者らの研究[32]を紹介する．なお，本研究において上記に紹介していないAlzheimer's Disease Assessment Scale（ADAS）というADの経年変化や治療効果を評価することを目的に作られた国際的評価尺度の日本語版[33]およびWAIS-Ⅲの前の版であるWAIS-Rが用いられている．対象は特発性正常圧水頭症患者21例と，年齢，性別，MMSEの得点で特発性正常圧水頭症1例につき2例ずつマッチさせたAD42例であった．特発性正常圧水頭症例は髄液排除試験で症状の改善を確認した症例に限定している．全症例に対してADAS，WMS-R，WAIS-Rを行った．両群の成績を比較したところ，特発性正常圧水頭症ではADよりもADASの見当識，WMS-Rの一般性記憶と遅延再生の成績がよかった．逆に特発性正常圧水頭症はADよりもWMS-Rの注意集中，WAIS-Rの数唱，算数，積木模様，符号の得点が低かった．WMS-Rの注意集中およびWAIS-Rの数唱は注意機能や作動記憶が必要な課題である．算数課題は文章題なので計算能力に加えて，問題解決能力，遂行機能などの前頭葉機能が必要である．符号課題では，精神運動速度，注意機能，作動記憶，思考の柔軟性などが必要とされる．WAIS-Rの積木模様課題とADASの構成課題はともに構成能力を必要とする検査である．しかし本研究ではWAIS-Rの積木模様では両群間に有意差を認めたが，ADASの構成では有意差を認めなかった．WAIS-Rの積木模様はADASの構成課題と比較すると難易度が高く，この課題を解くには構成能力に加えて，遂行機能，方略形成といった前頭葉機能が必要である[34]．この前頭葉機能の必要性の多寡の差が，両課題の結果の差となってあらわれたと考えられた．以上より特発性正常圧水頭症ではADよりも記憶，見当識はよいが，注意機能，作動記憶，精神運動速度，遂行機能，思考の柔軟性などの前頭葉機能の障害は強いと考えられた．

さらにこの研究では，認知機能検査が特発性正常圧水頭症とADの鑑別診断に役立つか否かを判別分析で検討した．その結果，WMS-Rの一般性記憶とWAIS-Rの数唱，符号，類似が有意な因子として抽出され，これら4つの検査の成績で，特発性正常圧水頭症とADをとも

に85.7％の確率で診断できるという結果が得られた．WAIS-Rの類似課題は意味記憶の課題とも考えられ，有意差は認められなかったが，ADのほうが，特発性正常圧水頭症よりも悪かった．したがって精神運動速度と注意機能の障害は強いがエピソード記憶と意味記憶の障害が軽度であれば特発性正常圧水頭症，逆であればADである確率が高いと考えられた．

おわりに

　介護負担を軽減させることは，認知症診療において大きな課題である．特発性正常圧水頭症においては，三徴いずれかの改善が介護負担を軽減させるが，特に認知障害の改善の寄与が大きいことが明らかになっている[35]．しかしシャント術による認知障害の改善率は，歩行障害と比べると，低い傾向にある．また特発性正常圧水頭症の認知障害をシャント術で他覚症状がなくなる段階まで改善させるためには，術前の認知障害が軽度であるほうがよい[36]．これらのことから，特発性正常圧水頭症を可能な限り早期に診断し，認知障害が比較的軽度の段階でシャント術を行うことが重要と考えられる．特発性正常圧水頭症をより早期に診断できる方法の確立が今後の課題である．

【文献】

1) Mori K: Management of idiopathic normal-pressure hydrocephalus: multiinstitutional study conducted in Japan. J Neurosurg 95 : 970-973. 2001.
2) Krauss JK, Regel JP, Vach W, et al : Vascular risk factors and arteriosclerotic disease in idiopathic normal-pressure hydrocephalus of the elderly. Stroke. Jan 27（1）: 24-29. 1996.
3) McGirt MJ, Woodworth G, Coon AL, et al : Diagnosis, treatment and analysis of long-term outcomes in idiopathic normal-pressure hydrocephalus（Reprinted from Neurosurgery, vol 57, pg 699 - 705, 2005）. Neurosurgery 62 : 670-676. 2008.
4) Factora R, Luciano M: Normal pressure hydrocephalus: Diagnosis and new approaches to treatment. Clin Geriatr Med 22 : 645-657. 2006.
5) Hashimoto M, Ishikawa M, Mori E, et al: Diagnosis of idiopathic normal pressure hydrocephalus is supported by MRI-based scheme: a prospective cohort study. Cerebrospinal Fluid Res 7 : 18. 2010.
6) Saito M, Nishio Y, Kannno S, et al: Cognitive profile of idiopashic normal pressure hydrocephalus. Dement Geriatr Cogn Dis Extra 1 : 202-211. 2011.
7) Mataro M, Matarin M, Poca MA, et al: Functional and magnetic resonance imaging correlates of corpus callosum in normal pressure hydrocephalus before and after shunting. J Neurol Neurosurg Psychiatry 78 : 395-398. 2007.
8) Matarin MD, Pueyo R, Poca MA, et al: Post-surgical changes in brain metabolism detected by magnetic resonance spectroscopy in normal pressure hydrocephalus: results of a pilot study. J Neurol Neurosurg Psychiatry78 : 760-763. 2007.
9) Nakayama T, Ouchi Y, Yoshikawa E, et al: Striatal D-2 receptor availability after shunting in idiopathic normal pressure hydrocephalus. J Nucl Med 48 : 1981-1986. 2007.
10) Savolainen S, Laakso MP, Paljärvi L, et al: MR imaging of the hippocampus in normal pressure hydrocephalus: correlations with cortical Alzheimer's disease confirmed by pathologic analysis. AJNR Am J Neuroradiol. 21 : 409-414. 2000.
11) Kanno S, Nobuhito A, Saito M, et al : White matter involvement in idiopathic normal pressure hydrocephalus: a voxel-based diffusion tensor imaging study. J Neurol 258 : 1949-1957. 2011.
12) Hiraoka K, Yamasaki H, Takagi M, et al: Changes in the volumes of the brain and cerebrospinal fluid spaces after shunt surgery in idiopathic normal-pressure hydrocephalus. J Neurol Sci 296 : 7-10. 2010.
13) Yamamoto D, Kazui H, Wada T, et al: Association between Milder Brain Deformation before a Shunt Operation and Improvement in Cognition and Gait in Idiopathic Normal Pressure Hydrocephalus. Dement Geriatr Cogn Disord 35 : 197-207. 2013

14) Folstein MF, Folstein SE, McHugh PR: 'Mini-Mental State'. A practical method for grading the cognitive state of patients for the clinician. J Psychiatr Res 12 : 189-198. 1975.
15) 森悦朗, 三谷洋子, 山鳥重：神経疾患患者における日本語版 Mini-Mental State テストの有用性. 神経心理学 1：82-90. 1985.
16) Folstein. MF, Folstein SE, McHugh PR, et al（杉下守弘日本語訳）：精神状態短時間検査—日本版. 日本文化科学社；2012.
17) 日本正常圧水頭症学会　特発性正常圧水頭症診療ガイドライン作成委員会：特発性正常圧水頭症診療ガイドライン. 第2版. 大阪：メディカルレビュー社. 2011.
18) Dubois B, Slachevsky A, Litvan I, et al: The FAB: a Frontal Assessment Battery at bedside. Neurology 55 : 1621-1626. 2000.
19) Kugo A, Terada S, Ata T, et al: Japanese version of the Frontal Assessment Battery for dementia. Psychiatry Res. 153 : 69-75. 2007.
20) Lezak MD: Neuropsychological Assessment, Third ed, Oxford university press, New York : 381-384. 1995.
21) Mitrushina M: Handbook of normative data for neuropsychological assessment, 2 nd ed, Oxford University Press, New York, 59-98. 2005.
22) Davies AD: The influence of age on Trail Making Test performance. J Clin Psychol 24 : 96-98. 1968.
23) 日本版 WAIS-Ⅲ刊行委員会：日本版 WAIS-Ⅲ成人知能検査法実施・採点マニュアル. 日本文化科学社. 2006.
24) Wilson B, Cockburn J, Baddeley A, et al: The development and validation of a test battery for detecting and monitoring everyday memory problems. J Clin Exp Neuropsychol 11 : 855-870. 1989.
25) 數井裕光, 綿森淑子, 本多留実, 他：日本版リバーミード行動記憶検査（RBMT）の有用性の検討. 神経進歩 46：307-318. 2002.
26) 綿森淑子, 原寛美, 宮森孝史, 他：日本版リバーミード行動記憶検査. 千葉テストセンター, 5-25. 2002.
27) Wechsler D: A standardized memory scale for clinical use. L Psychol 12: 87-95, 1945.
28) Wechsler D（著）, 杉下守弘（訳著）：日本版ウェクスラー記憶検査法（WMS-R）. 日本文化社. 2001.
29) Kanno S, Saito M, Hayashi A, et al: Counting-backward test for executive function in idiopathic normal pressure hydrocephalus. Acta Neurol Scand 126 : 279-286. 2012.
30) 高木理恵子, 梶本賀義, 神吉しづか, 他：前頭葉簡易機能検査（FAB）- パーキンソン病患者における検討-. 脳神経　54：897-902. 2002.
31) 安部光代, 鈴木匡子, 岡田和枝, 他：前頭葉機能検査における中高年健常日本人データの検討. -Trail　Making Test, 語列挙, ウィスコンシンカード分類検査（慶応版）-. 脳神経 56：567-574. 2004.
32) Ogino A, Kazui, et al: Cognitive impairment in patients with idiopathic normal pressure hydrocephalus. Dement Geriatr Cogn Disord 21 : 113-119. 2006.
33) 山下 光, 博野信次, 池尻義隆, 他：Alzheimer's Disease Assessment Scale 日本語版（ADAS-J cog.）の有用性の検討. 老年精神医学雑誌 9：187-194. 1998.
34) Walsh KW: Understanding brain damage. A primer of neuropsychological evaluation, Second edition. Longman Group UK Limited, UK, 1991.（小暮久也監訳, 鈴木匡子訳：脳損傷の理解　神経心理学的アプローチ. メディカル・サイエンス・インターナショナル. 1993.
35) Kazui H, Mori E, Hashimoto M, et al: Effect of Shunt Operation on Idiopathic Normal Pressure Hydrocephalus Patients in Reducing Caregiver Burden: Evidence from SINPHONI 31 : 363-370. 2011.
36) Kazui H, Mori E, Ohkawa S, et al: Predictors of the disappearance of triad symptoms in patients with idiopathic normal pressure hydrocephalus after surgery. J Neurol Sci 328 : 64-69. 2013.

4. 認知機能検査の実際

はじめに

　特発性正常圧水頭症の認知機能で障害されやすいのは，主に前頭葉に関連する機能が多いと言われているが，軽度に認められるものまで含めると，精神運動速度低下，注意障害，ワーキングメモリーの障害，遂行機能障害，語想起障害，見当識障害，記憶障害など多岐にわたる[1]．
　ここでは検査を実施する際の手順や注意点，臨床場面でみられる反応例などについて述べる．また，検査を担当する言語聴覚士の観点から，自験例（髄液シャント術66症例）を参考に今後の課題についても述べていきたい．

1 目　的

　検査目的は大きく2つに分けられ，1つはタップテストや髄液シャント術の効果を判定するためである．もう1つは障害されている機能と保たれている機能およびその程度を明らかにし，鑑別診断や今後の生活での介入方法や援助に役立てることにある．

2 認知機能検査の方法

　当院（洛和会音羽病院）では，これらを評価する検査として，MMSE，FAB，TMT-A，TMT-Bを実施している．
　実施する時期に関して当院では，タップテストについては，タップテスト前実施（前日もしくは数時間前）と実施後24時間以内の評価に加えて，退院前日（実施後，約1週間後）にも検査を実施している．シャント術の場合は，術前（数日前〜数時間前）と術後（約1週間後が多い）に実施している．

3 各認知機能検査について

＜実施にあたっての共通の留意点＞
・質問事項は，検査用紙に記入してある通りに教示する．
　→言葉を変更すると統一がはかれず，信頼性が低下するためである．
・「〜でしたか」や「〜でいいですか」など患者からの質問には「思った通りでいいですよ」とのみ答える．
　→検査者の返答がヒントになってしまうことがあるため，具体的に答えないようにする．
　　ワーキングメモリーの低下，注意力低下の可能性が推測される患者に多くみられる．
・聴覚障害がある際は，質問および指示を紙などに書いて提示する．内容を把握したら即座に伏せる．

Mini Mental State 検査表

　　月　　　日　実施　　　　　　　　　　　　患者名(イニシャル)；＿＿＿＿＿＿＿＿＿＿

	質問内容		チェック欄 誤　正
1	今年は平成何年ですか。 今の季節は何ですか。 今日は何月ですか。 今日は何日ですか。 今日は何曜日ですか。 ここは，何県ですか。 ここは，何市ですか。 ここは，何病院ですか。 ここは，何階ですか。 ここは，何地方ですか。(例：関東地方)	＿＿＿＿年 ＿＿＿＿ ＿＿＿＿月 ＿＿＿＿日 ＿＿＿＿曜日 ＿＿＿＿県 ＿＿＿＿市 ＿＿＿＿病院 ＿＿＿＿階 ＿＿＿＿	0　1 0　1 0　1 0　1 0　1 0　1 0　1 0　1 0　1 0　1
2	記憶のテストをしてもいいですか？とたずねてから「ボール」「旗」「木」とのおのだいたい1秒かけて明瞭にゆっくり言う。その後，被験者にそれを復唱させる。正答1個につき1点を与える。3個全て言うまで繰り返す(6回まで)。何回繰り返したかを記す。	「ボール」 「旗」 「木」 回数：	0　1 0　1 0　1
3	100から7ずつ引くように求める。 5回引き算したらやめる。 正答の合計を得点とする。 もし被験者がこの課題をできなかったり，やろうとしない場合には「こいのぼり」という単語を逆からつづるように求める。 得点は正しい順序の文字の数とする。 「こいのぼり」をいくつ逆からつづれたかを記録する。	93 86 79 りぼのいこ 正しい順序の文字： (最高＝5)	0　1 0　1 0　1 又は 0 1 2 3 4 5
4	再生：さきほど覚えるように言った3つの単語を思い出すように求める。	「ボール」 「旗」 「木」	0　1 0　1 0　1
5	命名：(腕時計をみせながら)これが何かを尋ねる (エンピツ)についても繰り返す。	腕時計 エンピツ	0　1 0　1
6	復唱：「みんなで力を合わせて綱をひきますよ」 3段階の命令：1枚の白紙を渡して 「右手に紙を持ってください」 「それを半分に折りたたんでください」 「机の上に置いてください」と言う。	復唱 紙を右手に持つ。 半分に折る。 机の上に置く。	0　1 0　1 0　1 0　1
7	(次の文章を読んで，その指示に従ってください) 「眼を閉じなさい」 被験者が眼を閉じた場合だけ正解とする。	眼を閉じなさい ＊裏面参照	0　1
8	作文：何か文章を書いてください。 白紙を渡し，ひとつの文章を書かせる。自発的に書かなければならず，主語と動詞が含まれていて意味が通らなければならない。	作文 ＊裏面参照	0　1
9	複写：白紙に1辺が約3cmの交差している5角形を描き被験者にできるだけ正確に模写させる。1点となるためには10の角全部が呈示され，2角が，交差していなければならない。ふるえとか回転は無視される。	描画： ＊裏面参照	0　1
	得点合計		／30

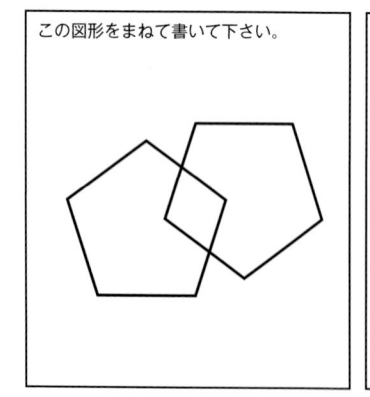

この図形をまねて書いて下さい。

何か文章を書いて下さい。

次の文章を読んで
その指示に従って下さい。

「目を閉じなさい」

図1　当院で使用しているMMSE

→書いたものが患者から見えると，質問を提示し続けることになるため，質問が確認できない状態にする．特にワーキングメモリーの検査において，信頼性を保持するためである．
・言語障害があり書字ができる場合は，書字や五十音表などの文字盤で回答してもらう．

A．Mini-Mental State Examination（MMSE）（図1参照）

　MMSEは，ベッドサイドで実施できる簡便な認知機能のスクリーニング検査であり，短時間で様々な認知機能が検査でき，患者の認知機能を大まかに捉えることができることから，臨床の場では現在，世界的に最も使用頻度の高い認知機能検査である．

＜準備物＞
　・検査用紙，腕時計（呼称用），鉛筆（呼称・筆記両用）

＜各下位検査実施・判定時の留意点＞

①時間の見当識
　・「今年は何年ですか？」の問いは，西暦でも和暦でもどちらも可とする．聞かれた場合は「どちらでも良いですよ」と返答する．
　・日付は，前後1日までの誤差までは正答として扱う．
　・季節の質問では，季節の変わり目においてはどちらでも正答とし，また，「梅雨」なども正答とする．

＊臨床では・・・
　・返答できない，もしくは誤答する場合，「入院しているしわからない」「新聞をみていないからわからない」「日付なんか気にしてない」と話すことが多い．
　・「月」「日」が誤答でも「季節」を間違えることは少ない．「季節」まで間違える場合は，記憶障害だけではなく，状況判断の障害が加わっている可能性が推測される．

②場所の見当識
　・「地方」名については，その地方でよく使われる名称であれば正答とする．

＊臨床では・・・
　県名や市町村名，病院名については，知っていることを前提として採点するが，実際に臨床をしていると，もともと知らない，もしくは1回くらいしか聞いたことがないのではと思われるケースにたびたび遭遇する．特に当院は他県から来院される場合も多いため，地元ではないことから市町村名や病院名について「来たばかりでわかりません」と答えたり，出身地の市町村名や病院名を答えたりすることがある．このような患者では，タップテスト後やシャント術後に正答したとしても，術前術後の比較対象に含んでよいものかと疑問に思うことがある．

③3単語記銘
　・記銘することばを提示するときは1秒に1語のスピードで教示していく．
　・3単語をすべて覚えられるまで繰り返し行うが，採点するのは1回目の回答のみである．

④シリアル7
　・質問の意味が理解できない場合でも，質問の文言を繰り返すのみとし，「100引く7は？」とは言わないようにする．
　・連続して正答したもののみを採点する．

＊臨床では・・・

引く数字を忘れて「7を引くのでしたか？」「いくつ引くのですか？」など，質問をされる場合がある．これはワーキングメモリーの低下，もしくは，教示の際に注意の低下があり，入力できていない可能性が推測される．

⑤文の復唱
・ゆっくりと提示するが，文節ごとに区切らないようにする．

⑥3段階命令
・右片麻痺の場合は，「右手」を「左手」と言い換える．
・命令は最初にまとめて伝え，一連の動作として実施してもらう．1動作ごとの教示はしない．

⑦図形模写
・手の震え等による線のゆがみや形の崩れは評価には含めない．
　角が合計で10個あり，2つの五角形が交叉しているものを正答とする．

⑧書字作文
・意味のある文章であれば正答とし，名詞のみでは誤答とみなす．

1. 類似点（概念化）
「次に挙げるものはどういった点で似ているでしょうか？」
・バナナとミカン （「似ていない」といった完全な誤りあるいは「ともに皮がついている」といった部分的な誤りについては，「バナナとミカンはどちらも・・・」と言って手助けする．しかし，この問題ができなくても，次の2つに関しては手助けしてはいけない．）
・机と椅子
・チューリップとバラと菊

得点（「果物，家具，花」が正しい解答である）
□ 3つ正解：3点
□ 2つ正解：2点
□ 1つ正解：1点
□ 正解なし：0点

2. 語彙の流暢さ（知的柔軟性）
「"し"(*1)で始まる単語をできるだけたくさん言ってください．ただし，人名や固有名詞は除きます．」
最初の5秒間で返答がなければ，「例えば，シマウマ(*2)」と言う．10秒以上間隔があけば，「"し"ではじまる単語は」といって刺激する．許容時間は60秒．
(*1)原著では'S'となっているが，日本語にあわせて"し"に変更した．
(*2)原著では'snake'であった．

得点（同じ単語の繰り返し，語尾変化のみ，人名，固有名詞などは正解に含めない）
□ 10個以上：3点
□ 6〜9個 ：2点
□ 3〜5個 ：1点
□ 2個以下 ：0点

3. 連続運動（訓練）
「私がしている事を注意して見てください．」
検者は患者に向かって座り，Luriaの"fist-edge-palm"試験の一連の動作を左手で検者のみで3回行う．「では，同じ一連の動作を右手で行ってください．最初は私とともに，それから一人で行っていただきます．」検者はこの動作を患者とともに3回行い，「それでは，一人で行ってください」という．

得点
一連の動作を，
□ 6回正しく行えた ：3点
□ 少なくとも3回正しく行えた ：2点
□ 検者と一緒に3回正しく行えた ：1点
□ 一緒でさえ3回正しく行えなかった：0点

4. 相反する命令（干渉に対する反応性）
「私が1回たたいた時は2回たたいて下さい．」
患者がこの命令を理解した事を確かめてから，1-1-1と続けてたたいてみる．「私が2回たたいた時は1回たたいて下さい．」この命令を理解した事を確かめてから，2-2-2と続けてたたいてみる．検者は次のようにたたく．
1-1-2-1-2-2-2-1-1-2

得点
□ 誤りなし ：3点
□ 1回または2回の誤り ：2点
□ 3回以上の誤り ：1点
□ 4連続以上検者と同じようにたたく：0点

5. 動作する—しない（抑制力）
「私が1回たたいた時は1回たたいて下さい．」
患者がこの命令を理解した事を確かめてから，1-1-1と続けてたたいてみる．「私が2回たたいた時はたたかないで下さい．」患者がこの命令を理解した事を確かめてから，2-2-2と続けてたたいてみる．検者は次のようにたたく．
1-1-2-1-2-2-2-1-1-2

得点
□ 誤りなし ：3点
□ 1回または2回の誤り ：2点
□ 3回以上の誤り ：1点
□ 4連続以上検者と同じようにたたく：0点

6. 把握反応（環境的な自律性）
「私の手を握らないで下さい．」
検者は患者に向かい合って座る．患者の手のひらを上にして患者の膝の上に置く．患者を見たり，話し掛けたりしないで，検者は自分の手を患者の手に近づけて患者の手のひらに触れ，自発的に検者の手を握るかどうかを見る．手を握ってきた時は，「今度は私の手を握らないで下さい．」と言った後，再び試してみる．

得点
□ 検者の手を握らなかった ：3点
□ ためらい，どうすべきか尋ねてきた ：2点
□ ためらいなく握ってきた ：1点
□ 握らないように言った後でさえ握ってきた：0点

合計：　／18
患者名：
検査日：　　／　／

図2　当院で使用しているFAB

⑨遅延再生
・正確な比較をするために，各検査時の条件を同じにする．例えばタップテスト前の検査の際に，3分空けて行った場合には，タップ後や退院前の検査でも同様の条件で実施するなどの注意を払う必要がある．

＊当院でのMMSEは・・・

　当院でシャント術を実施した患者において，ガイドラインで提唱されている意味のある変化（MMSEが3点以上の変化）があったのは，退院時66名中21名と全体の31.8％（小数点以下四捨五入）であった．その中の下位検査項目で変化の大きかったものは，見当識，シリアル7，3単語遅延再生であった．これらが関係する主な認知機能は，見当識では注意力と記憶力，判断力，シリアル7では計算力，注意力（ワーキングメモリー含む），3単語遅延再生は記憶力となるのではないかと考える．

・見当識の各項目についてみると，タップ前や術前に「季節」の正答が49/66（74.2％），「月」が48/66（72.7％），「日」が33/66（50.0％）となっており，「日」の誤りが最も多い．術後では「季節」は54/66（81.8％），「月」は50/66（75.8％）と改善傾向にあるのに対し，「日」は28/66（42.4％）と悪化傾向が見られる．これは，入院という非日常の生活で日付を気にしたり確認する手段が少なかったりする状態が長く続くことも一因として考えられる．

B. Frontal Assessment Battery（FAB）

　FAB（図2）は基本的に前頭葉機能と考えられている機能が評価される．実施時間は10分程度と短く，患者への負担も軽いことからガイドラインで推奨されている．

　FABは翻訳の違いにより，複数の版が存在する．内容はほぼ同じだが，「概念化」で使用されている語の違い（「テーブル」or「机」，「ヒマワリ」or「ヒナギク」）や，「知的柔軟性」をみる語想起（音韻による想起）課題では，語頭音を原典の/s/音をもとにした「し」や「さ」としているものの他に，学習療法などで用いられている「か」，iNPHガイドラインに掲載されている「あ」から始まる語を想起するものなど多様である．このように，FABは標準化されていないのが現状であるが，実際に行う際は，手元にあるものや手に入りやすいものを使用すれば良いと考える．

＜準備物＞
・検査用紙，時計またはストップウォッチ，検査者用筆記具

＜各下位検査実施・判定時の留意点＞
①類似
・検査を実施する際に，患者が戸惑うなどして，質問してきた場合も「思った通りで結構ですよ」と回答するか，検査の性質として説明できないことを伝える．
・15秒程度待っても反応がない場合は，「それでは・・・」と言って，次の問題に進む．

②語の流暢性
・許容時間は60秒，最初の5秒間で返答がなければ用紙に記載しているヒントを読む．以後10秒間無言状態となれば用紙に記載している文言を読んで刺激する．

③運動系列
- 患者の利き手を尋ねて，検査者は患者とは反対の手で教示を行う．麻痺がある場合は麻痺のない方の手で行う．
- 動作は，Luria の Three-step test に則り実施する．見本では「fist（グー）」は，手指が回内して手背が見える形で実施する．これは「fist」の誤りとして，手の方向の誤ることがあり，向きを誤って提示すると切り替えの動作の難易度が変化し正しく判定できないためである（図3）．
- 検査者は系列運動の説明を「グー，刀，パー」など口頭で説明しないようにする．
- 実施の際に，途中でやめてしまった場合は「もう少し，続けて下さい」などの表現で系列動作を続けるように促す．

④葛藤指示

⑤ Go/No-Go
- 最初の練習ができなかった場合は，指示理解が困難としてその時点で終了する．

⑥把握行動
- 「私の手を握らないで下さい」と言ったあとは何も言わずに検査者の手を被験者の手に合わせるようにつけて，1,2秒程度じっとできるかを待つ．

*臨床では・・・
- 「類似」では，「机と椅子」で「勉強するもの」「学習道具」などの誤答が多い．
- 「語の流暢性」では，想起がまったくできない状態や，語想起が低下し次の語がなかなか想起できないなどの反応が多い．また，語想起ができる場合でも，柔軟性が低下し同じカテゴリーで想起しようとして，次第に想起できなくなる場合がある．加えて，注意力や言語性記憶が低

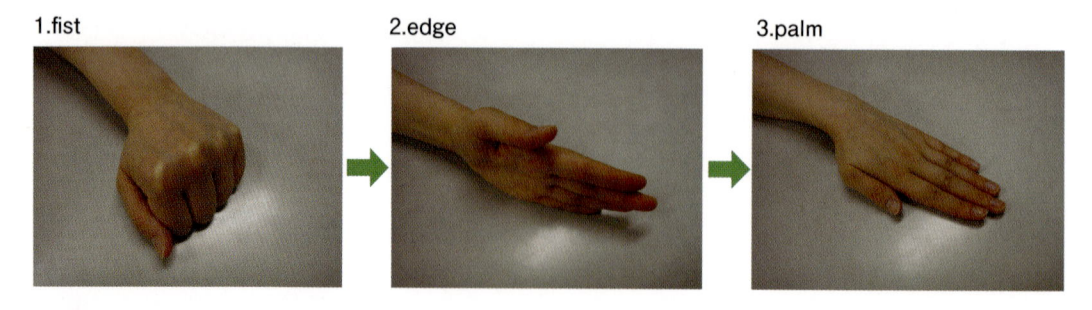

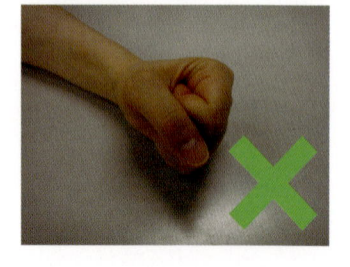

図3　Three-step test

下している場合は，同じ語を何度も想起してしまうケースもある．
・「運動系列」では，[fist-edge-palm] の順が [fist-palm-palm] の順になる誤りなど順番がわからなくなる，動作が拙劣になる，次の動作に切り替えられない，同じ動作をしてしまうなどの誤りが認められる．又，図3のfistの誤り例で示したようなに手首の向きの誤りも多く認められる．
・「葛藤指示」では，検査者と同じ動作をしてしまうなどルールに従うことができない．
・「Go/No-Go」では，「1回叩いたら，2回叩く」など前出の「葛藤指示」の課題のルールが保続となる場合がある．
・「把握行動」では，重度になると把握反応が出現するなどの動作面での障害が認められる．

＊当院でのシャント術を実施した患者において，ガイドラインにおいて意味のある改善とされているFABが2点以上の変化があったのは，退院時66名中，26名と全体の39.4％（小数点以下四捨五入）であった．そして，下位検査項目で変化の大きかったものは，運動系列で26名中13名あった．ここから推測される改善した機能としては，思考の切り替えに関する能力ではないかと考えられる．

C．Trail Making Test（TMT）

　TMTはそれぞれTMT-AとTMT-Bの2パートに分かれている．いずれも紙面にあるターゲットの文字を決められた順序に一筆書きで線を結んでゆき，要した時間を計測する検査である[2]．TMT-A,Bは，一般に注意機能やセットの転換について検出できる検査とされている．特発性正常圧水頭症では，主にTMT-Aを精神運動速度の検査として使用し，タップテストやシャント術の前後での所用時間の差を評価の対象としている．

　現在のところ日本におけるTMTは縦長のものと横長のものがある．横長の日本語版に関しては，日本での研究が進められ年齢別の平均値が出ている．縦長の日本語版では平均値などの研究は筆者が調べた範囲では見受けられなかった．

　当院では，横長と縦長両方を実施してみた（今回自験例としてだすのは横長版）．この違いとして気がついた点としては横長の版の方が縦長よりも探索範囲が広く，進むにつれて線が錯綜するなど難易度が高いものとなっている．このため，横長の方が縦長よりも時間を要する場合が多く，最後まで実施できない患者も多くなるという傾向があった．このようなが差あることか

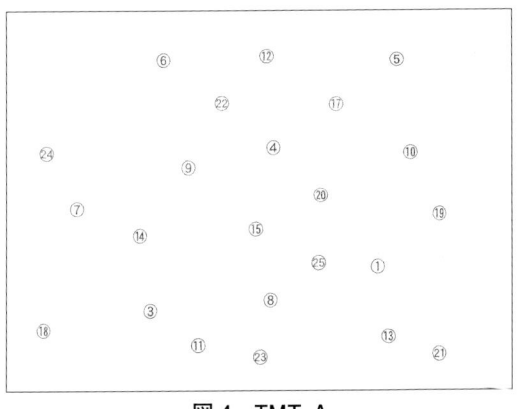

図4　TMT-A 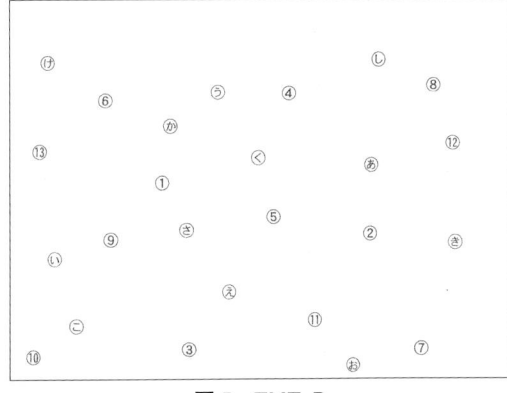　　　　　　　　　　　図5　TMT-B

ら今後，研究をすすめていくうえでは，どちらの版を使用するかについても統一が必要ではないだろうか．

TMT-B の実施については，当院ではタップテスト前後やシャント前後のすべての検査で最後まで実施できたのが，66例中13例（全体の19.7％）にとどまっていた．前頭葉機能とTMT-Bに関しては，「前頭葉機能障害の患者ではパートBの成績が不釣合いに悪い」[3]としている研究もあり，上記の実施そのものができていないのは，特発性正常圧水頭症患者における前頭葉機能低下を示唆すると考えられる．

＜準備物＞
・検査用紙，鉛筆，時計またはストップウォッチ

＜実施・判定時の留意点＞
・線を引く際には，鉛筆をあげないように指示する．鉛筆が紙から離れてしまったら，そのつど「鉛筆が浮いています」と注意を促す．

＊臨床では・・・
① TMT-A の例
・注意持続，切り替えが悪い
・次の数字をとばして結んでしまう
・教示は理解しているが，課題後半部分では「手の陰に隠れて探せない」という場合がある
・全体的に動作が緩慢
・鉛筆を紙から離してしまうため現在の場所がわからなくなり混乱

② TMT-B の例
・教示が理解できない，やり方がわからず混乱し中止
・注意持続，切り替えが悪い
・疲労のため途中で終了
・ひらがなばかり結ぶ
・数字→仮名のルールは理解しているが1－あ－2－い－3－えなど一部文字を飛ばして結ぶ誤りが認められる場合がある
・探索に時間を要する
・全体的に動作が緩慢

4 検査結果以外の変化

患者と接していて，検査以外で気づくタップテスト前後，シャント術前後の変化としては，表情変化や発話状態の変化が挙げられる．タップテスト前の状態としては，程度の差はあるものの表情変化が乏しい，発話が緩慢，発話量が減少してほとんど話さない，ボーッとしているなど反応性の低下や思考の緩慢さが認められる．それが，タップテスト後やシャント術後では，思考緩慢な部分が軽減し，発話量の増加や発話速度が改善することで，他者との会話が術前よりもスムーズに行えるようになる場合が多い．これは，検査上では改善を認めるほどの変化が

ない患者，もしくは，検査の得点が低下した患者でも認められることが多い．このような変化は，患者家族が気づきやすい変化であり，スムーズに会話できることを喜ばれるケースも多い．

上記のように，認知機能の評価を行う際には今まで述べてきた検査結果に加え，会話など実際の生活場面での変化を踏まえて総合的に判断する必要がある．

5 今後の課題

上記のように，各検査において複数の版が存在していることから，評価を行う施設間での統一がはかりにくい状態となっている．今後はこれらの統一，もしくは，実施する検査の再検討が課題となってくる可能性がでてくるのではと思われる．

MMSEに関しては，見当識の項目では，特発性正常圧水頭症による認知機能の低下だけではなく，環境も結果に影響を与えていると考えられるケースがある．それを踏まえて，検査結果と日常の様子を総合的に判断するとともに，検査の条件を統一するなどの工夫が求められるのではないかと考える．

【検査結果以外の変化】で述べたような事項に対しては，それを数値化できる検査が採用もしくは開発されていない状態であり，タップテストやシャント術後の症状変化を客観的なデータとして出せる検査の選定，開発などを行っていくことも今後の課題ではないかと考える．

【文献】

1) 日本正常圧水頭症研究会　特発性正常圧水頭症診療ガイドライン作成委員会（委員長：石川正恒）：特発性正常圧水頭症診療ガイドライン第2版：メディカルビュー社．2011.
2) 豊倉 穣：「注意」障害．鹿島晴雄／大東祥孝／種村 純（編）．よくわかる失語症セラピーと認知リハビリテーション：永井書店；2008. pp. 473-474.
3) JOHN R HODGES：COGNITIVE ASSESSMENT FOR CLINICIANS SECOND EDITION　森 悦朗（監訳）：臨床家のための高次脳機能のみかた：新興医学出版社；2011. pp. 267.

5. 排尿障害

はじめに

　高齢者の過活動膀胱（overactive bladder；OAB．尿意切迫感を中心とする症候群で頻尿を通常伴う．OAB患者は，経過とともに尿失禁に至ることが少なくないことから，OABは尿失禁の前病態ともいえる）[1]は多因子性であるが，大きく末梢性，中枢性に分けることができるように思われる．中枢性の主要な原因の1つとして，脳血管性尿失禁がある．脳血管性尿失禁は，脳血管性認知症，脳血管性Parkinson症候群と並ぶ頻度の高い症候であり，原因疾患は白質主体の多発脳梗塞である[2,3]．白質病変は，地域住民による検討で約10%（7.6〜24%）にみられ[4]，高齢者に多く，高血圧を有するものに多い[5]．高齢者白質病変と同様の，認知症，Parkinson症候群，OAB/尿失禁を呈する疾患として，特発性正常圧水頭症（idiopathic normal pressure hydrocephalus；iNPH）がある．正常圧水頭症の頻度は，地域住民による検討で約2%（1.4〜2.9%）にみられ[6,7]，高齢者白質病変のおよそ1/5程度と考えられる．しかし，特発性正常圧水頭症は，シャント術による根治療法が可能であることから，見落としてはいけない重要な疾患といえる[8-11]．本稿では，特発性正常圧水頭症の排尿障害について脳血流SPECT所見を含めて述べる．

1 特発性正常圧水頭症の下部尿路症状とウロダイナミクス所見

　正常圧水頭症の中で，くも膜下出血などに続発した症状を除いたものを，特発性正常圧水頭症（idiopathic NPH；iNPH）という．特発性正常圧水頭症の下部尿路症状（lower urinary tract symptoms；LUTS）について42名（男性36名，女性6名；平均年齢72歳（62〜83歳））で検討したところ，LUTSが93%にみられた[13]．その内容は，蓄尿症状すなわちOABが93%（夜間頻尿64%，尿意切迫感64%，切迫性尿失禁57%，昼間頻尿36%），排出症状が71%（排尿開始遅延50%，排尿時間延長/尿線の狭小50%，残尿感29%，腹圧排尿21%，間欠排尿14%）と

表1　特発性正常圧水頭症のウロダイナミクス所見（42名）（文献13より）

総症例数		42	
		平均	範囲
尿流検査			
排尿量		102.5	19-250
最大流量率	(mL/s)	11.7	3-33
残尿	(mL)	42.1	0-228
残尿 > 100 mL		14.3%	女性 3 (105-228 mL)
			男性 3 (100-180 mL)
膀胱内圧測定検査			
初発尿意	(mL)	134.1	0-300
膀胱容量	(mL)	200.8	20-470
排尿筋過活動		95.2%	

OAB が多く，切迫性尿失禁よりも夜間頻尿，尿意切迫感が多く，一部の患者は夜間頻尿，尿意切迫感のみを呈していた．特発性正常圧水頭症では従来，尿失禁が，臨床的三徴の1つとして注目されてきた[14,15]．一方，臨床的三徴の中で，尿失禁の頻度は少なく，歩行障害よりも出現時期が遅れるとされてきた．しかし，上述のごとく，夜間頻尿／尿意切迫感は，尿失禁よりも多く，尿失禁に先行して出現していた．高齢者白質病変では，OAB が歩行障害と同様に高頻度・早期徴候であることから[2]，特発性正常圧水頭症においても，OAB は歩行障害と同様に高頻度・早期徴候である可能性が考えられる．

42 名のウロダイナミクスの結果，蓄尿期の初発尿意量は 134.1 mL とほぼ正常だが，膀胱容量は平均 200 mL と低値を示した（健常対照では平均 405 mL）．同時に排尿筋過活動（detrusor overactivity；DO）が 95％に認められた[8]（表1）．従来のウロダイナミクスを施行した報告[16-20]は，症例数が 4〜15 名と少ないものの，DO の頻度は 63〜100％と，著者らの検討結果とほぼ同様であった．特発性正常圧水頭症患者で DO が高頻度にみられたことから，特発性正常圧水頭症では，膀胱に対する抑制系などの機能が低下していることが考えられる．

2 特発性正常圧水頭症の排尿に関連した脳血流 SPECT 所見

特発性正常圧水頭症の脳室拡大は，高齢者白質病変と同様，局在的でなく広汎性に認められる．一方，PET, SPECT, perfusion MRI による検討では，前頭葉の血流低下が比較的恒常的に認められ[21]，PET による検討では，D2 dopamine 受容体が低下していることが報告されている[22]．最近，近赤外線分光法（NIRS）による検討も行われている[23,24]．高齢者白質病変においても，前頭葉の血流低下がしばしば認められる[25]．一方，正常圧水頭症における OAB／尿失禁と脳血流低下部位との関連はこれまで知られていなかった．著者らは，OAB／尿失禁と脳血流低下部位との関連について，probable iNPH 100 名に SPECT を施行して検討した．対象は男性 58 名，女性 42 名；平均年齢 74 歳である（60〜84 歳）．SPECT 脳血流画像は 111

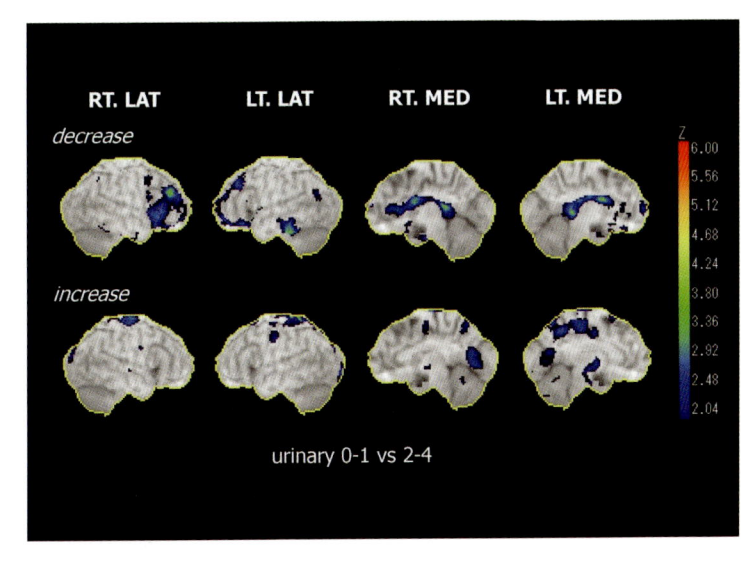

図1　特発性正常圧水頭症における [123I]-IMP SPECT での排尿障害に関連した脳部位（100 名）
上段：血流低下部位　下段：血流上昇部位

MBq の N-isopropyl-p-[123I]- iodoamphetamine（IMP）を静注して行った．NEUROSTAT（3D-SSP）ソフトウェアを用いて，Japanese NPH grading scale-revised（JNPHGS-R）による臨床グレーディング・排尿障害の高度群（グレード 2, 尿失禁：ときに（週に 1 ～ 3 回）；グレード 3, 尿失禁：しばしば（毎日）；グレード 4, 排尿コントロールの喪失（持続尿失禁））と軽度群（グレード 0, 正常；グレード 1, 尿意切迫感・頻尿（OABdry））の間の標準化平均トレーサーカウントの統計学的差異を画像化した．その結果，排尿障害高度群と軽度群との間に，右優位両側前頭葉皮質，左下側頭回の血流低下がみられた（図 1）．さらに，排尿障害高度群と軽度群との間に，右上前頭回，左内側前頭・頭頂回，両側後部帯状回，左橋中脳の血流亢進がみられた．歩行障害による二次性／機能性排尿障害を除くために，歩行障害軽度群（グレード 0, 正常，グレード 1, 自覚的歩行障害のみ）に限って，同様に排尿障害高度群と軽度群との間の血流差異をみたところ，上記と同様の血流変化が認められた．同様に，認知障害による二次性／機能性排尿障害を除くために，認知障害軽度群（グレード 0, 正常，グレード 1, 自覚的認知障害のみ）に限って，同様に排尿障害高度群と軽度群との間の血流差異をみたところ，上記と同様の血流変化が認められた．これらの結果は，正常圧水頭症において，排尿抑制的に働く前頭前野など（前頭葉排尿中枢）の機能が低下したことにより，脊髄 - 脳幹 - 脊髄反射が亢進し，DO をきたしたことを示唆するものと考えられる[26,27]．

特発性正常圧水頭症におけるシャント術後の三徴の改善率は，歩行障害が 80 ～ 90%，認知

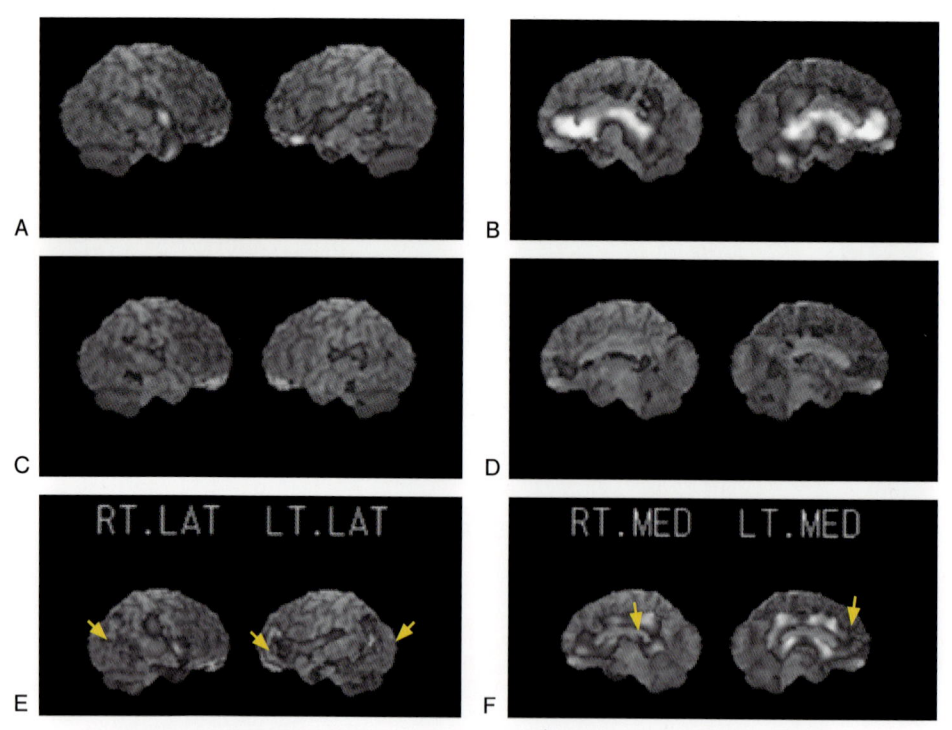

図 2 特発性正常圧水頭症におけるシャント術後の排尿改善に関連した脳血流変化（75 名）
A,C,E: 外側面，B,D,F: 内側面．それぞれ向かって左が右半球，向かって右が左半球を示す．
上段：排尿不変群．解剖学的 Sylvius 裂開大および脳室拡大の減少に対応する脳血流変化のみがみられた（解剖学的変化に伴うアーチファクト）．
中段：排尿悪化群．シャント術前後の脳血流の有意な変化がみられなかった．
下段：排尿改善群．左前頭葉，両側頭頂葉，両側帯状回中部の血流亢進（矢印）がみられた．

症が30〜80%，排尿障害（OAB/尿失禁）が20〜80%とされている．著者らは，シャント術後のOAB/尿失禁の改善と脳血流の変化との関連について，definite iNPH 75名にSPECTを施行して検討した．対象は男性48名，女性27名；平均年齢73歳である．JNPHGS-R臨床グレーディング・排尿障害は，1グレードを超えないものを不変，1グレード以上の上昇を改善，1グレード以上の低下を悪化とした．排尿不変群，排尿悪化群，排尿改善群それぞれについて，NEUROSTAT（3D-SSP）ソフトウェアを用いて，シャント術前および12カ月後の間の標準化平均トレーサーカウントの統計学的差異を画像化した．その結果，排尿不変群では，解剖学的Sylvius裂開大および脳室拡大の減少に対応する脳血流変化のみがみられた（解剖学的変化に伴うアーチファクト）．排尿悪化群では，シャント術前後の脳血流の有意な変化がみられなかった．一方，排尿改善群では，左前頭葉，両側頭頂葉，両側帯状回中部の血流亢進がみられた（図2）．これらの結果は，正常圧水頭症において，シャント術により前頭前野など（前頭葉排尿中枢）の機能が回復したことにより，脊髄-脳幹-脊髄反射が抑制され，DOが軽快したことを示唆するものと考えられる[26,27]．これらの正常圧水頭症のシャント術前後のダイナミックな脳血流変化をとらえることは，シャント術後の症状改善予測にも役立つ可能性が考えられる．

おわりに

以上，特発性正常圧水頭症の排尿障害について，脳血流SPECT所見を含めて述べた．特発性正常圧水頭症は，脳血管性頻尿よりは少ないが，シャント術が可能なことから，高齢者OABの重要な原因の1つと思われる．

【文献】

1) Ouslander JG：Intractable incontinence in the elderly. BJU Int 85 Suppl 3：72-78. 2000.
2) Sakakibara R, Panicker J, Fowler CJ, et al：Vascular incontinence: incontinence in the elderly due to ischemic white matter changes. Neurol Int 2012 Jun 14；4（2）：e13. doi：10.4081/ni. 2012. e13. Epub 2012 Sep 6.
3) Sakakibara R, Panicker J, Fowler CJ, et al："Vascular incontinence" and normal-pressure hydrocephalus: two common sources of elderly incontinence with brain etiologies. Current Drug Therapy 7：67-76. 2012.
4) Liao D, Cooper L, Cai J, et al：Presence and severity of cerebral white matter lesions and hypertension, its treatment, and its control. The ARIC Study. Atherosclerosis Risk in Communities Study. Stroke 27：2262-2270. 1996.
5) Sierra C, de La Sierra A, Mercader J, et al：Silent cerebral white matter lesions in middle-aged essential hypertensive patients. J Hypertens 20：519-524. 2002.
6) Tanaka N, Yamaguchi S, Ishikawa H, et al：Prevalence of possible idiopathic normal-pressure hydrocephalus in Japan: the Osaki-Tajiri project. Neuroepidemiology 32：171-175. 2009.
7) Hiraoka K, Meguro K, Mori E：Prevalence of idiopathic normal-pressure hydrocephalus in the elderly population of a Japanese rural community. Neurol Med Chir（Tokyo）48：197-199. 2008.
8) 森悦朗：特発性正常圧水頭症．からだの科学 265：70-71. 2010.
9) 石川正恒：特発性正常圧水頭症　最近の動向．Neurological Surgery 38：7-14. 2010.
10) Sakakibara R, Uchida Y, Ishii K, et al：SINPHONI（Study of Idiopathic Normal Pressure Hydrocephalus On Neurological Improvement）．Correlation of right frontal hypoperfusion and urinary dysfunction in iNPH: a SPECT study. Neurourol

Urodyn 31 : 50-55. 2012.
11) 榊原隆次, 内山智之, 神田武政, 他：特発性正常圧水頭症の排尿障害. Brain and Nerve 60 : 233-239. 2008.
12) Andrew J, Nathan PW：Lesions of the anterior frontal lobes and disturbances of micturition and defaecation. Brain 87 : 233-262. 1964.
13) Sakakibara R, Kanda T, Sekido T, et al：Mechanism of bladder dysfunction in idiopathic normal pressure hydrocephalus. Neurourol Urodyn 27 : 507-510. 2008.
14) Hakim S, Adams RD：The special clinical problem of symptomatic occult hydrocephalus with normal cerebrospinal pressure. J Neurol Sci 2 : 307-327. 1965.
15) Adams RD, Fisher CM, Hakim S, et al：Symptomatic occult hydrocephalus with 'normal' cerebrospinal pressure. N Eng J Med 273 : 117-126. 1965.
16) Jonas S, Brown J：Neurogenic bladder in normal pressure hydrocephalus. Urology 5 : 44-50. 1975.
17) Gerstenberg TC, Gjerris F, Soelberg Sorensen P, et al：Detrusor hyperreflexia and detrusor sphincter incoordination and conductance to cerebrospinal fluid outflow in normal pressure hydrocephalus. Acta Neurol Scand Suppl 90 : 296-297. 1982.
18) Ahlberg J, Noren L, Blomstrand C, et al：Outcome of shunt operation on urinary incontinence in normal pressure hydrocephalus predicted by lumber puncture. J Neurol Neurosurg Psychiatry 51 : 105-108. 1988.
19) Chen IH, Huang CI, Liu HC, et al：Effectiveness of shunting in patients with normal pressure hydrocephalus predicted by temporary, controlled-resistance, continuous lumbar drainage: a pilot study. J Neurol Neurosurg Psychiatry 57 : 1430-1432. 1994.
20) Kataria R, Bajpai M, Lall A, et al：Neurogenic bladder: urodynamic and surgical aspects. Indian J Pediatr 64（6 Suppl）: 68-76. 1997.
21) Sasaki H, Ishii K, Kono A, et al：Cerebral perfusion pattern of idiopathic normal pressure hydrocephalus studied by SPECT and statistical brain mapping. Ann Nucl Med 21 : 39-45. 2007.
22) Ouchi Y, Nakayama T, Kanno T, et al：In vivo presynaptic and postsynaptic striatal dopamine functions in idiopathic normal pressure hydrocephalus. J Cereb Blood Flow Metab 27 : 803-810. 2007.
23) 丸田雄一：光トポグラフィーによる正常圧水頭症患者の術前評価（会議録）. 医学検査 59 : 442. 2010.
24) 疇地道代, 岩瀬真生, 池澤浩二, 他：近赤外線スペクトロスコピー（NIRS）を用いた正常圧水頭症のCSF tap test 中における脳血流変化の検討（会議録）. 臨床神経生理学 37 : 342. 2009.
25) Hanyu H, Shimuzu S, et al：Cerebral blood flow patterns in Binswanger's disease: a SPECT study using three-dimensional stereotactic surface projections. J Neurol Sci 220 : 79-84. 2004.
26) Fowler CJ, Griffiths D, de Groat WC：The neural control of micturition. Nat Rev Neurosci 9 : 453-466. 2008.
27) Fowler CJ, Griffiths DJ：A decade of functional brain imaging applied to bladder control. Neurourol Urodyn 29 : 49-55. 2010.

6. その他の症状

はじめに

　超高齢社会となっているわが国において，高齢者に対する医療や介護をどのようにすべきかが重要な社会テーマとなっている．このような医療の状況下にあって，通常の高齢者にもみられる非特異的な歩行障害，認知機能障害，排尿障害などをきたす病態の1つとして特発性正常圧水頭症（iNPH）がある．特発性正常圧水頭症は，ガイドライン[1]にも記載されているように，上記3つの主たる臨床症状が特徴として挙げられる．本疾患は，Hakim, Adamsら[2]によって報告されており，これらの特徴を有し，脳室拡大はあるが，脳脊髄液圧は正常範囲内で，髄液シャント術によって症状改善が得られ，治療可能な認知症として注目される病態を有する．

　この特発性正常圧水頭症は，激しい頭痛や嘔気，項部硬直といった髄膜が刺激されるときに出現する髄膜刺激症状や，意識障害を伴うくも膜下出血や髄膜炎といった原因の明らかな二次性正常圧水頭症と異なり，発症原因が明らかでない特発性という臨床的な特徴がある．本疾患は，歩行障害や認知機能障害，排尿障害を有する場合でも，ときにパーキンソニズムや血管性認知症，Lewy小体病などとの鑑別が容易でない場合があり，タップテスト（髄液排除試験）や髄液シャント術によってこれらの症状の改善を得て初めて確定診断に至る症例が存在する．これらの症状が発現する順序は，各症例によって異なり，歩行障害と排尿障害が先行することもあれば，認知機能障害が先行することもある．つまり，これら三主徴は，中核をなす極めて重要な診断基準であるが，三主徴以外の「その他の症状」も，診断や治療の際の参考所見として重要な場合がある．

1 歩行障害の関連症状

　歩行障害であるが，一般的に痙性で小脳失調症を思わせる不安定な歩行であり，足を開き，すり足で歩くことが多い．下肢筋力は比較的保たれているが，運動機能障害は下肢優位にみられる．これらの特徴から，本疾患は，その他のParkinson症候群との鑑別が容易でないことがある．その際，歩行障害に随伴しやすい症状として，体幹バランス自体が悪いかどうかに注目する．具体的には，短時間の立位保持が不安定であることが多い[3]とされる．整形外科やリハビリテーションの臨床の現場では，不用意な転倒を繰り返し，認知症状を有する下肢骨折患者の中に，本疾患が一定数含まれることに留意する[4]必要がある．

2 認知機能障害の関連症状

　認知機能障害であるが，記銘力は比較的早期から低下するが，失語症状はなく，読み書きや会話，単純な計算は不十分ながらもできることが多い[5]とされる．高次脳機能に関しては，前頭葉機能低下を生じやすく，前頭葉機能検査であるfrontal assessment battery（FAB）やtrail making test（TMT）なども検査として推奨されている．

認知機能障害に関する関連症状としては，随伴する精神症状に留意すべきである．Kito ら[6]は，probable iNPH 64 名の精神症状を詳細に検討した結果，無関心が 70.3％と最も多く，次いで不安が 25.0％と多くみられる一方，妄想，情動的興奮，抑うつ，焦燥感は少なかったと報告している．ただし，本疾患は，Alzheimer 病ほど，精神症状の評価尺度である Neuropsychiatric Inventory（NPI）スコアの点数が高いわけではないことから，これらの精神症状が突出して強くみられるわけではない．また，シャント術により，これらの精神症状の改善を認めるものの，有意といえるほどの改善ではなかったことも併せて報告しており，術後の経過や治療効果判定をみる際に注意を要する．一方，精神疾患によくみられる強制泣き笑い，妄想，幻覚，てんかん，けいれんは稀であるとされる．いずれにせよ，既報告[6-8]から，特発性正常圧水頭症の精神症状は 70〜90％にみられるため，これら随伴する精神症状を有する場合，精神神経科での日常診療フォローも重要である．

3 排尿障害の関連症状

排尿障害に随伴するその他の症状に関する報告はなされていないため，ガイドラインに基づき，尿失禁の有無，頻尿の有無，尿意切迫の有無といった症状に注目し，必要に応じて泌尿器科に相談しながら，本疾患の日常臨床に携わることが重要である．

4 三主徴に関連しない「その他の症状」の特徴

前述の三主徴に関連しない「その他の症状」としては，動作緩慢，寡動，パラトニー，眉間反射，口とがらし反射，手掌頤反射[9,10]が挙げられる．この中でも，特に，動作緩慢と無動は，本疾患の約半数にみられる症状である．その他，神経学的には上肢の運動障害についての報告がいくつかある．つまり，本疾患には，下肢を中心とした歩行機能低下だけでなく，上肢のhypokinetic な運動機能不全を伴うことが少なからず存在し，Parkinson 病で認められる上肢の運動機能障害に類似しているとの報告[11]がある．特に，近年の functional MRI などの詳細な検討により，本疾患においては，補足運動野の障害による動作緩慢や手指巧緻運動障害が少なからず存在し，臨床上の所見として重要である[12,13]．Harada ら[14]は，本疾患に対する髄液シャント術は，三主徴だけではなく，これら上肢の運動機能不全の回復も期待できると報告しているので，治療効果判定の際に，下肢の運動機能改善とともにチェックすることが望ましい．

「その他の症状」そのものではないが，本疾患は，症状の経過にも独自の特徴がある．つまり，三主徴の中でも，特に歩行と認知機能が悪くなり，最終的な日常生活動作や mRS（modified Rankin Scale）に悪影響を及ぼすことが多い[15]．この観点から，本疾患は，より早期からの的確な診断・治療・介護が必要であるため，治療や対症方法が全く異なる Alzheimer 病，Parkinson 病，その他の Parkinson 症候群（Lewy 小体型認知症，進行性核上性麻痺，大脳皮質基底核変性症，多系統萎縮症，血管性認知症，脳血管性パーキンソニズムなど）との鑑別が重要である．近年，進行性核上性麻痺（PSP）との鑑別に難渋した報告[16]も散見される．日常臨床上，これらの的確な鑑別は，今後ますます重要となる．

また，近年，家族性特発性正常圧水頭症の報告も散見されるようになり，これら家族性症例

では，上記臨床症状が overlap して早期に促進されて顕在化しやすいとされている[17]．家族性特発性正常圧水頭症は，特発性正常圧水頭症と比して格段に症例数が少ないものの，三主徴に随伴する「その他の症状」が特徴的に存在する可能性もあり，今後遺伝リスクがあるかも含めて注目を要する．

　その他，基本的に単一報告ではあるが，脳室拡大に伴う二次性の糖尿病の合併が多いという報告[18]，高血圧症[19,20]，脂質異常症[20]，脳脊髄液流出抵抗を増大させる内頸静脈弁レベルでの頭側への逆流合併[21]が多いとの報告がある．これら以外にも，本疾患とこの診断基準を満たさない交通性水頭症患者各72例での緑内障有病率は，それぞれ18.1%，5.6%と有意差があり，本疾患をみつけた場合，頭蓋内圧は正常であっても，眼圧が上昇する緑内障の合併の有無を検査することを推奨した報告[22]もあるので付記する．

5 その他の症状に関する話題

　現在，「特発性正常圧水頭症の病因・病態と診断・治療に関する研究班」が中心となって，2012年1年間の特発性正常圧水頭症受療患者を対象とした全国疫学調査を実施している．その二次調査票の内容には，患者属性，発症年月日，受療状況，家族歴，初発症状，合併症，臨床症状，画像検査所見，治療，転帰を含む調査項目が含まれており，性・年齢分布をはじめ，本疾患に随伴する様々な臨床症状や合併症を含めた患者像の解析が予定されている．本疾患に関する「その他の臨床症状」の頻度や詳細な内容も把握できる可能性があり，その解析結果が待たれる．

本疾患に関する診療ガイドラインが発刊されて以降，ガイドラインの柱となる三主徴以外の「その他の症状」の報告は少なくなってきている．しかし，診療現場では，本疾患の認知度はいまだ十分ではなく，本疾患を疑って精密検査が行われるまで，神経内科や脳神経外科，精神神経科などを複数個所受診している患者も少なくない．日常の外来もしくは入院診察で，本疾患の可能性を常に考え，図1に示す「その他の臨床症状」にも留意しながら，高齢対象者を注意深く見る心がけが必要である．

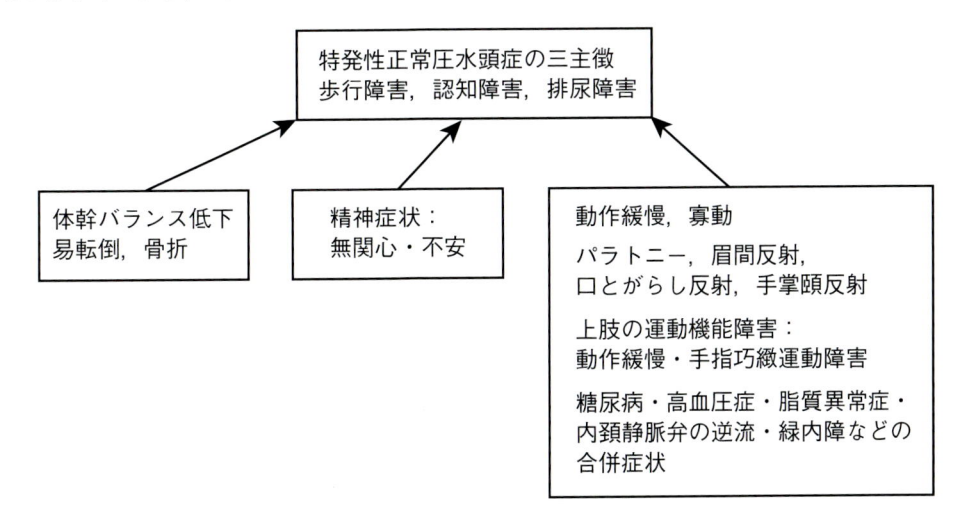

図1　特発性正常圧水頭症の三主徴とその他の症状

【文献】

1) 日本正常圧水頭症学会　特発性正常圧水頭症診療ガイドライン作成委員会：特発性正常圧水頭症診療ガイドライン第2版．メディカルレビュー社. 2011.
2) Hakim S, Adams RD：The special clinical problem of symptomatic hydrocephalus with normal cerebrospinal fluid pressure. Observations on cerebrospinal fluid hydrodynamics. J Neurol Sci 2：307-327. 1965.
3) Hellström P, Klinge P, Tans J, et al：A new scale for assessment of severity and outcome in iNPH. Acta Neurol Scand 126：229-237. 2012.
4) Gallia GL, Rigamonti D, Williams MA：The diagnosis and treatment of idiopathic normal pressure hydrocephalus. Nat Clin Pract Neurol 2：375-381. 2012.
5) 三山 吉夫：特殊な病態・疾患における痴呆．神経疾患に伴う痴呆．臨牀と研究 72：2720-2723. 1995.
6) Kito Y, Kazui H, Kubo Y, et al：Neuropsychiatric symptoms in patients with idiopathic normal pressure hydrocephalus. Behav Neurol. 21：165-174. 2009.
7) Larsson A, Wikkelso C, Bilting M, et al：Clinical-parameters in 74 consecutive patients shunt operated for normal pressure hydrocephalus. Acta Neurol Scand 84：475-482. 1991.
8) Karp H：Dementias in adults. In：Clinical Neurology.　Harper & Row Publishers. 2 ; Chap 27：14. 1973.
9) Larsson A, Wikkelso C, Bilting M, et al：Clinical-parameters in 74 consecutive patients shunt operated for normal pressure hydrocephalus. Acta Neurol Scand. 84(6)：475-482. 1991.
10) Krauss JK, Regel JP, Droste DW, et al：Movement disorders in adult hydrocephalus. Mov Disord. 12:53-60. 1997.
11) Nowak DA, Topka HR：Broadening a classic clinical triad: The hypokinetic motor disorder of normal pressure hydrocephalus also affects the hand. Exp Neurol. 198：81-87. 2006.
12) Lenfeldt N, Larsson A, Nyberg L, et al：Idiopathic normal pressure hydrocephalus: increased supplementary motor activity accounts for improvement after CSF drainage. Brain. 131：2904-2912. 2008.
13) Nowak DA, Gumprecht H, Topka H：CSF drainage ameliorates the motor deficit in normal pressure hydrocephalus-Evidence from the analysis of grasping movements.　J Neurol 253：640-647. 2006.
14) Harada T, Ishizaki F, Horie N, et al：Case Study of V-P Shunt Surgery for Idiopathic Normal Pressure Hydrocephalus with Rigidity and Tremor. International Medical Journal 18：346. 2011.
15) Andrén K, Wikkelsø C, Tisell M, et al：Natural course of idiopathic normal pressure hydrocephalus. J Neurol Neurosurg Psychiatry 2013 [Epub ahead of print]
16) Magdalinou NK, Ling H, Smith JD, et al：Normal pressure hydrocephalus or progressive supranuclear palsy? A clinicopathological case series. J Neurol 260：1009-1013. 2013.
17) McGirr A, Cusimano MD：Familial aggregation of idiopathic normal pressure hydrocephalus: novel familial case and a family study of the NPH triad in an iNPH patient cohort. J Neurol Sci 321：82-88. 2012.
18) Jacobs L：Diabetes mellitus in normal pressure hydrocephalus. J Neurol Neurosurg Psychiatry 40：331-335. 1977.
19) Graff-Radford NR, Godersky JC：Idiopathic normal pressure hydrocephalus and systemic hypertension.　Neurology 37：868-871. 1987.
20) Krauss JK, Regel JP, Vach W, et al：Vascular risk factors and arteriosclerotic disease in idiopathic normal-pressure hydrocephalus of the elderly. Stroke 27：24-29. 1996.
21) Kuriyama N, Tokuda T, Miyamoto J, et al：Retrograde jugular flow associated with idiopathic normal pressure hydrocephalus. Ann Neurol 64：217-221. 2008.
22) Chang TC, Singh K：Glaucomatous disease in patients with normal pressure hydrocephalus. J Glaucoma 18：243-246. 2009.

7. 鑑別診断

はじめに

　特発性正常圧水頭症の診断は特徴的な臨床症候と画像の両者によってなされる[1]．したがって臨床的には，高齢者を侵し，認知障害をきたす疾患，歩行障害をきたす疾患，およびその両方をきたす疾患，ときに排尿障害をきたす疾患との間で，画像的には脳室拡大をきたす病態，すなわち脳萎縮と二次性正常圧水頭症（非交通性水頭症も含む）との間で慎重な鑑別を要する．臨床的には，認知障害，歩行障害，あるいはその両方を主症状とする，Alzheimer病（AD），Parkinson病（PD），認知症を伴うParkinson病（Parkinson's disease with dementia；PDD），Lewy小体型認知症（DLB），前頭側頭型認知症（FTD），進行性核上性麻痺（PSP），大脳皮質基底核変性症（CBD），多系統萎縮症（MSA），皮質下性虚血性血管障害が重要である[2]．また歩行障害に関しては脊椎疾患，下肢関節疾患など整形外科的疾患も鑑別対象となり，精神症状や行動異常の点から精神疾患，尿失禁に関しては泌尿器科系疾患も鑑別対象になる．鑑別診断には，特発性正常圧水頭症と他の疾患との鑑別ばかりでなく，特発性正常圧水頭症と他疾患の併存した病態も含まれる．

　認知障害や歩行障害の質などの臨床症候の差異が鑑別に有用なのはもちろんである[3]が，最も有用な鑑別法は画像上の差異である．特発性正常圧水頭症の鑑別対象となる疾患にはそれぞれ特異的な画像所見がある[4]が，特発性正常圧水頭症はそれを欠く．disproportionately enlarged subarachnoid space hydrocephalus（DESH）の所見があれば特発性正常圧水頭症が強く示唆される．特発性正常圧水頭症以外の疾患でDESHを呈するものは少ない．しかしDESHを認めたからといって特発性正常圧水頭症であると即断してはならない．症状は，別の疾患によって生じていること，すなわち概念的にasymptomatic ventriculomegaly with features of idiopathic normal pressure hydrocephalus on MRI（AVIM）[5]に他の疾患が重畳していることもあれば，特発性正常圧水頭症と他の疾患の両方が相加的に，あるいは相乗的に症候をもたらしているということがあり得る[6]．前者の場合，脊髄液シャント術の効果は得られないし，後者の場合は効果があったとしても限定的である．併存疾患が神経変性疾患であれば，画像上，両者の所見が重畳するが，DESHの構造変化はあまりにも大きいので，神経変性による萎縮はマスクされがちで，わかりにくくなる．他の疾患の併存が疑われる場合は，髄液シャント術による治療可能性を判断するために，特発性正常圧水頭症を優先して鑑別していくことが基本である．

　以下に，神経変性疾患の主なもの，脳血管障害を取り上げて鑑別の要点を記し，また併存に関する診断についてもまとめる．さらに水頭症という観点から二次性正常圧水頭症との鑑別についても述べ，最後に症候の点から整形外科的疾患，精神疾患，泌尿器疾患との鑑別を述べる．

1 神経変性疾患

　認知障害をきたす神経変性疾患では，疾患特異的な局所性脳萎縮に加え，多かれ少なかれび

まん性大脳萎縮がある．それに従って脳室およびくも膜下腔は拡大している．側脳室がEvans index >0.3 に拡大する例も少なくない．DESHではくも膜下腔がSylvius裂とそれより腹側で拡大していても，高位円蓋部・正中部で狭小化している点が最も大きな脳萎縮との鑑別点である．神経変性疾患にDESHが併存しているとき，高位円蓋部・正中部のくも膜下腔の狭小化が目立たなくなる可能性がある．

A. Alzheimer病

ADは認知症の原因疾患の半数以上を占める極めて高頻度な疾患であるので，特発性正常圧水頭症の鑑別においても最も重要である．両者の併存も稀ではない．ADの脳病理は，老人斑と神経原線維変化，慢性炎症反応の出現，神経細胞の脱落，脳萎縮を特徴とする．このような病理変化は一般に側頭葉の内側面にある内嗅皮質・海馬から始まり，頭頂側頭連合野を中心に侵し，他の大脳皮質領域や皮質下に拡大する．老人斑の主な構成成分はアミロイドβ蛋白（Aβ）で，それが神経毒性を有すると考えられている．一方，神経原線維変化は，2本の線維がらせん状に互いにねじれたような構造をしていて，リン酸化されたタウ蛋白によって構成されている．ごく一部のADは家族性に発症するものがあり，家族性ADと呼ばれている．またアポリポ蛋白ε4遺伝子は老年期のADの遺伝的危険因子である．

ADの発症・進行は緩徐で，多くの例では記憶障害から始まる典型的な皮質性認知症である．初期には能力低下はあっても日常会話など対人的接触は保たれている．記憶障害は最も早期から出現し，中心をなす症状である．近時記憶（数分前～数日前の出来事の記憶）が障害されやすい．遠隔記憶（遠い昔の出来事）も障害されるが，近時記憶の障害に比較すればましである．

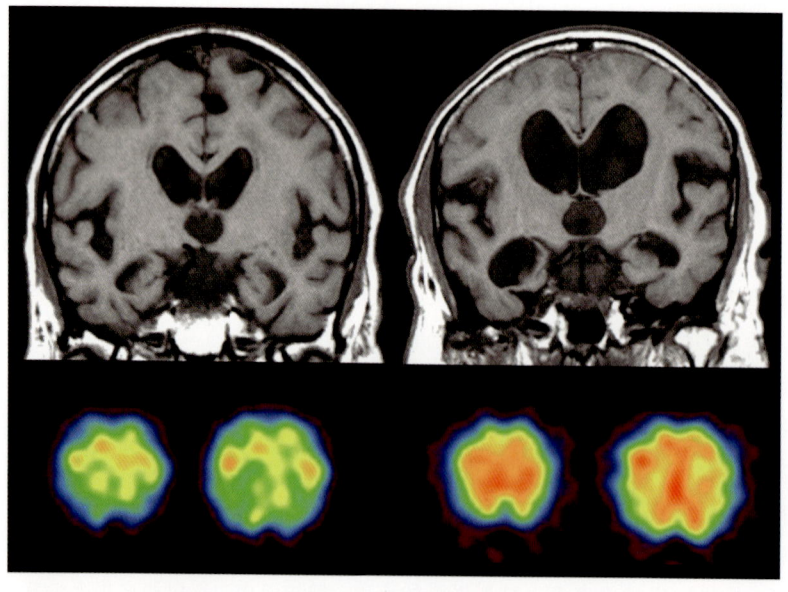

図1 Alzheimer病（左）と特発性正常圧水頭症（右）のMRI冠状断（上段）とIMP SPECTの高位円蓋部断層像（下段）
ADでは脳室拡大とともにくも膜下腔全体が拡大している．海馬は萎縮し，側副溝も開大している．一方，特発性正常圧水頭症では高位円蓋部内側部のくも膜下腔は狭小化し，Sylvius裂およびそれより腹側のくも膜下腔は拡大している．側脳室下角が拡大し，特に右海馬は圧排され，側副溝も開大し，萎縮と区別しがたい．脳血流は，ADでは頭頂葉の円蓋部および内側部の血流は低下しているが，特発性正常圧水頭症では高位円蓋部・内側部全体の血流が増加しているようにみえる．

日付や季節など時間に関する見当識や，外出して道に迷い帰れなくなるなど場所に関する見当識障害も顕著な症状の1つである．稀に，特に早発性のものでは，失語や失行あるいは視覚認知障害などから始まることもある．認知障害に加えて，妄想や抑うつなどの精神症状も高頻度に出現する．妄想は頻度の高い症状の1つで，被害妄想（特に物盗られ妄想），誤認妄想（例：人が来ていた，私の家ではないなど）が多くみられる．抑うつは特に初期に多い．徘徊，荷造り行動，確認行動，常同行動などの異常行動の頻度も高い．進行すると人に対する見当識も障害され，身近な人や鏡に映った自分自身さえ認識できなくなる．失行も強く認められ，能力障害が目立つ．末期には排泄や食事摂取を含めて身辺動作のすべてが障害され，発語や言語理解も侵される．原則的に末期になるまで明確な神経所見を呈することはない．ADの治療薬としてコリンエステラーゼ阻害薬およびメマンチンがある．

診断にはNINCDS-ADRDAの臨床診断基準が一般的に用いられ，病理所見との対比で感度も特異度も80％を超えることが確かめられている．画像診断は認知症の原因の鑑別診断のためにも，ADの補助診断としてもたいへん有効である．ADでは，CTやMRIで大脳皮質の萎縮が認められる．特に内側側頭葉および頭頂葉で萎縮が強い．海馬の萎縮や海馬傍溝の開大はAlzheimer病を示唆する所見であるが，DESHでも側脳室下角の拡大や脳底部くも膜下腔の拡大がある（図1）．脳血流SPECTもADの診断に有用である．脳血流SPECTで内側側頭葉と頭頂葉，さらに帯状回後部から楔前部に強調された血流低下が認められる．進行すれば前頭前野など他の連合野にも血流低下が拡大する．ADでは頭頂葉外側および内側の血流低下が著しいが，DESHでは高位円蓋部全体がみかけ上，血流が増加している（図1）．PETを用いた脳アミロイドイメージングでADではアミロイドの異常蓄積が認められるが，この検査はいまだ一般的には得られない．また脳脊髄液検査で，脳脊髄液中のAβ42の低下，総タウあるいはリン酸化タウの増加が知られている．

ADと特発性正常圧水頭症の鑑別において，ADでは相当進行するまで歩行障害や尿失禁は生じないこと，認知障害の中でも健忘が優位であること，BPSDの中では物盗られ妄想などの被害妄想が多いことに留意し，一方，特発性正常圧水頭症では健忘は比較的軽く，再認は保たれることが多く，妄想は少ない点で際立っている．ADおよび特発性正常圧水頭症の双方の画像の特徴はそれぞれの疾患を示唆するが，もし特発性正常圧水頭症とADが併存していれば，症候から併存の診断は困難で，また特発性正常圧水頭症における画像の変化が極めて大きく両者の特徴が打ち消されることもあり，画像診断も難しくなる．PETアミロイドイメージングや脳脊髄液マーカーがADと特発性正常圧水頭症との鑑別，および両者の併存の診断に有用な可能性はあるが，いまだ十分な根拠はない．またアミロイドの異常蓄積がみられたとしても特発性正常圧水頭症の寄与を否定できない．DESHが存在するとき，特発性正常圧水頭症の寄与の程度はタップテストにおける反応性から判断することになる．

B. Parkinson病

PDは，黒質のドパミン神経細胞の変性を主体とする進行性変成疾患である．ADに次いで頻度の高い神経変性疾患と考えられていて，中年以降の発症が多く，高齢になるほどその頻度も増える．主な症状は安静時振戦，筋強剛，無動・動作緩慢，姿勢反射障害などの運動症状だが，様々な認知障害・精神症状も伴う．頻度が高く，似かよった症状を示すという点で特発性

正常圧水頭症の鑑別診断上たいへん重要である．PDで障害される中脳黒質のドパミン細胞内には，α-シヌクレインを主たる構成要素とするLewy小体と呼ばれる細胞内封入体が蓄積する．Lewy小体はまず迷走神経背側核と嗅球に出現し，その後下部脳幹，中脳黒質へ進展して運動症状を発現させる．さらに前脳基底部，側頭葉皮質，大脳新皮質へと拡大し，認知症の発現に関与する．認知症は一般の人に比べて4〜6倍の確率で生じ，発病から10年以上経過したPD患者では約70％に認知障害がみられ，90歳までに80％に達するとされている．PDの診断がついた後に認知機能の障害が現れてきた場合を認知症を伴うPD（PD with dementia；PDD）と呼び，認知障害が運動障害よりも先，あるいはPDの診断確定後1年以内に現れたと定義されるDLBと一応区別する．その両者の本態は同一と考えられている．

　PDの初発症状は振戦が最も多く，次に動作の拙劣さが続く．姿勢反射障害やすくみ足で発症することは少ない．片側の上肢または下肢から発症し，病気の進行とともに症状は対側にも及ぶ．進行は緩徐である．症状の左右差は進行してからも維持されることが多い．振戦の特徴は頻度が4〜5Hzの安静時振戦である．動作時には減少・消失する．連続的な抵抗を感じる鉛管様の筋強剛，あるいは規則的な抵抗の変化を感じる歯車様の筋強剛が四肢や頚部の筋にみられる．動作は全般的に遅く拙劣となるが，椅子からの起立時やベッド上での体位変換時に目立つことが多い．仮面様顔貌，単調で小声の発話も特徴的である．歩行は前傾前屈姿勢で，前後にも横方向にも歩幅が狭く，歩行速度は遅くなる．進行例ではすくみ足がみられ，方向転換するときや狭い場所を通過するときに障害が目立つ．姿勢反射障害は初期にはみられないが，ある程度進行すると出現する．起立性低血圧，便秘，尿失禁などの自律神経障害も高頻度に生じる．PDの治療の主体はドパミン補充療法である．

　PDではMRIで若干の大脳萎縮がみられ，PDDではさらに大脳萎縮が進行しているが，いずれでも非特異的である．PDでは脳血流SPECTでは前頭葉あるいは後頭葉の軽度の血流低下が示されることがあるが，PDDではDLB類似の後頭葉における強い血流低下が特徴的である．ドパミントランスポータ（DAT）リガンド（^{123}I-イオフルパン）を用いたSPECTでは線条体における集積低下が認められる．またノルアドレナリンのアナログの^{123}I-メタヨードベンジルグアニジン（MIBG）の心筋シンチグラフィーでは，心筋の集積低下がみられる（図2）．

　PDさらにPDDと特発性正常圧水頭症との鑑別において，小歩という点は特発性正常圧水頭症の歩行と似ているのは確かであり，特発性正常圧水頭症の歩行もパーキンソニズムと表現されることもある．しかし歩行障害の項（☞p.50）で示したように，両者の歩行の相違点に注意すべきであり，2つを混同してはならない．また，特発性正常圧水頭症では初期から姿勢反射障害やすくみ足，転倒がみられるが，PDにおいては初期にはそれらは稀である．特発性正常圧水頭症では，安静時振戦，仮面様顔貌や発話異常は認められない．特発性正常圧水頭症にもGegenhalten(paratonia)と呼ばれる前頭葉性の筋緊張亢進（関節を受動的に屈伸させたとき，不随意にそれに抵抗を示すような緊張が生じる）がよく認められるが，それを筋強剛と混同してはならない．記憶が比較的保たれ，思考速度の低下（bradyphrenia）や意欲の低下などの前頭葉機能障害が目立つという点で，PDと特発性正常圧水頭症の認知障害には類似したところがあり，認知障害の点からの鑑別も容易ではない．MRIで，PDでは当然DESHはみられないことが画像診断上は最も重要な鑑別点である．PDも頻度が高い疾患であり，特発性正常圧水頭症と併存することは稀ではない．そのような場合両者の症状は相互に強調し合うことが

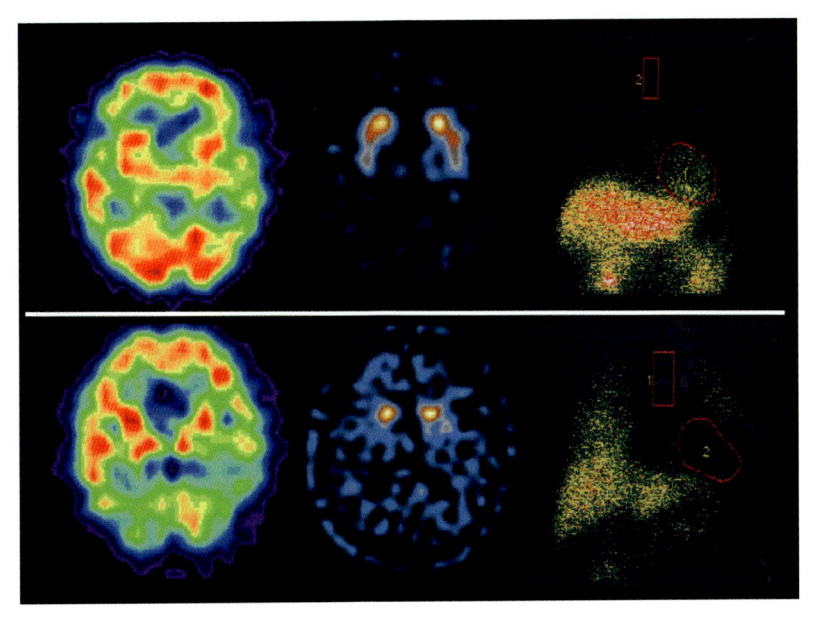

図2 Alzheimer 病（上段）と Lewy 小体型認知症（下段）の IMP-SPECT（左），^{123}I-イオフルパン SPECT（中），^{123}I-メタヨードベンジルグアニジン (MIBG) の心筋シンチグラフィー（右）

AD に比べ DLB では，後頭葉の血流低下，線条体後部の ^{123}I-イオフルパンの取り込み低下，MIBG の心筋への取り込み低下がみられる．

十分予想されるが，併存の診断も難しい．DESH がみられても PD の併存は必ずしも否定できない．このような場合はドパミン補充療法に対する限定的な治療効果が認められるかもしれないし，髄液シャント術に対する治療効果もみられるかもしれない．安静時振戦や筋強剛，仮面様顔貌は PD に特異的な症候であり，それがあれば PD の併存を疑わせる．脳血流 SPECT における後頭葉の血流低下，MIBG の心筋集積低下も PD の併存を疑わせる．それでも特発性正常圧水頭症の関与を否定することはできない．DESH が存在するとき，まずタップテストに対する反応で特発性正常圧水頭症の症候への寄与分を判断し，次いでドパミン補充療法に対する反応性をみるという順序で診断を進める．

C. Lewy 小体型認知症

　DLB は，病理学的には大脳皮質に Lewy 小体の出現を特徴とし，臨床的には進行性の認知症に加えて，3 つの中核的症候，すなわち認知障害の大きな変動，具体的な反復する幻視，パーキンソニズムを特徴とする．病因は PD と同じで，両者は表現型の違いであると考えられている．AD に次いで多い変性性認知症である．診断には認知症に加えて，中核的特徴である認知障害の変動，具体的な内容の複雑性幻視，パーキンソニズムのうち 2 つ以上を必要とする．DLB では，AD に比較し，記憶障害，特に再生障害が軽く，注意障害，遂行機能障害，視覚構成障害，視覚認知障害が強いという特徴がある．認知障害が注意や覚醒レベルの顕著な変動を伴って時間単位から週単位で大きく変動するのも大きな特徴である．幻視は親族，知人，他人，泥棒などの人物，犬，猫，猿などの卑近な動物が多い．「床に水が流れているようにみえる，ゴミが動いて虫のようにみえる，カーテンが人のようにみえる」などの錯視も目立つ．幻聴や幻触も稀にみられる．妄想の中では，「誰か人がいる」，「自宅が自宅ではない」，「テレビの中の人物が実際にいる」，あ

るいはCapgras症候群などの誤認妄想あるいは妄想性誤認が高頻度に認められる．パーキンソニズムは比較的軽く，診察で初めて指摘される場合も多い．振戦は少ない．DLBとPDは同じ疾患の2つの表現型と考えられている．DLBとPDDの症候にはほとんど差がない．PDの項に記したように，現在の診断基準に基づけば，運動症状が認知障害の発現の時期によってDLBとPDDは操作的に分けられる．治療は，認知障害や幻視などの精神症状に対してはコリンエステラーゼ阻害薬が用いられ，パーキンソニズムに対してはドパミン補充療法が用いられる．

MRIでは，ADと比較して，海馬の萎縮は比較的軽い以外に特徴的なところはない．SPECT局所脳血流検査では，頭頂側頭葉や後部帯状回・楔前部の血流低下はADと差がないが，後頭葉で血流が低下していることが特徴的である．[5] DAT-SPECT，123I-MIBGの心筋シンチグラフィーはPDと同様の所見である（図2）．

DLBと特発性正常圧水頭症の症候は似かよっているところが多い．鑑別点に関してはPDの項で挙げたことに加えて，DLBで特徴的である幻視は特発性正常圧水頭症ではほとんどみられないことが留意点である．認知障害の変動は，DLBで特徴的で，様々なスパンで，ときには急激な変動がみられるが，特発性正常圧水頭症では急激で大きな変動はみられない．DESHの存在が特発性正常圧水頭症の最も重要な鑑別点であるが，DLBも頻度が高い疾患であり，特発性正常圧水頭症と併存することは稀ではない．DESHがみられてもDLBの併存は否定できない．脳血流SPECTにおける後頭葉の血流低下，MIBGの心筋集積低下はPDの併存を疑わせる．これらが認められ，DESHが存在する場合は，まずタップテストに対する反応で特発性正常圧水頭症の症候への寄与分を判断し，次いでコリンエステラーゼ阻害薬に対する反応性をみるという順序で診断を進める．

D. 前頭側頭葉型認知症

FTDは，Pick病を典型とするような行動の変化を主徴とする変性性認知症の包括的な臨床概念として提唱された．さらにその後，行動異常が中心のFTD（behavioral variant of frontotemporal dementia；bvFTD）に，言語障害が中心の意味性認知症（semantic dementia）および進行性非流暢性失語症（progressive non-fluent aphasia）を加えて，前頭側頭葉変性症（FTLD）という名で整理されている．一部は錐体外路症候や運動ニューロン疾患を伴う．若年発症の認知症ではADについで多い．病理学的には，タウ蛋白が蓄積するもの（タウオパチー）と，TDP-43が蓄積するものなどが知られている．病理学的特徴と臨床的特徴が必ずしも一対一で対応するわけでもなく，FTLDという疾患カテゴリーは症候学的にも病理学的にも異質の病態を含んでいる．FTLDに対する治療薬はなく，コリンエステラーゼ阻害薬を用いるとむしろ行動異常が悪化する．

MRIでみられる前頭葉・前部側頭葉に限局した葉性萎縮および皮質下白質の変化，SPECTあるいはPETで示される前頭葉・前部側頭葉の強い血流・代謝低下がみられる．FTDの萎縮は，前頭葉と側頭葉前部を中心に分布する．萎縮は，一側あるいは両側の，前頭葉，側頭葉あるいはその両方に限局し，多くの例でナイフ刃様萎縮と呼ばれるやせ細った脳回が認められる．左右差があることが多い．機能画像では萎縮部位にほぼ一致して限局性の極めて強い血流代謝低下が認められる．

症候学的に特発性正常圧水頭症との鑑別診断が問題になるのはbvFTDである．bvFTDで

は，前頭葉の障害による，常同行動，脱抑制，自己および社会に対する無関心，無為，環境依存，人格変化が生じる．錐体外路障害による歩行障害がみられることもある．これらの症候には特発性正常圧水頭症と共通しているところがある．しかし，実際には高齢発症のFTLDは多くはないので，特発性正常圧水頭症との鑑別や特発性正常圧水頭症との併存が問題となることは少ない．bvFTDではかなり高度な脳室拡大はみられることがあり，特に前頭葉の萎縮に伴い側脳室前角が拡大しEvans indexは大きくなるので，注意を要する．しかし特徴的な限局性の皮質萎縮に注目すれば鑑別は難しくはない．

E. 進行性核上性麻痺

　PSPは，核上性眼球運動障害，パーキンソニズム，認知症を主症状とする慢性進行性の神経変性疾患である．頻度は10万人に4～7人とされている．古典的典型例（いわゆるSteele-Richardson-Olszewski syndrome）は歩行障害で始まる場合が多く，PDに似た小刻み歩行を呈するが，Parkinson病の場合とは逆に，反り返った姿勢で頸が後屈している場合（項部ジストニア）が多い．すくみ足があり，特に方向転換が困難である．姿勢反射障害は著明で，しばしば後方へ転倒する．動作は緩慢となる．筋強剛は項部と体幹に強く，四肢にはないかあっても軽い．偽性球麻痺も高頻度に出現し，構音障害，嚥下障害がみられ，腱反射亢進やBabinski反射陽性など錐体路障害もみられる．核上性眼球運動障害，特に垂直性注視麻痺が特徴的である．上方視より下方視障害のほうが強い．眼球頭位反射（人形の目現象），Bell現象は保たれ，反射的には垂直性眼球運動は保存されている．また輻輳麻痺もしばしばみられ，複視や近見困難を訴える．また固視困難や，眼瞼痙攣や開眼失行，あるいは閉眼失行もみられる．高頻度に認知障害や行動異常も生じる[1]．発動性低下，思考緩慢，注意障害，保続，遂行機能障害などの前頭葉機能障害が目立ち，同語反復や非流暢性失語などの言語症状を伴う場合もある．また脱抑制行動もよくみられる．認知行動障害が歩行障害や眼球運動障害に先行して生じることもよくある[2]．さらに，PSPには，PD類似の症候を呈するもの（PSP-P），すくみ足歩行が顕著なもの（純粋無動[7]あるいはpure akinesia with gait freezing（PAGF）[8]），大脳皮質基底核変性症様の症候を呈するもの，原発性進行性失語で発症するものなどの非典型的症候を呈するものが少なくなく，そのような場合のPSPの臨床診断は極めて困難である．抗Parkinson病薬に対する反応は一般に不良である．

　病理学的に，中脳の萎縮が顕著で，黒質，上丘，淡蒼球，視床下核，小脳歯状核に強い神経細胞の脱落とグリオーシスが認められる．PSPは異常タウ蛋白が脳に蓄積する疾患（タウオパチー）であり，神経細胞の中に神経原線維変化が出現し，グリアにも房状星状膠細胞（tufted astrocyte）が認められる．典型的症候を示すPSPでは，MRIで中脳被蓋の萎縮が特徴的にみられる．正中矢状断面で萎縮した中脳正中吻側部がハチドリの嘴のようにみえ，ハチドリ徴候（hummingbird sign）と呼ばれる．この領域の萎縮に伴って第三脳室や中脳水道の拡大が目立つ．中脳被蓋の萎縮は眼球運動障害と相関する．非典型的な症候を呈しているものでは，この特徴を欠く．特発性正常圧水頭症では大脳の変形に伴って中脳の水平断面が小さくなっているようにみえることもあるが，萎縮はしていない[9]．また橋，小脳にも萎縮がみられ，大脳半球では特に前頭葉に萎縮がみられる．DAT SPECTは異常を示し，MIBG心筋シンチグラムは正常所見を示す．

　核上性眼球運動障害，偽性球麻痺，錐体路障害の存在はPSPを示唆する．しかし歩行障害および認知障害の様相はPSPと特発性正常圧水頭症とでたいへん似かよっているため，その

点からの両者の鑑別は難しい．核上性眼球運動障害があればPSPが強く示唆されるが，それを欠く場合はとりわけ難しく，特にPSP-PAGFは症候学的に特発性正常圧水頭症と鑑別することは難しい．PSPでは，萎縮による脳室拡大があり，特に前頭葉の萎縮のために側脳室前角が拡大し，Evans indexが大きくなることがあり，中脳被蓋の萎縮など特異的な所見を欠くこともあるので，画像上でも特発性正常圧水頭症との鑑別は必ずしも容易というわけでもない．実際，PSPと特発性正常圧水頭症の間の互いの誤診例の報告がいくつかなされている．また最近DESH様画像を示す進行性核上性麻痺の例の報告があり[10]，PSPと特発性正常圧水頭症の併存例も偶然の確率を超えた頻度で合併しているという報告もある．その理由が相互の誤診なのか[10,11]，偶然の合併で症候が強調されているに過ぎないのか，あるいは両疾患の間に病因論的関係があるのか慎重に考えていく必要がある．

F. 大脳皮質基底核変性症

　CBDは，頭頂葉と基底核の神経細胞脱落を伴う進行性の疾患である．パーキンソニズム，ミオクローヌス，四肢のジストニアなどの運動症状に加えて，観念失行および観念運動失行，運動拙劣症（肢節運動失行），他人の手徴候，失語症，構成障害，半側空間無視，Bálint症候群などの視空間認知障害，皮質性感覚障害，前頭葉症候などの多彩な大脳皮質症候を示す．少なくとも病初期には通常症状に左右差がみられる．このような症候に対して大脳皮質基底核症候群と呼ばれる場合もある．この大脳皮質基底核症候群は大脳皮質基底核変性症に必ずしも特異的ではなく，他の病理，ADやPSPなどによっても生じる[5]．病初期には進行性非流暢性失語や前頭側頭型認知症の臨床像を示すことがしばしばあり，必ずしも大脳皮質基底核症候群を示すとは限らない．

　臨床的にPSPとCBDには共通した点が多い．病理学的にはCBDもPSPと同じく，異常タウ蛋白が脳に蓄積する疾患（タウオパチー）であり，タウ蛋白の分子生物学的分析からは両疾患の間に大きな差異が認められない．このため両者が本質的に同一疾患の表現型の違いに過ぎないという主張もある．病理学的には，神経細胞の染色性低下がしばしば剖検時に見られる．病理学的には，中心前・後回を含む前頭葉後部および頭頂葉に，左右差をもった限局性の萎縮，大脳皮質のタウ陽性の神経細胞，swollen achromatic neuron（ballooned neuron），好塩基性の神経細胞内封入体，多数のneuropil thread，黒質・基底核・歯状核赤核視床系の神経細胞脱落，皮質下白質のグリオーシスと海綿状変化を示す．

　MRIの特徴は，前頭葉と頭頂葉に強く，左右差がある大脳皮質の局所的萎縮である．中心溝周囲，特に一次感覚野は強く冒され，その所見は他の変性疾患，例えばADやParkinson病などにはみられない特徴的なものである．これらの変化は多彩な大脳皮質症候と対応している．血流SPECTは，大脳皮質の萎縮に一致した血流低下，大脳基底核の血流低下を示す．DAT SPECTは異常を示し，MIBG心筋シンチグラムは正常所見を示す．

　CBDと特発性正常圧水頭症との鑑別が問題になることは少ない．特発性正常圧水頭症が大脳皮質基底核症候群，あるいはその一部を呈することはまずないし，症候に顕著な左右差が見られることもない．逆にCBDで歩行障害が主たる症状であることも少ない．CBDで脳萎縮のため脳室拡大はみられることはあるが，大脳皮質の限局性萎縮に注目すれば，MRIやCTでの鑑別も困難ではない．

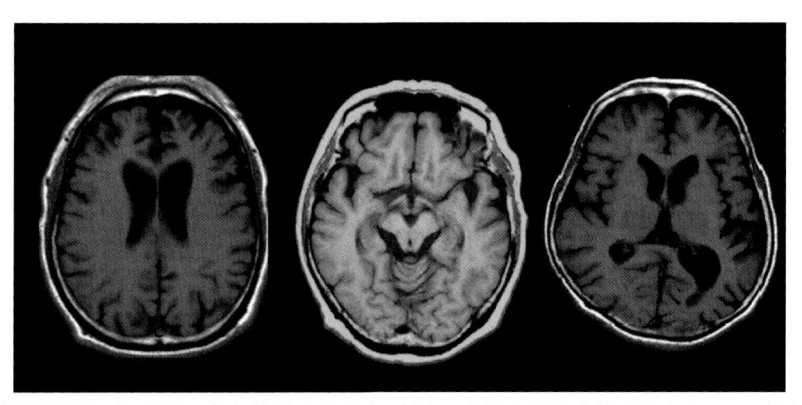

図3 前頭側頭型認知症（左），進行性核上性麻痺（中），大脳皮質基底核変性症のMRI（右）
　前頭側頭型認知症では前頭葉に限局した萎縮があり，いわゆるknife blade atrophyを呈している．それに伴って側脳室前角も拡大している．進行性核上性麻痺では中脳被蓋の萎縮がみられる．大脳皮質基底核変性症では左右差のある大脳皮質萎縮がみられ，脳室もSylvius裂も拡大している．

G. 多系統萎縮症

　MSAは自律神経障害（起立性低血圧または排尿障害）と運動障害（Parkinson症候群または小脳性運動失調）の両者を有するものと定義され，小脳症候を主徴とするものはオリーブ橋小脳萎縮症（OPCA），自律神経症状を主徴とするものはShy-Drager syndrome, Parkinson症状を主徴とするものは線条体黒質変性症（SND）と呼ばれてきたが，最近では運動障害の内容により小脳型（MSA-C），Parkinson型（MSA-P）という分類が用いられる．ほとんどは孤発例であるが，ごく稀に家族内発症がみられる．筋固縮，無動，姿勢反射障害などのパーキンソニズムが中心で，安静時振戦は少ない．進行すると小脳失調症状や排尿障害，起立性低血圧症などの自律神経症状が加わってくる．錐体路徴候がみられることも多い．認知障害は，20％にみられ，MSA-PのほうがMSA-Cに比べ一般に高頻度で，程度も強い．その性質は，発動性低下や保続など，遂行機能障害が中心である．病理学的には，線条体のほか，黒質，小脳皮質，橋核，オリーブ核，大脳皮質運動野などの神経細胞の変性，オリゴデンドログリア細胞質内のαシヌクレインからなる封入体（グリア細胞質内封入体）を特徴とするが，神経細胞質内やグリア・神経細胞核内にも封入体がみられる．MRIでは線条体の被殻の萎縮，T2低信号，外側の線状の高信号に加えて，多系統萎縮症に特徴的な小脳や橋の萎縮，T2強調画像での橋の十字状の高信号（十字サイン），中小脳脚の高信号（中小脳脚サイン），あるいは錐体路病変を示唆する内包，放線冠，運動野直下のT2高信号などがみられる．内側側頭葉は保たれている．DAT SPECTは異常を示し，MIBG心筋シンチグラムは正常所見を示す．

　MSAでは運動失調やパーキンソニズム，あるいはその両方による歩行障害がみられ，症候学的には特発性正常圧水頭症との鑑別が難しい．遂行機能障害を主とする認知障害も両疾患共通である．またMSAでは，自律神経障害の一部として頻尿や尿失禁もよくみられ，この点でも特発性正常圧水頭症と共通している．一方，特発性正常圧水頭症では四肢の運動失調を示すことはなく，排尿以外の自律神経障害も示すことはないことが鑑別点になる．MRI上での，MSAにおける特徴的な所見，および特発性正常圧水頭症の特徴的な所見が両者の鑑別に最も有用である．

2 脳血管障害

　脳血管障害は頻度の高い疾患であり，しばしば特発性正常圧水頭症との鑑別が問題となる．くも膜下出血や脳内出血に伴う二次性正常圧水頭症については次の項にまとめ，ここでは慢性進行性に血管性認知症および血管性パーキンソニズムをきたし，皮質下性虚血性血管障害に焦点をあてる．

A. 皮質下性虚血性血管性認知症

　高血圧によって脳穿通枝動脈が侵され，皮質下にラクナ梗塞が多発し，脳室周囲や深部白質に虚血性変化が起こることで生じた認知症は皮質下性虚血性血管性認知症（subcortical ischemic vascular dementia）と呼ばれ，血管性認知症の中では最も多い型であり，従来 Binswanger's disease と呼ばれていた病態のより正確な表現である[12]．認知面では，意欲低下，思考緩慢が目立ち，遂行機能障害が中心で，記憶障害は比較的軽く，再生の障害が強く，再認は比較的保たれていることが多い[13]．同時に，筋強剛や姿勢反射障害を生じ，いわゆる血管性パーキンソニズムを呈することが多い．上肢や顔面の症候は軽く，そのため lower half parkinsonism と呼ばれる．歩行は小歩で，PD に比較すると広基性である．錐体路障害，偽性球麻痺もよく伴う．尿失禁を有することも多い．画像上は，ラクナ梗塞の多発と，深部白質の白質病変がみられ，脳萎縮のため脳室拡大がみられる．

　症候は特発性正常圧水頭症と極めて類似し，症候学的な鑑別は容易ではないが，特発性正常圧水頭症では偽性球麻痺や錐体路障害を伴うことは少ないというところが重要な鑑別点になる．特発性正常圧水頭症では CT, MRI 上脳室周囲白質の変化は健常高齢者に比べ高頻度で程度も強い．ここでも DESH の有無が最も重要な鑑別点である．しかし高齢者では無症候性のものも含めてラクナ梗塞などの脳血管障害の合併も少なくない．したがって 2 つの病態の併存も少なくなく，症候の発現にどちらが大きく関与しているのかを判断することも必要となる．タップテストを行って，反応があれば少なくともその反応分には特発性正常圧水頭症が寄与していると考えることができる．症候のうち脳血管障害の寄与分については髄液シャント術の効果は得られない．特発性正常圧水頭症に伴う白質変化には虚血の合併が関与していると考えられているが[14]，白質変化があっても髄液シャント術は有効とされるが，それが強い場合は髄液シャント術の効果は減弱する[15]．

3 二次性正常圧水頭症との鑑別

　診療ガイドライン改訂版[1]では二次性正常圧水頭症を 2 つに大別している．1 つは，くも膜下出血や頭部外傷，あるいは髄膜炎などに続発したものであり，もう 1 つは先天性あるいは発達性の異常による水頭症が後に成人になって顕在化したものである（図 4）．発症年齢は一般に特発性正常圧水頭症より若年であるが，成年以降に発症した場合，水頭症としての症候は特発性正常圧水頭症と変わらない．

A. 獲得性の原因によるもの

　くも膜下出血や頭部外傷，あるいは髄膜炎など急性のイベントに続発したもののほかに，真菌性髄膜炎，神経梅毒，髄膜癌腫症などの慢性髄膜炎に伴うものに留意しなければならない．

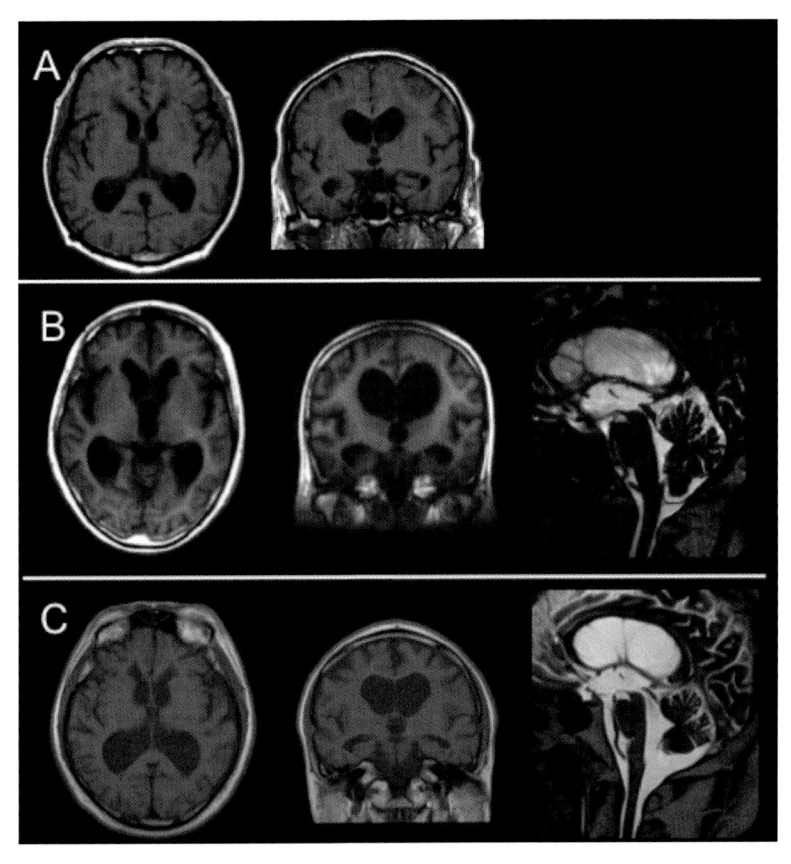

図4 二次性正常圧水頭症の例
A: くも膜下出血後の正常圧水頭症, B: 成人の中脳水道狭窄症, C: 成人の Blake's pouch cyst
　二次性正常圧水頭症は DESH を呈さない. すなわち, くも膜下出血後の二次性正常圧水頭症では Sylvius 裂の拡大はなく, くも膜下腔は背側も腹側も均等に軽度に狭小化している. 成人の中脳水道狭窄症では著明な側脳室と第三脳室の拡大がみられ, くも膜下腔は背側も腹側も均等であり, 脳室拡大に比して開大はないが, 極端に狭小化もしていない. 成人の Blake's pouch cyst では全脳室の著明な拡大がみられ, 小脳の下背側に囊胞がみられる. くも膜下腔は背側も腹側も均等であり, 脳室拡大に比して開大はないが, 極端に狭小化もしていない.

　くも膜下出血や頭部外傷の後, 一般的には数週間以内に正常圧水頭症が生じてくるが, 軽微なイベントは認識されていないこともある. またそれらのイベントからの間隔が年余にわたる場合は, そのイベントに続発したものなのか, 特発性なのか判断できないこともある. くも膜下腔, 特に脳底部での閉塞のため, 画像上これらの多くは DESH を示さず, くも膜下腔はどの部位も均等である（狭小化している場合と, 狭小化も拡大もしていない場合があり得る). さらに脳表の MRI の信号強度が変化していることもある. 造影 MRI を行えば脳表や脳室壁に造影効果がみられることもある. 急性のイベントがなく, このような所見が得られたときは特に注意して病歴を聴取し, 慎重に脳脊髄液検査や他の必要な検査を進める.

　見逃されやすい二次性正常圧水頭症の原因として, 脳腫瘍および脊髄腫瘍がある. 特に神経鞘腫が多い. Sylvius 裂も狭小化している場合と, それが拡大し DESH を呈している場合の両方がある. 脳腫瘍であれば通常脳 MRI で診断可能であるが, 脊髄腫瘍の存在には特に注意を要する. DESH を呈していないとき, 脳脊髄液検査で通過障害が疑われるときや蛋白が異常高値を示しているときには脊髄 MRI を行う必要がある.

B. 先天性・発達性の異常に起因するもの

　先天性水頭症が成人期になって発症してくるものとして，中脳水道狭窄症やBlake's pouch cyst[16]などが知られている．成人において画像検査によって偶然みつかる潜在性のものと，成人になって症候が出現し顕在性になるものとがあり，乳児期に頭囲拡大があって中脳水道狭窄による水頭症が気づかれていたが長く無症候で経過し，成人期以降になって水頭症症状を発症したものは longstanding overt ventriculomegaly in adults（LOVA）[17]と呼ばれている．発症年齢は壮年期から初老期に多く，特発性正常圧水頭症に比べて若い．症候は特発性正常圧水頭症と同じである．LOVAは中脳水道狭窄による非交通性水頭症であり，第四脳室は拡大していない．Blake's pouch cyst は Dandy-Walker 奇形の亜型とされていて，Magendi 孔の閉鎖があって小脳後方に囊胞を作り，非交通性水頭症をきたすと考えられている．全脳室が拡大している．また最近，橋前槽，脚間槽の膜様構造物によると思われる正常圧水頭症の報告もある[18]．いずれも著しい脳室拡大を示し，第三脳室底の膨隆があって，トルコ鞍の破壊も伴う．脳室拡大に比べ脳底槽，Sylvius裂およびそれより背側のくも膜下腔は均等に狭くなっていて，DESHの形態はとらない．いずれも第三脳室開窓術が有効である可能性が高く，治療法の選択の点から特発性正常圧水頭症とは区別されなければならない．RIあるいはCT脳槽造影は，このような先天性あるいは発達性の水頭症の診断において，閉塞部位を明らかにするために有用である．

4 整形外科的疾患

　整形外科的疾患に起因する歩行障害との鑑別も重要である．実際，外来を受診する特発性正常圧水頭症の患者の多くが，歩行障害のために一度は整形外科を受診している．脊柱，股関節，膝関節の変形，可動域制限，痛みはいずれも歩行障害をもたらす．歩行障害の点からの鑑別についてはⅧ章（☞ p.52）に述べた．整形外科的評価に加え，脳の画像検査を併せて判断すべきである．

　腰部脊椎管狭窄症では，間欠性跛行をきたす．痛みやしびれのために長時間の歩行あるいは起立が制限される．座って休むと痛みは軽快し再度歩行できるようになる．歩行開始が難しくなる特発性正常圧水頭症とは違って，重症でない限り歩行自体は可能で，特に歩行の最初は侵されない．腰部脊椎管狭窄症は高齢者において高頻度にみられるもので，たとえそれがあったとしても患者の歩行障害にどれほど関与しているかは慎重に判断すべきである．脊椎の画像検査は症候をうまく予測するものではないので，判断は症候学的所見に基づくべきである．もし両者が関与していると判断される場合は特発性正常圧水頭症の治療を優先する．そうすれば患者はまず歩行自体が改善し，もしその後歩行距離が延びないなら次に腰部脊椎管狭窄症を治療することになる．

　さらに高齢者では骨・関節・筋肉疾患を高頻度に合併しているため，特発性正常圧水頭症による歩行障害に重畳していることもしばしばあり，それぞれの寄与分を慎重に考慮しなければならない．逆に特発性正常圧水頭症による歩行障害が整形外科的疾患によるものと見誤られていることも少なくない．実際，特発性正常圧水頭症が疑われる患者にも脊椎管狭窄症や変形性関節症などの何らかの整形外科的異常を確認できることが多いが，たとえそれがあったとして

も，それで患者の歩行障害のすべてが説明できるとは限らない．整形外科的異常で説明し難い場合や，上記のような症候学的特徴がみられる場合は，特発性正常圧水頭症，あるいはその合併を疑ってみる必要がある．

5 精神疾患

　特発性正常圧水頭症には遂行機能障害や記憶障害を中心とした認知機能障害ばかりでなく，意欲低下，不安，情動不安定，うつ，焦燥，あるいは妄想など様々な精神症状や行動異常症状をきたし，その中の一部は髄液シャント術によって改善することが知られている．すなわち特発性正常圧水頭症の behavioral psychological symptoms in dementia（BPSD）と表現できるものである．しかしこれらの BPSD と精神疾患を鑑別するための心理テストや生物学的診断マーカーは存在せず，症候から両者を鑑別することは困難なことが多い．特発性正常圧水頭症の発症以前からうつや精神病の既往があったということは鑑別の助けになる．

　特発性正常圧水頭症で深刻な精神症状をもたらすことは稀である．重度な精神症状を呈している患者においてはまず精神疾患を疑う．思考緩慢，無感，不安を伴ううつは特発性正常圧水頭症の症状のようにみえることがあるので注意を要する．特発性正常圧水頭症に精神疾患が併存していることもあり得る．歩行障害など症候から，あるいは画像から特発性正常圧水頭症であると考えられる場合でも，大うつ病の症状を呈しているときは，髄液シャント術を行う前に抗うつ薬による治療試してみることが必要である．うつ，不安，妄想，あるいはその他の精神症状が特発性正常圧水頭症の無為・無感や認知障害のためにマスクされていて，それらが髄液シャント術の後に無為・無感や認知障害が軽快するとともに，明らかになったり増悪したりすることもあり得る．

6 泌尿器疾患

　排尿障害は高齢者に一般的によくみられる問題である．尿意切迫，頻尿，失禁は特発性正常圧水頭症によくあるが，特発性正常圧水頭症に特異的に生じるわけではないので，それらが水頭症に関係しているかどうかを見分けることが重要である．尿失禁には，①切迫性尿失禁，②緊張性尿失禁，③混合性尿失禁，④溢流性尿失禁，⑤機能性尿失禁がある．特発性正常圧水頭症で生じるのは切迫性尿失禁である．突然起こる不随意の膀胱の収縮で生じるものを指し，排尿筋過活動あるいは過活動膀胱とも呼ばれている．切迫性尿失禁は，皮質下性虚血性血管性認知症などの脳血管障害，PD，MSA，あるいはミエロパチーでも生じるし，前立腺肥大や膀胱腫瘍，膀胱炎などの非神経疾患でも生じ，特発性正常圧水頭症に特異的というわけではない．さらに切迫性尿失禁以外の尿失禁も高齢者ではよくみられる．括約筋が咳などによる腹圧上昇に耐えられずに生じるのが緊張性尿失禁で，主に女性に起こる．それらの両方が関わるものが混合性尿失禁で，やはり高齢の女性に多い．膀胱が拡張し，排尿しきれないで生じるのが溢流性尿失禁で，男性の前立腺肥大によく起こる．機能性尿失禁は，トイレまで間に合わなくなるような歩行障害，トイレの使い方がわからなくなるような認知障害，コリンエステラーゼ阻害薬（抗認知症薬）などの薬剤に誘発された尿失禁をいう．いずれも特発性正常圧水頭症によるものとの鑑別が必要である．

おわりに

　高齢者を侵し，認知障害をきたす疾患，歩行障害をきたす疾患，およびその両方をきたす疾患のすべてが特発性正常圧水頭症との鑑別対象である．特発性正常圧水頭症の診断は特徴的な臨床症候と画像の両者によってなされる．画像上認められるDESHが最も有効な特発性正常圧水頭症を示唆する所見ではあるが，DESHを認めたからといって特発性正常圧水頭症であると即断してはならない．歩行障害や認知障害があったとしても，それらは他の疾患の重畳であるかもしれないということを肝に銘じて，慎重に診断していかねばならない．

【文献】

1) 日本正常圧水頭症学会　特発性正常圧水頭症診療ガイドライン作成委員会（委員長，森悦朗）：特発性正常圧水頭症診療ガイドライン第2版．メディカルレビュー社．2011．
2) 森悦朗：特発性正常圧水頭症の画像所見を示す認知症の鑑別診断．最新医学 68：833-841．2013．
3) 森悦朗：非アルツハイマー型認知症の病態と診断．日本医師会雑誌 141：539-544．2012．
4) 森悦朗：非アルツハイマー型変性性認知症のMRI．Cognition and Dementia 8：106-112．2009．
5) Iseki C, Kawanami T, Nagasawa H, et al：Asymptomatic ventriculomegaly with features of idiopathic normal pressure hydrocephalus on MRI（AVIM）in the elderly: a prospective study in a Japanese population. J Neurol Sci. 277：54-57. 2009.
6) Malm J, Graff-Radford NR, Ishikawa M, et al：Influence of comorbidities in idiopathic normal pressure hydrocephalus. Research and clinical care a report of the ISHCSF task force on comorbidities in INPH. Fluids Barriers CNS 10：22. 2013.
7) Mizusawa H, Mochizuki A, Ohkoshi N, et al：Progressive supranuclear palsy presenting with pure akinesia. Adv Neurol 60：618-621. 1993.
8) Williams DR, Holton JL, Strand K, et al：Pure akinesia with gait freezing: a third clinical phenotype of progressive supranuclear palsy. Mov Disord 22：2235-2241. 2007.
9) Hiraoka K, Yamasaki H, Takagi M, et al: Is the midbrain involved in the manifestation of gait disturbance in idiopathic normal-pressure hydrocephalus? J Neurol 258：820-825. 2011.
10) Magdalinou NK, Ling H, Smith JD, et al：Normal pressure hydrocephalus or progressive supranuclear palsy? A clinicopathological case series. J Neurol 260：1009-1013. 2013.
11) 丹羽央佳，原敬史，濱哲夫，他：発症して長期経過後の脳室腹腔シャント術が有効であった特発性正常圧水頭症の3例．臨床神経 46：544-549. 2006.
12) Román GC, Erkinjuntti T, Wallin A, et al：Subcortical ischaemic vascular dementia. Lancet Neurol 1：426-436. 2002.
13) 森悦朗：血管性認知症．池田学編，認知症：臨床の最前線．医歯薬出版，東京，pp.34-46. 2012.
14) Krauss JK, Regel JP, Vach W, et al：White matter lesions in patients with idiopathic normal pressure hydrocephalus and in an age-matched control group: A comparative study. Neurosurgery 40：491-495. 1997.
15) Krauss JK, Droste DW, Vach W, et al：Cerebrospinal fluid shunting in idiopathic normal-pressure hydrocephalus of the elderly: Effect of periventricular and deep white matter lesions. Neurosurgery 39：292-299. 1996.
16) Calabrò F, Arcuri T, Jinkins JR：Blake's pouch cyst: an entity within the Dandy-Walker continuum. Neuroradiology 42：290-295. 2000.
17) Oi S, Shimada M, Shibata M, et al：Pathophysiology of long-standing overt ventriculomegaly in adults. J Neurosurg 92：933-940. 2000.
18) Anık I, Ceylan S, Koc K, et al：Membranous structures affecting the success of endoscopic third ventriculostomy in adult aqueductus sylvii stenosis. Minim Invasive Neurosurg 54：68-74. 2011.

8. MRI・CT 所見

1 MRI・CT の絶対的必要性

　特発性正常圧水頭症の診断には，診断基準にある通り脳室拡大を認めなければならない．ゆえに脳室拡大を非侵襲的に証明できる検査法である CT または MRI が必須の検査法となる．CT と MRI のどちらを施行するか，得られる情報量の圧倒的な差から MRI が禁忌でない限り MRI を施行するべきである．CT は MRI 禁忌症例や，術後の簡易的なフォロー検査として使用するのが望ましい．

2 脳室拡大の証明：Evans index

　診療ガイドライン[1]，国際ガイドライン[2]のいずれにおいても Evans index > 0.3 と定義づけられている．

　　　Evans index ＝両側側脳室前角最大幅／その断面における頭蓋内腔最大幅
（図1）

> 注：少数例ではあるが Sylvius 裂の開大が強いがために脳室拡大が制限され，Evans index が 0.3 を超えない症例もあり得る．Evans index はもともと気脳写の上で設定されたものであり，後に CT 上で，次いで MRI 上で測定されるようになった経緯がある．側脳室前角が脳室全体の拡大を表すものではないので，数値にある程度の幅があるものとして Evans index > 0.3 にこだわることなく，参考値として捉えるのがよいと考えられる．

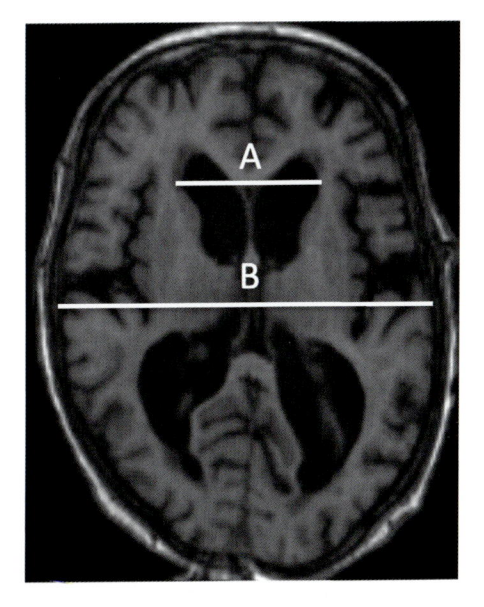

図1 Evans index の測定法
Evans index ＝両側側脳室前角最大幅 (A)／その断面における頭蓋内腔最大幅 (B)

3 DESH

　DESHとは，disproportionately enlarged subarachnoid-space hydrocephalus[3]の略語で，その名の通り不均衡な，くも膜下腔の拡大・狭小であり，脳室拡大，Sylvius裂・脳底槽の開大および高位円蓋部・正中部の脳溝・くも膜下腔の狭小化を持った水頭症（図2）ということになる．この所見はもともとKitagakiらにより報告[4]されていたものであり，診療ガイドラインで取り上げられたことにより浸透した．高位円蓋部・正中部の脳溝・くも膜下腔の狭小化の判定は診療ガイドラインでは「MRI冠状断の2断面以上で脳溝の消失をもって判断する」となっているが，軸位断でも高位スライスまで撮像されていれば冠状断と同等以上に判断できる[5,6]．特発性正常圧水頭症の大多数がDESHであり，この所見はMRI（MRIが禁忌の場合CT）で証明することになる．局所的にポケット状の脳溝拡大（図2,3）を有する症例がある．
　DESH所見はvoxel-based morphometry（VBM）の手法を用いてもその特徴が証明されている[7]．高位円蓋部・正中部の脳溝狭小化に関しては内側頭頂葉で一番強く[5,7]，内側頭頂葉の脳溝狭小化がみられないDESHはない．内側頭頂葉の脳溝狭小化は矢状断像でcingulate sulcal signとしてAlzheimer病との鑑別に役立つと報告されている[8]．内側前頭葉や外側前頭葉・頭頂葉の脳溝狭小化は萎縮の合併の度合いにより，狭小化がみられないか，あるいは開大している症例もある．

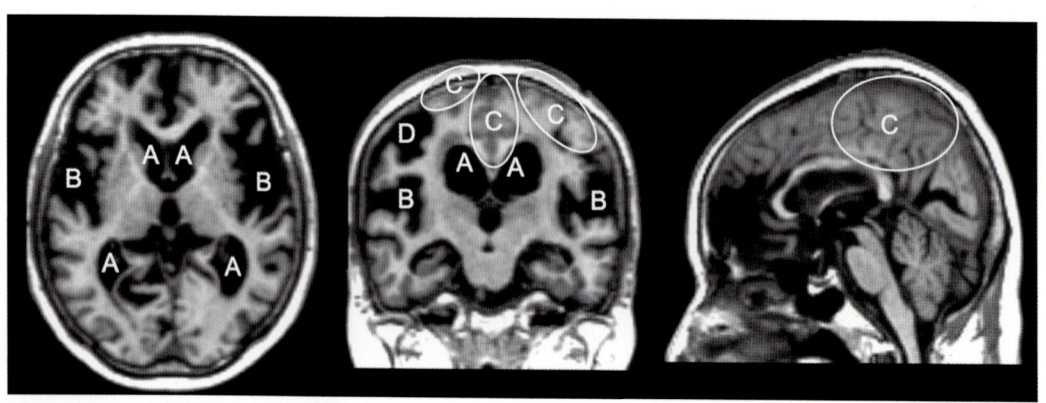

図2　DESHの特徴的なMRI所見
　不均衡なくも膜下腔の拡大・狭小：脳室拡大(A)，Sylvius裂の開大(B)，高位円蓋部・正中部の脳溝・くも膜下腔の狭小化(C)，局所的にポケット状の脳溝拡大(D)がみられる．

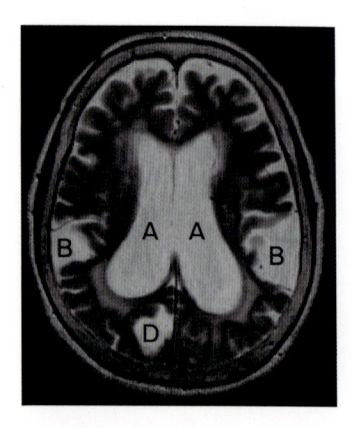

図3　DESHにおけるポケット状脳溝拡大(D)
　BはSylvius裂の開大．

4 脳梁角 callosal angle

　左右脳梁のなす角度であるが，測定断面により同一症例内でも大きく変わるので，前交連-後交連に平行な水平断に後交連上で垂直な冠状断面で測定する（図4）．DESHでは正中部の脳溝・くも膜下腔の狭小化を反映してほぼ全例で脳梁角は90度以下をなす[9]．

　注：脳梁角は同一症例内でも測定する断面の違いにより大きく変動するので注意が必要である．脳梁角の測定は必ず前交連-後交連に平行な水平断面に後交連上で垂直な冠状断面で測定すること．三次元T1強調像を使用し，前交連-後交連に平行な水平断面に後交連上で垂直な冠状断面を再構成したうえで脳梁角を測定するのが望ましい．

5 PVL, PVH

　CTでみられるPVL（periventricular lucency），MRIでみられるPVH（periventricular hyperintensity）は正常圧水頭症に必須の所見ではない．PVL, PVHのみられる比率は，正常高齢者よりは特発性正常圧水頭症患者における比率が高いが，特発性正常圧水頭症でもまったくみられない症例も少なからずあり，加齢・慢性虚血による影響も加味されており，特発性正常圧水頭症の病態生理を反映するものではないと考えられる．シャント術後もPVL, PVHが軽減しない症例は慢性虚血性変化による影響でPVL, PVHを呈している可能性が大きい．

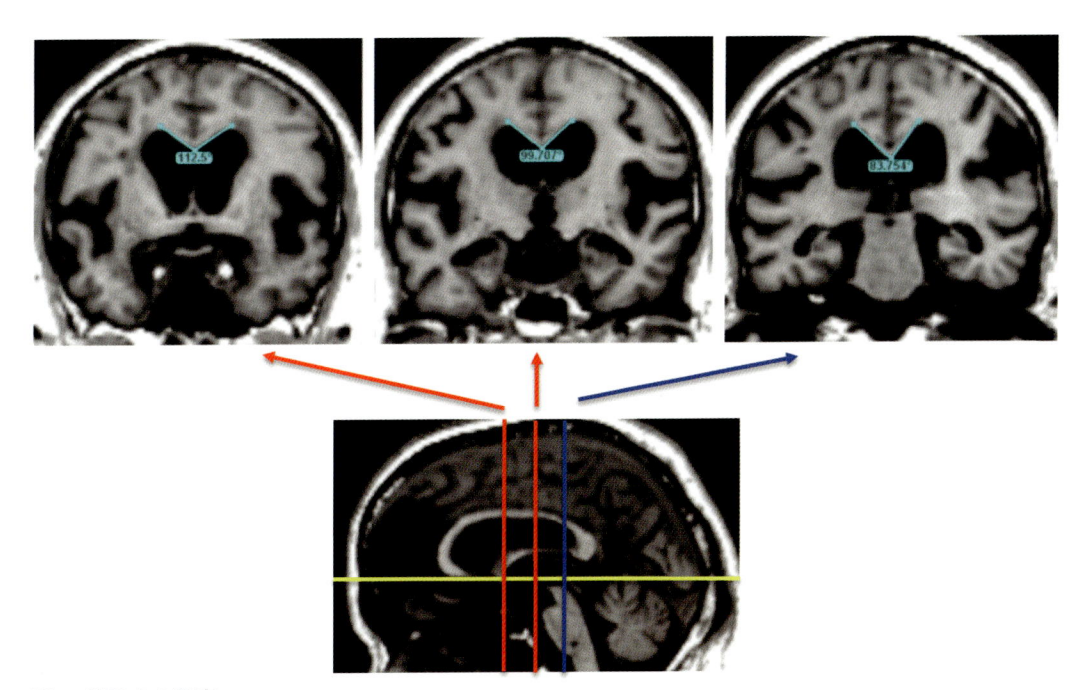

図4　脳梁角の測定
脳梁角の測定は必ず前交連-後交連を通る水平断面（黄色線）に後交連上で垂直な冠状断面（青色線）で測定する．それよりも前の冠状断面（赤色線）上では脳梁角が過大評価されてしまうので注意．

6 中脳水道 flow void, 第四脳室内 jet

　MRI T2 強調矢状断像で flow void や，第四脳室内に jet がみられることがあるが，以前この所見が正常圧水頭症の特徴とされたり，この所見があればシャント術の効果が期待されると考えられた時期があったが，エビデンスはなく特発性正常圧水頭症の診断，手術効果予測としての価値は認められていない．

7 シネ MRI, 脳脊髄液動態画像

　従来，脳脊髄液（CSF）循環動態（hydrodynamics）の観察に Phase Contras（PC）cine MRI 法を用いて特発性正常圧水頭症の診断やシャント術適用のために用いられてきたが，エビデンスを確立することができず，通常臨床の検査に撮像追加時間を必要とするためあまり施行されていない．最近，山田ら[10]は MRI time spatial labeling inversion pulse（time-SLIP）法を用いて脳脊髄液を観察することによって特発性正常圧水頭症の病態の研究を行っており，今後の進展が期待されているが，現状では実臨床で利用されるまでに至ってない．

8 拡散テンソル画像（DTI）

　拡散テンソル画像（diffusion tensor imaging；DTI）により拡散異方性度（fractional anisotropy；FA）を測定し，白質の神経線維の状態を評価して特発性正常圧水頭症と他の疾患との鑑別やシャント適応判定への有用性が検討されている．DTI を用いた特発性正常圧水頭症における大脳白質神経線維の障害の評価がどの程度臨床に寄与するか，今後の研究が待たれる．

9 MRS

　鑑別診断，シャント術効果予測などの有用性に関してエビデンスは確立しておらず，一般臨床ではルーチン検査に追加してまで実施する意義はないと考えられる．

10 CT 脳槽造影

　腰椎穿刺により腰椎くも膜下腔に非イオン性造影剤を注入して，造影剤の脳室への逆流と停滞および脳表での停滞をみる．造影剤注入後 6，24，48 時間後に撮像する．
　以前は造影剤の脳室内逆流と脳表停滞が典型的な正常圧水頭症の所見とされ，特発性正常圧水頭症の診断にも有用であると思われていたが，シャント術適応の判定に関する有効性は否定的で確立されていない．腰椎穿刺を必要とする侵襲的な検査のわりに得られる情報の信頼性が確立されてないこと，偽陽性・偽陰性が多いことより特発性正常圧水頭症診療ガイドラインでは「特発性正常圧水頭症の診断のためにそれを加える理由はないと考えられる」と記載され，推奨されていない．多施設前向きコホート研究 SINPHONI でもその有用性は否定的とされている[11]．

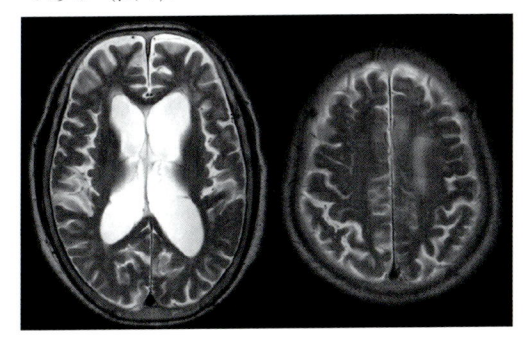

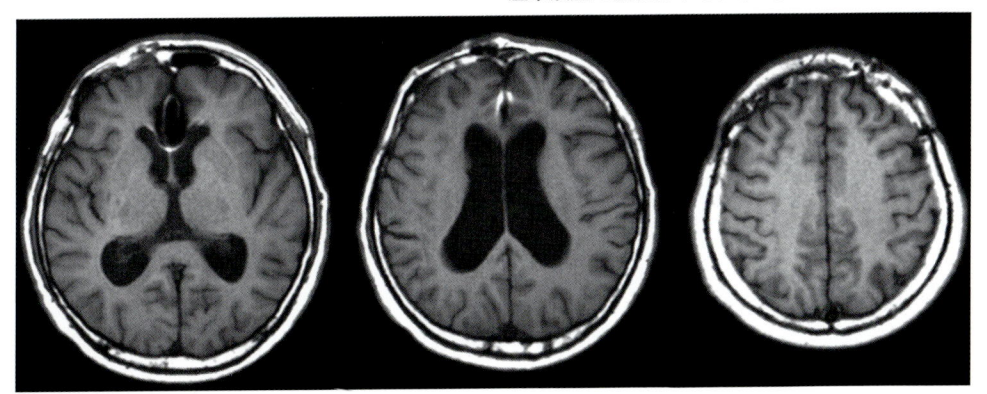

11 non-DESH 型特発性正常圧水頭症

　特発性正常圧水頭症の大半は DESH であるが，なかには DESH 所見を呈さない特発性正常圧水頭症も存在し得る．いわゆる DESH の特徴である Sylvius 裂の開大や高位円蓋部・正中部の脳溝開大がないため萎縮に伴った脳室拡大との鑑別に苦慮する可能性があるが，萎縮による脳室拡大よりも脳室拡大の割が大きく，萎縮による脳溝拡大ほど脳溝は拡大しない点が鑑別点となる（図5）．

12 特発性正常圧水頭症と鑑別すべき疾患の MRI 所見

A. AVIM（asymptomatic ventriculomegaly with features of idiopathic normal pressure hydrocephalus on MRI）

　画像所見は DESH を呈するものの臨床症状がないものであり[12]，MRI（CT）上は DESH と鑑別できない（図6）．DESH との鑑別は臨床症状の有無で判定するしかない．

B. 二次性正常圧水頭症（secondary normal pressure hydrocephalus；sNPH）

　脳室拡大はみられるがさほど強くないものが多い．Sylvius 裂・脳底槽の開大はない．高位円蓋部・正中部の脳溝・くも膜下腔の狭小化は特発性正常圧水頭症ほど強くないか，正常範囲内である（図7）．

図5　non-DESH 型の特発性正常圧水頭症
　脳室拡大はみられるが，いわゆる DESH に特徴的な Sylvius 裂の開大や高位円蓋部脳溝の狭小化はみられない．

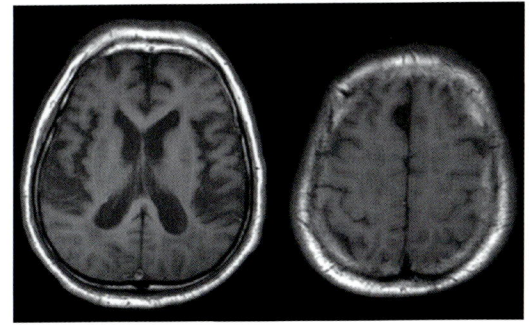

図6　AVIM
　肺癌の脳転移スクリーニング時に偶然みつかった．脳室拡大は軽度であるが Sylvius 裂の開大，高位円蓋部・正中部脳溝の強い狭小化がみられる．正常圧水頭症の症状はみられない．

図7　二次性正常圧水頭症
　動脈瘤破裂によるくも膜下出血後の二次性正常圧水頭症．脳室拡大はみられるが，Sylvius 裂の開大はみられない．高位円蓋部・正中部脳溝の狭小化はみられる．

C. LOVA (long-standing overt ventriculomegaly in adults)

著明な脳室拡大がみられる．Sylvius 裂・脳底槽の開大はない．高位円蓋部・正中部の脳溝・くも膜下腔の狭小化はないかあっても軽度（図8）．

D. 進行性核上性麻痺（progressive supranuclear palsy；PSP）

中脳被蓋萎縮による hummingbird sign が有名であるが，早期ではみられない場合が多い．脳幹の萎縮と前頭優位の大脳萎縮がみられることが多い（図9）．また特発性正常圧水頭症でも脳室拡大による圧排で hummingbird sign 様にみえる症例もあるので注意が必要である．Sylvius 裂は特発性正常圧水頭症ほど拡大せず，高位円蓋部・正中部の脳溝狭小化はみられない．ただし，ごく稀ではあるが DESH 様所見を呈するものがある．

E. ビンスワンガー病（Binswanger disease）

T2 強調画像，FLAIR 画像にて大脳白質，線条体，視床にびまん性高信号が分布する．ラクナ梗塞が散在する．大脳萎縮に伴い脳室拡大や Sylvius 裂が開大する．高位円蓋部・正中部の脳溝の狭小化はなく逆に開大がみられる（図10）．

F. Alzheimer 病（Alzheimer disease；AD）

大脳萎縮に伴い脳室拡大や Sylvius 裂が開大するが DESH ほどの開大はない．高位円蓋部・正中部の脳溝の狭小化はなく逆に開大がみられる．内側側頭葉の萎縮が強いので側脳室下角が側脳室の他の部位よりも強く拡大する（図11）．

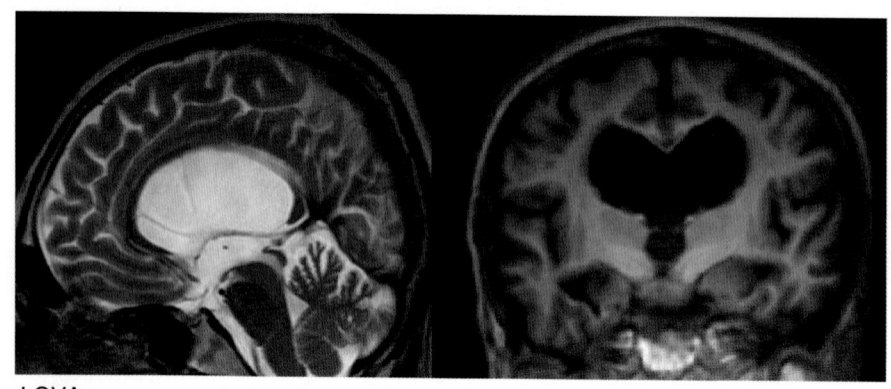

図8 LOVA
脳室の著明な拡大がみられる．中脳水道の狭窄がみられる．Sylvius 裂の開大はみられない．高位円蓋部・正中部脳溝の狭小化はないか，あっても軽度である．

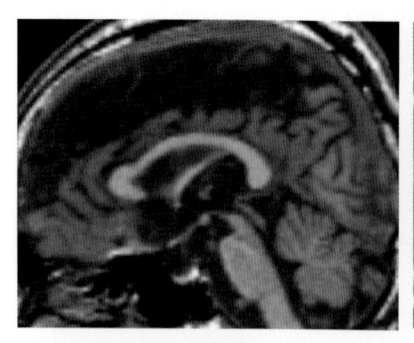

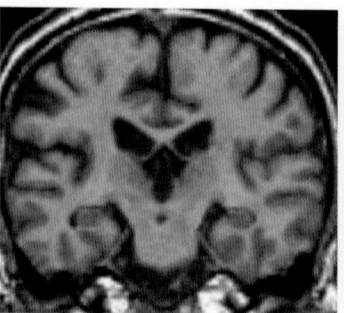

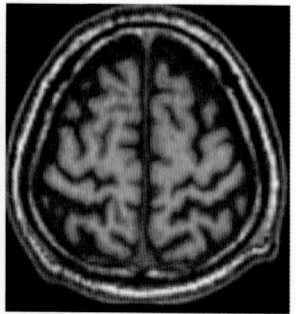

図9 進行性核上性麻痺
正中矢状断像で中脳被蓋の萎縮を反映した hummingbird sign がみられる．脳室拡大は軽度で Sylvius 裂の開大はみられない．高位円蓋部・正中部脳溝の狭小化はない．

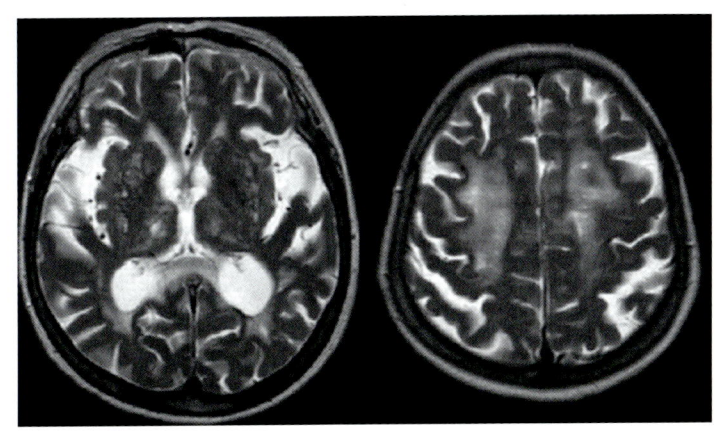

図10 Binswanger 病
脳室は後角優位にみられている．Sylvius 裂の開大，高位円蓋部の脳溝も開大がみられる．被殻，視床，大脳白質に T2 強調像で高信号域が分布している．

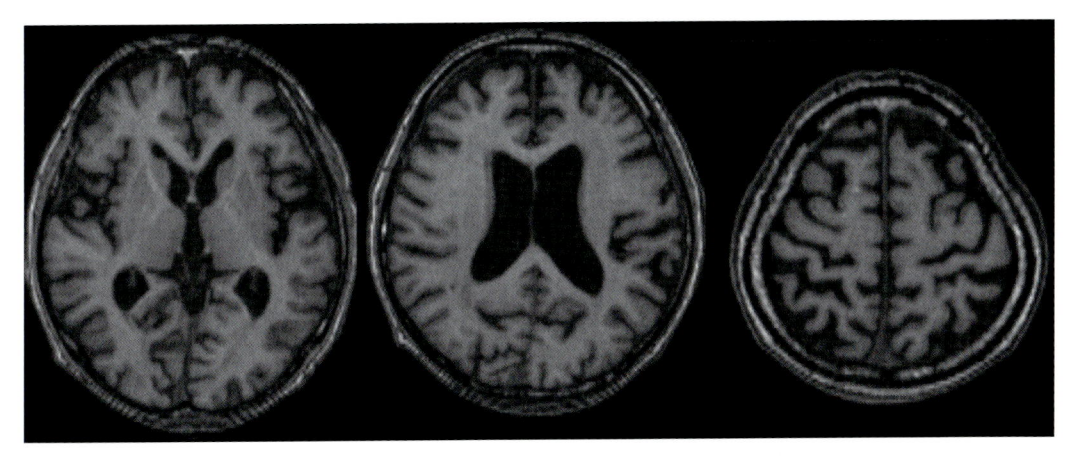

図11 Alzheimer 病
萎縮に伴った脳室拡大がみられる．Sylvius 裂の開大は軽度．高位円蓋部では脳溝の狭小化はみられず，頭頂葉での脳溝開大が目立つ．

13 これからの課題

　特発性正常圧水頭症の画像を定量的に評価する手法は Evans index が最初であり現在も診断基準に取り上げられている．しかしこれはあくまでも側脳室前角の拡大を表しているに過ぎず，正確に脳室拡大全体を反映しているとはいい難い．また測定者により測定した数値に誤差が生じてくる可能性は避けられない．Callosal angle は DESH の特徴である正中部（内側頭頂葉）脳溝の狭小化の間接的な指標であるが，測定は正確に再構成した後交連を通る前交連－後交連面に垂直な冠状断面で行わないと誤差が生じてくる．これらの手法は DESH 所見すべてを評価しているものではないので，DESH の①脳室拡大，② Sylvius 裂開大，③高位円蓋部・正中部脳溝狭小化を定量評価する方法が期待されており，3D-T1 強調画像と Voxel-based morphometry を応用した手法が試みられている．1つは上記3部位の脳脊髄液容積をコンピュータソフトにて自動で測定し，個体差による分散を補正するために頭蓋内容積の比として表示する方法であり[13]，もう1つは個々人の脳を標準脳に変形した後，統計学的に有意な関

心領域でもって上記 3 部位の脳脊髄液容積をはかり、その組み合わせの比で Alzheimer 病などの疾患と鑑別しようとする方法[14]である．いずれの手法も脳脊髄液を抽出する際に行われる segmentation の精度に依存するところが大きく，施設，機種の違いにより，算出する数値に大きな変動がでることがあり，どの施設，どの機種で撮像された画像においても同じ結果がでる「標準化」の問題を解決されることが望まれる．

【文献】

1) 日本正常圧水頭症学会　特発性正常圧水頭症診療ガイドライン作成委員会．特発性正常圧水頭症診療ガイドライン第 2 版．メディカルレビュー社．2011．
2) Relkin N, Marmarou A, Klinge P, et al：Diagnosing idiopathic normal-pressure hydrocephalus. Neurosurgery 57 (S2)：4-16. 2005.
3) Hashimoto M, Ishikawa M, Mori E, et al：Diagnosis of idiopathic normal pressure hydrocephalus is supported by MRI-based scheme: a prospective cohort study. Cerebrospinal Fluid Res 7：18. 2010.
4) Kitagaki H, Mori E, Ishii K, et al：CSF spaces in idiopathic normal pressure hydrocephalus: morphology and volumetry. AJNR 19：1277-1284. 1998.
5) 石井一成：特発性正常圧水頭症の画像診断．臨床放射線 52：449-457. 2007.
6) Sasaki M, Honda S, Yuasa T, et al：Narrow CSF space at high convexity and high midline areas in idiopathic normal pressure hydrocephalus detected by axial and coronal MRI. Neuroradiology 50：117-122. 2008.
7) Ishii K, Kawaguchi T, Shimada K, et al：Voxel-based analysis of gray matter and CSF space in idiopathic normal pressure hydrocephalus. Dement Geriatr Cogn Disord 25：329-335. 2008.
8) Adachi M, Kawanami T, Ohshima F, et al：Upper midbrain profile sign and cingulate sulcus sign: MRI findings on sagittal images in idiopathic normal-pressure hydrocephalus, Alzheimer's disease, and progressive supranuclear palsy. Radiat Med 24：568-572. 2006.
9) Ishii K, Kanda T, Harada A, et al：Clinical impact of the callosal angle in the diagnosis of idiopathic normal pressure hydrocephalus. Eur Radiol 18：2678-2683. 2008.
10) 山田晋也, 後藤忠輝：特発性正常圧水頭症（iNPH）：病態研究最近の進歩病因・病態解明に向けて（A）髄液動態画像 MRI（Time-SLIP 法による観察）．臨床神経 50：966-970. 2010.
11) Kawaguchi T, Hirata Y, Bundo M, et al：Role of computerized tomographic cisternography in idiopathic normal pressure hydrocephalus. Acta Neurochir (Wien) 153：2041-2048. 2011.
12) Iseki C, Kawanami T, Nagasawa H, et al：Asymptomatic ventriculomegaly with features of idiopathic normal pressure hydrocephalus on MRI (AVIM) in the elderly: A prospective study in a Japanese population. J Neurol Sci 277：54-57. 2009.
13) Ishii K, Soma T, Shimada k, et al：Automatic volumetry of the cerebrospinal fluid space in idiopathic normal pressure hydrocephalus. Dement Geriatr Cogn Disord Extra 3：489-496. 2013.
14) Yamashita F, Sasaki M, Saito M, et al：Voxel-based morphometry of disproportionate cerebrospinal fluid space distribution for the differential diagnosis of idiopathic normal pressure hydrocephalus. J Neuroimaging. 24：359-365. 2014.

9. タップテスト

はじめに

　特発性正常圧水頭症（iNPH）の歩行・認知・尿失禁といった症状は高齢者には非特異的であり，症状のみからの鑑別診断は容易ではない．一方，画像所見も近年，disproportionately enlarged subarachnoid-space hydrocephalus（DESH）といわれる所見が診断に有用とされている[1]が，DESH所見を有していても無症候な例が存在することが報告されており[2]，DESH所見の有無のみでの鑑別診断も困難な場合がある．タップテスト（髄液排除試験）は腰椎穿刺後脳脊髄液を一定量排除する方法で，これにより症状改善の有無をみることができることから，診断に有用な検査と考えられている．また，タップテストは患者や家族にとっても手術効果を予測することができ，手術への理解が得られやすい利点も有している．ここでは，タップテストについての歴史的な流れや診断精度を中心に述べることとする．

■1 診療ガイドライン作成（2004年）以前

　くも膜下出血後の症例で，持続脳脊髄液排除によって症状改善を得て，髄液シャント術を行うことは古くから脳神経外科で行われており，手術に際して脳脊髄液を吸引して脳全体の容積を減じてから深部操作に移るのは基本的操作である．脳脊髄液排除が水頭症の診断や治療に有用であることはいうまでもないが，特発性正常圧水頭症の診断に用いられるのは比較的新しい．古くはWikkelsoら[3]（1986）が正常圧水頭症（特発性正常圧水頭症と二次性正常圧水頭症の両者を含む）の診断にタップテストを行い，タップテスト後の症状改善，特に歩数の改善とシャント効果とはよく相関していることを明らかにしている．

　しかし，その後の正常圧水頭症診断にはCTあるいはRI脳槽造影がよく用いられ，特に脳室内逆流（ventricular reflux）は診断に有用とされた[4]．しかし，この時期は特発性正常圧水頭症の存在がほぼ否定された時期でもあり，そのほとんどは二次性正常圧水頭症が検査対象であった．したがって，特発性正常圧水頭症における脳槽造影についてのまとまった報告はなかったといえる．一方，タップテストや持続脳脊髄液排除が特発性正常圧水頭症の診断に有用としたのはHaanら[5]（1988）であった．彼らはタップテストで症状改善を認めた例は全例でシャント術が有効であったとし，タップテスト陰性例に1日300 mLの持続脳脊髄液排除を5日間行い，症状改善を認めた例はシャント術も有効であったと報告している．その後，Sandら[6]（1994）やMalmら[7]（1995）によって特発性正常圧水頭症に対するタップテストの成績が報告されているが，前者は有用とするのに対して後者はシャント効果の予測には有用ではないと述べるなど，タップテストに対する評価は十分でなかったといえる．しかし，特発性正常圧水頭症に対するタップテストの報告はその後も散見されるようになり，Stolzeら[8]（2000）は特発性正常圧水頭症で30 mL前後の脳脊髄液排除により歩行速度や歩幅は改善するとし，Walchenbachら[9]（2002）は特発性正常圧水頭症を主体とした研究で40 mLの脳脊髄液排除

後6〜8時間後に症状のチェックを行い，陰性例には持続脳脊髄液排除（100〜150 mL，4日間）を行った後，シャント術を施行し，タップテストの感度は28%，特異度は100%と報告している．彼らの報告は，タップテストは特発性正常圧水頭症の感度は低いものの，特異度は高い検査であることを明らかにした点で重要である（表1）．

タップテストは腰椎穿刺が可能であればどこでも可能な検査であり，脳脊髄液排除のみなので，感染のリスクも少なく，高齢者に適した検査法と考えた[10]．持続脳脊髄液ドレナージの診断精度は高いと思われたが，認知障害を伴っていることが多い高齢者に適用するのは侵襲が高く，ガイドラインとしてはオプションの位置づけとしたほうがよいと考えた．また，脳脊髄液吸収抵抗値の測定は日本では実施可能な施設が少なく，実施方法や基準値も施設間で異なることから，これもオプションとするのがよいと考えた．タップテストについては，Wikkelsoら[3]の方法に従えば40〜50 mLを2日間連続で行うことになるが，高齢者に2日間連続で行うのは侵襲的と考え，単回排除とした．排除量については，10 mLの排除でも症状改善が得られる例があることはガイドライン作成委員の間で知られていたが，診断精度を上げることを考慮し，また，文献的にはStolzeら[8]の報告もあることから30 mL排除がよいと考えた．しかし，30 mL排除で感度・特異度がどれくらいかはデータがなく，診療ガイドラインの中では提案という形をとり，タップテストの診断精度についてはその後の研究に委ねることとした．

表1　タップテストの成績

	iNPH/sNPH	感度	特異度	生診率
Haan & Thomas, 1988	32/0	43%	100%	54%
Malm et al, 1995	35/0	62%	33%	54%
Walchenbach et al, 2002	43/6	26%	100%	45%
Kubo et al, 2007	38/0	70%	100%	
Ishikawa et al, 2012	100/0	71.3% (82.5%) #	65% (65%) #	70% (79%) #

#: 特発性正常圧水頭症重症度分類合計点1点以上改善または脳脊髄液圧15cm水柱以上
Ishikawa, et alの成績は特発性正常圧水頭症重症度分類の合計点での成績

2 診療ガイドライン作成（2004年）以後

タップテストは低侵襲で，どの施設でも可能であり，症状改善があれば患者/家族からの手術への同意が得られやすいと考えられる．しかし，最大の課題は30 mL排除によるタップテストの診断精度であり，診療ガイドライン作成とほぼ同時期にわが国初の特発性正常圧水頭症共同研究（SINPHONI）[1]に取り組んだ理由の1つがタップテストの診断精度に関するエビデンスを作ることであった．2004年に開始し，1年の登録期間と1年の術後観察期間を経て，2010年以降にそのデータを論文化した．SINPHONIでの選択基準は，1）60歳以上であること，2）症状として三徴候の1つ以上を有すること，3）MRIで脳室拡大を認めること（Evans index：0.3以上），4）MRI冠状断にて高位円蓋部狭小化を認めること，5）原因が不明であることであった．また，SINPHONIでは登録症例は全例シャント術を行うこととし，脳室腹腔シャント術を行う際には可変式差圧バルブを用い，初期圧の設定には身長と体重からなる早見表を作成した．また，タップテスト前後の評価も可能な特発性正常圧水頭症重症度分類を作成した．上記基準を満たし，同意の得られた患者全員にタップテストを行い，症状改善の有無に関わらず髄

液シャント術を行うこととしたが，これはタップテストの診断精度を求めるためには必須の条件であった．SINPHONIでは脳槽造影やラジオアイソトープを用いた脳血流の検査も行い，多くの観点から特発性正常圧水頭症の検討を行った．これらの結果については8編の英文論文を発表することができたが，個別の結果は個々の論文を参照していただきたい[1, 11-17]．

　SINPHONIでは，上記の選択基準を満たし，かつ，上記方針で脳室・腹腔シャント術を施行した患者の1年後の状態を特発性正常圧水頭症重症度分類で評価し，タップテストの診断精度を求めている[15]．個別の症状で最も改善の頻度の高いと思われる歩行を指標とし，特発性正常圧水頭症重症度分類で1点以上の改善を基準とすると感度51.3%，特異度80%であり，特異度は高いものの感度はあまり高くない（表2）．認知障害，排尿障害も特異度はともに85%と高いが，感度は25%，37.5%であり，有効な指標とはいえない．特発性正常圧水頭症重症度分類合計点で1点以上の改善（すなわち，いずれかの症状が1点以上改善）を基準とすると感度71.3%　特異度65%で，感度が上がるが，特異度は下がることになる．感度を上げるための試みとして，種々のパラメータを検討すると，タップテスト時の脳脊髄液圧15cm水柱以上は感度を上げるために有用な項目であることが判明した．合計点1点以上の改善と15cm水柱以上の2項目をもって感度・特異度を検討してみると，感度82.5%，特異度65%であった．このことから，タップテストで三徴候のいずれかに1点以上改善が得られれば，手術を勧め得ると思われる．一方，三徴候の改善がみられなくてもシャント有効例が存在するので手術適応を完璧に否定することはできないが，シャント有効でない可能性も高いことを説明しておく必要がある．なお，陽性予測値，陰性予測値を求めることは可能であるが，これらは検査前の確率に影響されるため，個体群の特徴に依存しない感度・特異度の方が有用と考えている．

　持続ドレナージは感度・特異度ともにタップテストよりは高い報告が多い（表3）[5,9,18,19]が，いずれも単独の施設での成績であり，多施設共同試験でのデータではないので，単純な比較はできないと思われる．3〜5日間で総量300〜500mLを排液するので，より髄液シャント術に近い成績が得られる点で優れているが，高齢者に数日間カテーテルを留置する点で，侵襲性

表2　SINPHONIにおけるタップテストの成績

	真陽性	真陰性	偽陽性	偽陰性	感度(%)	特異度(%)
歩行改善	41	16	4	39	51.3	80.0
認知改善	20	17	3	60	25.0	85.0
排尿改善	30	17	3	50	37.5	85.0
合計点改善	57	13	7	23	71.3	65.0
TUG ≧ 10% (sec)	26	14	5	50	34.2	73.6
MMSE ≧ 3	51	6	14	29	63.8	30.0
Tap-any	74	4	16	6	92.5	20.0

症状改善は特発性正常圧水頭症重症度分類で1点以上の改善を示す．TUG: timed up and go test（所用時間：秒）MMSE：ミニメンタルテスト，Tap-any: 合計点，TUG≧10%，MMSE≧3のいずれかが改善．

表3　持続ドレナージの成績

	iNPH/sNPH	感度	特異度	正診率
Haan & Thomas, 1988	17/0	100%	100%	100%
Walchenbach et al. 2002	43/6	50%	80%	58%
Marmarou et al. 2005	151/0	95%	64%	88%
Woodworth et al. 2009	51/0	91%	70%	

に問題がある．この点の解決がはかれれば，持続ドレナージは優れた補助検査法となり得ると考えられる．

　検査時期について，歩行に関してはタップテスト後24時間以内でよいとする論文もある[20]．実際，歩行については早期に改善する例が多いので，24時間以内でもよいと考えられるが，歩行でも遅れて改善する例があり，また，高次機能の改善や尿失禁の改善も歩行よりは遅れて改善する例が多く，タップテストの感度を向上させる目的からも，タップテスト後24時間以内と1週間後の2回に分けて変化をみておくことが望ましい．

　また，家人や介護人の評価も重要で，廃用症候群などで歩行に変化を認めないような例でも，介護が楽になったとか自発性が向上したといった変化をとらえていることがあるので，患者周辺からの情報収集も重要である．

3 タップテストの評価

　前項でタップテストの感度・特異度を述べたが，これを評価する指標に何を用いたかによっても大きく変化することになる．タップテスト後の変化を，誰が，いつ，どのような評価法で行うのかについては，いまだ世界標準とよばれるものはない．自立度をみるには修正ランキンスケールが一般的であるが，正常から死亡までを7段階で評価しているので，タップテストでみられることの多い軽度改善を評価するには十分でないことが多い．一般的にタップテストの改善は症状改善で評価することが多く，SINPHONIでは特発性正常圧水頭症重症度分類[21]を用いている．これは検者間の判定に有意差がないことを確認した重症度判定で，わが国では広く用いられている（図4）．この分類は各症状に「自覚症状のみ」に相当する項目を設けたことにより，軽症例のタップテストも評価できるようになった．本分類は正常から最重症までを5段階に分類し，それぞれの合計点を求めるようにしているが，名義（順序）変数である各項目を加算することは必ずしも妥当ではない．また，個々の症状の改善度について，5段階では少ない可能性もあり得る．著者は医師判定と理学療法士の判定が異なることを経験しているが，これは医師が症状の改善を主体に1段階の改善とする傾向があるのに対して，理学療法士は介助量の減少を中心に改善の有無を判断する傾向があることに基づくと思われる．どの領域の評価者であっても同じ評価ができるような基準が望ましいが，評価の項目や段階数が多くなれば弊害も多くなり，両者のせめぎ合いになる．

4 特発性正常圧水頭症の重症度分類

　タップテスト後の症状改善の程度やシャント効果を判定するためには，一定の基準が必要である．上記で述べたタップテストの成績も評価基準によって異なるのは当然であるが，タップテストや特発性正常圧水頭症のシャント効果の評価について，いまだ世界標準で用いられる評価法はない．したがって，ここでは一般的に用いられている重症度分類や検査法について，述べることとする．

　自立度の分類で最も普遍的に用いられているのは修正ランキンスケール（表5）であるが，これは7段階評価であり，0：まったく症状・障害なし，1：症状はあるが，生活レベルに支

障はない，2：軽度の障害，3：中等度の障害，4：比較的高度の障害，5：高度の障害，6：死亡に分類されている．基本的には介助量の評価である点に注意が必要である．Functional impairment Measure（FIM）は変化を鋭敏に捉えることができ，信頼性の高い自立度評価法であるが，チェック項目が多い点で，やや難がある．

歴史的には正常圧水頭症重症度分類として Stein らの分類[22] や Black らの分類[23] がある．Stein らの分類では grade 0：神経症状ない，仕事可，grade 1：軽微な障害，自宅では自立，grade 2：自宅でもなんらかの見守りが必要，grade 3：自分でもできるが，介護が必要，grade 4：実際的には自立不可といった5段階分類であり，自立度の評価法である．一方，Black らの分類は歩行障害，記憶障害，尿失禁の三徴候を主体とした分類で，各症状を障害なし，軽度障害，中等度障害，高度障害の4段階に分類している．

わが国でも厚生省難病対策事業の筆頭である正常圧水頭症研究班（班長：高知大学脳神経外科森惟明教授）が特発性正常圧水頭症を念頭においた正常圧水頭症重症度分類[10,24]も Black らの分類と同様，三徴候を重症度別に分類したもので，前者は各症状を4段階に，後者は各症状を5段階に分類している．ガイドラインで推奨している特発性正常圧水頭症重症度分類[25]はこの分類をさらに発展させ，タップテストに際しても用いることが可能なように自覚症状のみで客観的な症状は明らかでない軽症群を grade 1 とし，以後軽度，中等度，重度障害とし，正常状態もいれて全部で5段階に分類しており，総合点として0点から15点の16段階に分類している．

表4　特発性正常圧水頭症重症度分類

	歩行障害	認知障害	尿失禁
0	正常	正常	正常
1	ふらつきまたは歩行障害の自覚のみ	注意または記憶障害の自覚のみ	頻尿または尿意切迫
2	歩行障害を認めるが，自立歩行可能	注意または記憶障害を認めるが，時間と場所の見当識は良好	時折の失禁（週に1～3回）
3	介助または補助具があれば歩行可能	時間または見当識の障害を認める	頻回の失禁（週に4～7回）
4	歩行不能	状況に関する見当識はまったくないまたは会話が成立しない	膀胱機能のコントロールがほとんどまたはまったく不可能

表5　修正ランキンスケール

	内容
0	まったく症状・障害なし
1	何らかの症状はあるが，障害はない（通常の仕事や活動はすべて行うことができる）
2	軽度の障害：以前の活動のすべてはできないが，身の回りのことは援助なしにできる
3	中等度の障害：何らかの介助を要するが，援助なしで歩行できる
4	比較的高度の障害：歩行や日常生活に介助が必要
5	高度の障害：ベッド上での生活，失禁があり，全面的な介助が必要
6	死亡

スウェーデンの Hellstrom ら[26]は，歩行，認知，平衡機能，排尿障害の4項目について，10m 歩行の時間や歩数，あるいは各種認知機能検査の連続変数を順序尺度に変換し，また，平衡・排尿については順序尺度とし，かつそれらを数式化して得たデータを iNPH score とし，合計点で 0 点から 100 点までを 10 点刻みで 11 段階に分類して，正規分布になることを確認している．彼らのスケールは統計学的な配慮もしている点で優れているが，かなり複雑であり，普及させるにはコンピュータ処理などの工夫が必要と思われる．

一般に重症度分類は単純で段階数が少ないことが望ましいが，一方で，それでは変化が十分に捉えにくいということになる．また多くの分類法の抱える問題であるが，本来名義尺度あるいは順序尺度であるにも関わらず，連続尺度のように加減乗除することは統計学的に疑問がある．今後，統計的な配慮も加えた世界標準となり得る重症度分類の作成が望まれる．

5 定量的・半定量的補助検査

歩行の検査として，3m 起立往復歩行や 10m 直線歩行がよく行われる（個別の検査法については他の章を参照）．3m 起立往復歩行は外来検査可能なことを考慮して採用しているが，廊下が狭いと特発性正常圧水頭症患者はすくみ足が強くなることに留意が必要である．また，3m 起立往復歩行には理解力も含まれていて，最短距離で元の位置に戻らず遠回りをしてから座ったりすると，かえって時間がかかったりするので，単に歩行時間や歩数だけでなく，ビデオ撮影などでの観察も必要となる．10m 直線歩行はまっすぐに歩くだけなので，理解力に影響されることも少なく，比較的安定したデータが得られる印象をもっている．

認知機能検査については多くの検査法がある．ガイドライン[25]では minimental state examination（MMSE）を勧めているが，Wechler Adult Intelligence Scale-III（WAIS-III）に含まれる符号課題，記号探し課題も推奨される検査としている．また，特発性正常圧水頭症では前頭葉機能が低下している場合が多いことから，Trail Making Test（TMT）や Frontal Assessment Battery（FAB）も有用とされている．

これらの定量・半定量検査は加減乗除が可能である点ではよいが，実施方法が標準化され，それが厳格に守られているかどうかが問題となる．また，特発性正常圧水頭症患者では検査時間や検査日によってデータに変動がみられることも多いので，注意が必要である．

6 タップテスト陽性の基準

タップテスト陽性をどの検査法で基準値をどこに設定するかは議論のあるところである．2011 年に出版されたガイドラインでは，タップテスト陽性の基準を暫定的に以下のように提案している[25]．
1）特発性正常圧水頭症重症度分類では 1 点以上の改善
2）3m 往復歩行検査は 10%以上の改善
3）MMSE は 3 点以上の改善

他の検査法について，明確な基準値はまだ出されていないが，海外データを参考に，WAIS-III の下位検査では 3 点以上，TMT-A は 30%以上，FAB は 2 点以上などとされている．

また，施行した検査のうち半数以上で改善の基準を満たせば総合的に改善ありと判定する方法も採用可能と述べている．これらの検査法で基準値を決定するのは様々な問題があり，現時点では暫定的な提案とならざるを得ないが，今後，各検査法についての基準値や検査法間の差異についての検討が必要である．

おわりに

タップテストは症状の改善を医師だけでなく，患者や家族にも理解でき，手術への理解が得られやすい点で有用な検査である．しかし，シャント術の効果予測という点ではいまだ十分なものではなく，他の検査法と併せて診断精度を上げる必要があると考えられる．

【文献】

1) Hashimoto M, Ishikawa M, Mori E. et al: Diagnosis of idiopathic normal pressure hydrocephalus is supported by MRI-based scheme: a prospective cohort study. Cerebrospinal Fluid Res 2010 Oct 31 ; 7 : 18. doi : 10. 1186/1743-8454-7-18.
2) Iseki C, Kawanami T, Nagasawa H, et al. Asymptomatic ventriculomegaly with features of idiopathic normal pres- sure hydrocephalus on MRI (AVIM) in the elderly : a pro- spective study in a Japanese population. J Neurol Sci 277 : 54-57. 2009.
3) Wikkelsö C, Andersson H, Blomstrand C, et al: Normal pressure hydrocephalus. Predictive value of the cerebrospinal fluid tap-test. Acta Neurol Scand 73（6）: 566-573. 1986.
4) 玉木紀彦，藤田勝三，楠忠樹，他：正常圧水頭症における computed tomography（CT）cisternography. CT 研究 4：209-216 1982.
5) Haan J, Thomeer R: Predictive value of temporary external lumbar drainage in normal pressure hydrocephalus. Neurosurgery 22 : 3838-3391. 1988.
6) Sand T, Bovim G, Grimse R, et al: Idiopathic normal pressure hydrocephalus: The CSF tap-test may predict the clinical response to shunting. Acta Neurol Scand 89 : 311-316. 1994.
7) Malm J, Kristensed B, Karisson T, et al: The predictive value of cerebrospinal fluid dyanamic tests in patients with normal pressure hydrocephalus syndrocem. 52 : 783-789. 1995.
8) Stolze H, Kuhtz-Buschbeck JP, Drücke H, et al: Gait analysis in idiopathic normal pressure hydrocephalus.- Which parameters respond to the CSF tap test？; Clin Neurophysiol 111 : 1678-1686. 2000.
9) Walchenbach R, Geiger E, Thomeer RT, et al: The value of external lumbar CSF drainage in predicting the outcome of shunting on normal pressure hydrocephalus. J Neurol Neurosurg Psychiatr 72 : 503-506. 2002.
10) 日本正常圧水頭症研究会　特発性正常圧水頭症診療ガイドライン作成委員会：特発性正常圧水頭症診療ガイドライン．メディカルレビュー社．1-131. 2004.
11) Kawaguchi T, Hirata Y, Bundo M, et al: Role of computerized tomographic cisternography in idiopathic normal pressure hydrocephalus.Acta Neurochir（Wien）153（10）: 2018-2041. 2011
12) Ishii K, Hashimoto H, Hayashida K, et al : A multicenter brain perfusion SPECT study evaluating idiopathic normal pressure hydrocephalus on neurological Improvement . Dement Geriatr Cogn Disord 32（1）: 1-10.. 2011.
13) Sakakibara R, Uchida Y, Ishii K, et al: Correlation of right frontal hypoperfusion and urinary dysfunction in iNPH: A SPECT study. Neurourol Urodyn 31（1）: 50-55. 2012.
14) Kazui H, Mori E, Hashimoto M, et al: Effect of shunt operation on idiopathic normal pressure hydrocephalus patients in reducing caregiver burden: evidence from SINPHONI.Dement Geriatr Cogn Disord 31（5）: 363-370. 2011.
15) Ishikawa M, Hashimoto M, Mori E, et al:]The value of cerebrospinal fluid tap test for predicting shunt effectiveness in idiopathic normal pressure hydrocephalus. Fluids Barriers CNS. 2012 Jan 13 ; 9（1）: 1.1186/2045-8118-9-1.
16) Miyake H, Kajimoto Y, urai H, et al: Assessment of a quick reference table Algorithm for determining Initial Postoperative Pressure Settings of Programmable Pressure Valves in Patients With Idiopathic Normal Pressure

Hydrocephalus: SINPHONI Subanalysis. Neurosurgery 71 : 722-728. 2012.
17) Kazui H, Mori E, Ohkawa S, et al: Predictors of the disappearance of triad symptoms in patients with idiopathic normal pressure hydrocephalus after shunt surgery. J Neurol Sci 2013 May 15 ; 328 (1-2) : 64-9. doi : 10.1016/j. jns.2013.02.020. Epub 2013 Mar 16.
18) Marmarou A, Young HF, Aygok GA, et al: Diagnosis and management of idiopathic normalpressure hydrocephalus: a prospective study in 151 patients. J Neurosurg 2005 ; 102 : 987-997. doi : 10. 3171/jns.2005. 102. 6. 0987.
19) Woodworth GF, McGirt MJ, Williams MA, Rigamonti D. Cerebrospinal fluid drainage and dynamics in the diagnosis of normal pressure hydrocephalus. Neurosurgery 2009 ; 64 : 919-925. doi: 10. 1227/01.NEU. 0000341902. 44760. 10.
20) Virhammar J, Cesarini KG, Laurell K. : The CSF tap test in normal pressure hydrocephalus: evalation time, reliability and the influence of pain. Eur J Neurol 2011. doi: 10.1111/j. 1468-1331. 2011. 03486. x.
21) Kubo Y, Kazui H, yoshida T, et al: Validation of grading scale for evaluating symptoms of idiopathic normal-pressure hydrocephalus. Dement Geriatr Cogn Disord 25 : 37-45. 2008.
22) Stein SC, Langfitt TW: Normal-pressure hydrocephalus. Predicting the results of cerebrospinal fluid shunting. J Neurosurg 41 : 483-470. 1974.
23) Black PM: Idiopathic normal-pressure hydrocephalus Results of shunting in 62 patients. J Neurosurg 52 : 371-377. 1980.
24) Mori K: Management of idiopathic normal-pressure hydrocephalus: A multiinstitutional study conducted in Japan 95 : 970-973. 2001.
25) 日本正常圧水頭症学会　特発性正常圧水頭症診療ガイドライン作成委員会:特発性正常圧水頭症診療ガイドライン第2版. メディカルレビュー社. pp. 1-183. 2011.
26) Hellström P, Klinge P, Tans J, et al : A new scale for assessment of severity and outcome in iNPH. Acta Neurol Scand 126 : 229-237. 2012.

10. 脳血流

はじめに

　正常圧水頭症（NPH）は，歩行障害・認知障害・尿失禁を主な症状として，脳室拡大はあるものの脳脊髄液（髄液）の圧は正常範囲内で，髄液シャント術で症状が改善する疾患として，1965年に報告された[1]．正常圧水頭症は，くも膜下出血や髄膜炎に引き続いて起こる原因の明らかな二次性正常圧水頭症（sNPH）と，そのような明らかな原因がない特発性正常圧水頭症（iNPH）に分けられる．

　わが国では2004年に「特発性正常圧水頭症診療ガイドライン」が世界に先駆けて作成され，2011年にその改訂版が出版された[2]．2004年の臨床診断基準の発表以降は，その診断基準を用いた疫学的研究が可能になり，わが国からpopulation-based studyによる一般高齢者における特発性正常圧水頭症患者の頻度が相次いで報告されている[3-5]．それらを総合すると，特発性正常圧水頭症患者（疫学的研究であるので頭部MRIで特発性正常圧水頭症の特徴を有するpossible iNPH患者を意味する）の頻度は，高齢者の約1.1％と推定され，数字の上では認知症よりは少ないがParkinson病よりも多い疾患であるということになる．また，特発性正常圧水頭症はシャント術により症状の改善が期待できることから，より早期での正確な診断が求められる．以上のように，特発性正常圧水頭症は従来考えられているよりも頻度が高いこと，および早期の治療的介入の必要性から，特に高齢者の歩行障害および認知機能障害の原因疾患として見逃してはならない重要な疾患である．

　2011年の新しいガイドラインでは，特発性正常圧水頭症の診断において，DESH（disproportionately enlarged subarachnoid-space hydrocephalus）という画像診断上の所見が重要視されている．このDESHとは，図1に示したように脳底槽やSylvius裂などの脳の下半分にあるくも膜下腔は拡大しているのに対して，脳の上半分にある高位円蓋部や大脳縦裂のく

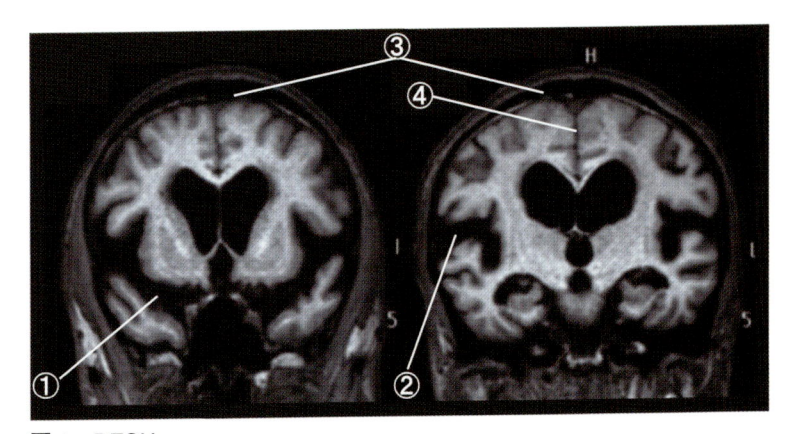

図1　DESH
脳底槽（①）やSylvius裂（②）は拡大しているのに対して，高位円蓋部（③）や大脳縦裂（④）のくも膜下腔は狭小化しており，脳の上部と下部のくも膜下腔で髄液の分布が不均衡になっている．

も膜下腔は狭くなっており，脳の上部と下部のくも膜下腔で脳脊髄液の分布が不均衡になっていることを表している．DESH は二次性正常圧水頭症には認められず，特発性正常圧水頭症に特徴的な所見である．本稿では，DESH 所見との関連を踏まえて，特発性正常圧水頭症における脳血流検査所見およびその診断上の意義について概説する．

1 特発性正常圧水頭症における DESH の重要性

　DESH とは，前述のように，特発性正常圧水頭症が画像診断的に「くも膜下腔の不均衡な拡大を伴う水頭症」であるために，その画像上の特徴を反映した用語として案出され，2011年の改訂ガイドラインでも重要な特徴として掲載されている．DESH 所見は，わが国で行われた多施設前向きコホート研究である SINPHONI（study of idiopathic normal pressure hydrocephalus on neurological improvement）によって，特発性正常圧水頭症の診断に有用であることが明らかにされた[6]．SINPHONI 研究では特発性正常圧水頭症の 96％ にこの DESH 所見を認めたが，特発性正常圧水頭症患者の中には，Sylvius 裂が拡大していないものや高位円蓋部・正中部（大脳縦裂面）のくも膜下腔が狭小化していない，すなわち DESH 所見が明らかではない，non-DESH 型の特発性正常圧水頭症患者も少数ながら存在すると考えられる．また，従来から「高位円蓋部のくも膜下腔狭小化」が強調されてきたが，特発性正常圧水頭症では大脳縦裂側の正中部，特に内側頭頂葉の脳溝の狭小化が必発であることが明らかになり[7]，改訂ガイドラインでは「高位円蓋部および正中部のくも膜下腔狭小化」としている．このような DESH 所見を観察するには MRI の冠状断像が有用であるが，従来から多用されている水平断（軸位断）でも T2 強調画像は頭頂正中部の脳溝・くも膜下腔の狭小化の観察に適している[8]（図 2）．このような DESH 所見に着目することにより，高い感度・特異度で特発性正常圧水

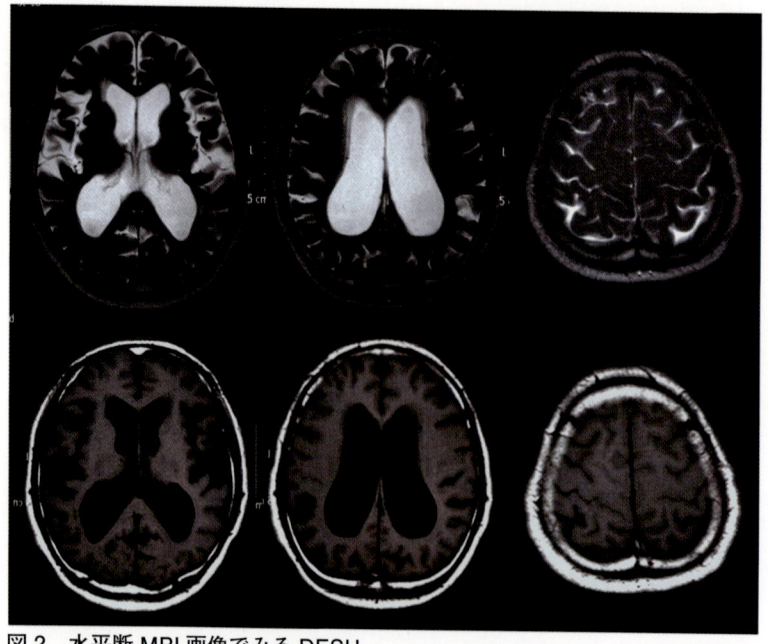

図 2　水平断 MRI 画像でみる DESH
水平断 MRI 画像でも T2 強調画像では頭頂正中部の脳溝・くも膜下腔が狭小化していることが明らかである．

頭症を診断できるが，なぜ特発性正常圧水頭症において DESH のような病態，すなわち不均衡なくも膜下腔の開大が生じるかはいまだ明らかではない．しかし，くも膜下腔が脳の下半分では拡大して脳の上半分では狭くなって DESH が生じていること，また，特発性正常圧水頭症では MRI 冠状断面における左右脳梁のなす角度（脳梁角）が 90 度以下になっていること[9]などから，大脳の上半分が上方の正中部に向かって持ち上げられる力学的なベクトルが働いてDESH が生じているということは確かであろう．このことは，MRI 画像を VBM（voxel-based morphometry）によって画像統計解析した報告で，特発性正常圧水頭症では正常と比較して頭頂葉の高位円蓋部・内側正中部の灰白質密度が増加していることからも明らかである[7]．

2 特発性正常圧水頭症における脳血流画像

　前述のように，DESH 所見は特発性正常圧水頭症の診断における key point であり，改訂ガイドラインでは，その中核をなす「高位円蓋部および正中部のくも膜下腔狭小化」の診断を「MRI 冠状断の 2 断面以上で脳溝の消失をもって判断する」としている．このように明確に定義はされているものの，筆者の経験でも実臨床では MRI 所見がくも膜下腔の狭小化を示しているか否かの判断に迷う症例に遭遇することがある．京都府立医科大学神経内科では，特発性正常圧水頭症を疑った場合に，認知症の鑑別，特に Alzheimer 病との鑑別目的で脳血流 SPECT（single photon emission computed tomography）を撮影することが多い．脳血流画像所見は MRI による DESH 診断を支持する所見を与え得ると考えている．

A. 特発性正常圧水頭症における脳血流画像所見

　特発性正常圧水頭症の脳血流検査では，従来から，大脳皮質の血流低下の有無が検討されており，大脳皮質の血流低下は前方優位型が多いとされているが，後方優位型あるいはびまん性に大脳皮質の血流が低下する型など，いずれのパターンをも取り得ることが報告されている[10-14]．また，後述のように，特発性正常圧水頭症では頭頂部の血流は「みかけ上の（apparent）」増加を示すことが多く，特発性正常圧水頭症に特異的な大脳皮質の血流低下パターンは考えにくい．むしろ，典型的な特発性正常圧水頭症患者の SPECT で認められる血流低下あるいは増加のパターンは，DESH の形態学的特徴を反映していると考えられる．すなわち，Sylvius 裂周囲および脳梁周囲で脳血流が低下し，高位円蓋部・頭頂正中部皮質では「みかけ上の」相対的血流増多を呈する[12,15]（図 3）．3D-SSP などの画像統計解析法を用いた場合でも，Sylvius 裂の拡大による Sylvius 裂周囲での血流低下，脳室拡大による脳梁周囲の血流低下が明らかになる（図 3）[12]．また，高位円蓋部・頭頂正中部皮質での「みかけ上の」相対的血流増多は，前述の MRI（VBM）の報告[7]からもわかるように，真の血流増多（単位脳組織量あたりの血流が増加）ではなく，高位円蓋部・正中部の灰白質密度が増加していることを反映している．MRI（VBM）で灰白質密度ではなく脳脊髄液の分布を解析した報告でも，特発性正常圧水頭症患者では，正常者および Alzheimer 病患者と比較して，高位円蓋部での脳脊髄液密度が減少していたことが示されている[16]．高位円蓋部や頭頂葉内側正中部の「みかけ上の」血流上昇は河童のお皿のようにみえるので，著者らはこの所見をカッパサイン（Convexity APPArent Hyperperfusion；CAPPAH sign）と呼ぶことを提唱している（図 3）[17]．また，統計画像で

Sylvius裂周囲の血流低下領域がチェックマーク（✓）のようにみえるので，これをチェックマークサインと呼ぶことがある（図3）．特発性正常圧水頭症に認められるこれらの特徴的な所見とAlzheimer病などの疾患に認められる特徴的な所見（後部帯状回・楔前部での血流低下など）とを併せて判定することにより，脳血流SPECTは特発性正常圧水頭症とAlzheimer病および他の認知症との鑑別に有用である[12,13]．脳血流画像所見と特発性正常圧水頭症の症状との対応については，尿失禁を有する症例では，尿失禁がない症例と比較して前頭葉の血流低下が認められたとする報告があり[12]，前述のSINPHONI登録患者の解析でも，尿失禁患者では歩行障害と認知症の影響を除外しても，右側優位の両側前頭葉の血流低下が認められた[18]．

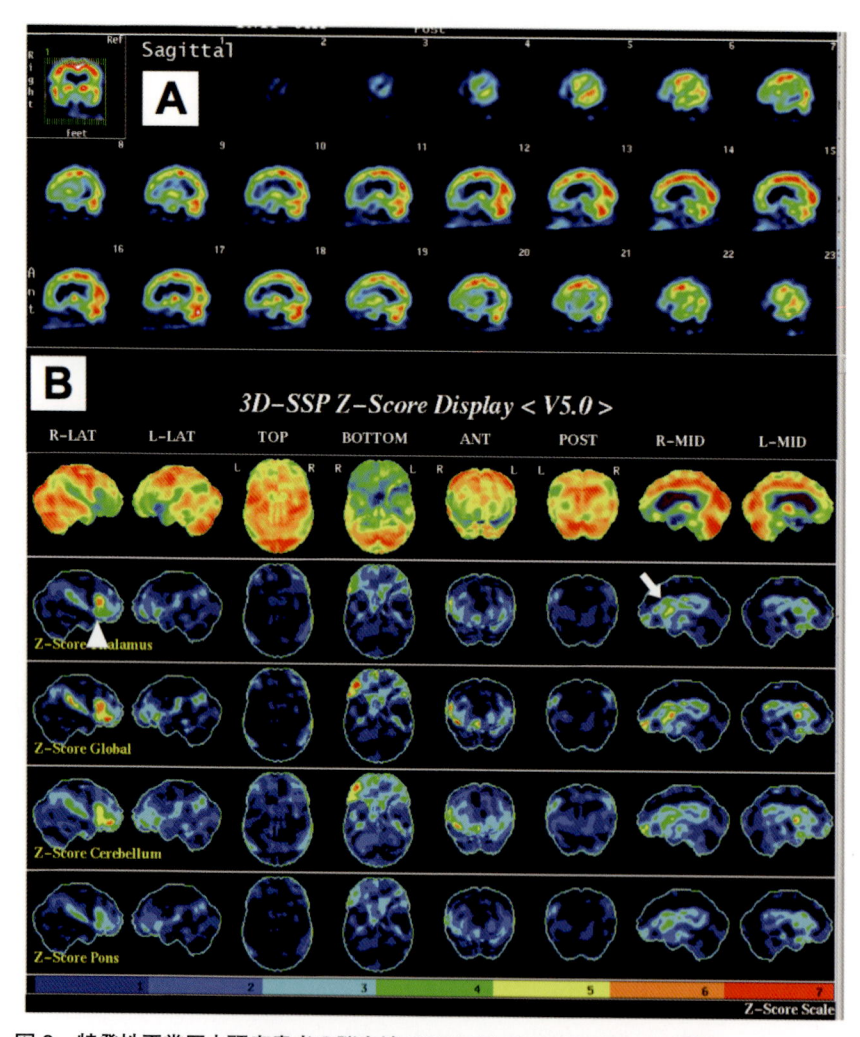

図3　特発性正常圧水頭症患者の脳血流SPECT(123I-IMP-SPECT)画像
A：123I-IMP-SPECT定性画像．Sylvius裂周囲および脳梁周囲で脳血流が低下し，高位円蓋部・頭頂正中部では「みかけ上の」相対的血流増多を呈する．「みかけ上の」脳血流増加領域は河童のお皿のようにみえる（CAPPAH sign）．
B：同一症例の3D-SSP統計解析画像．3D-SSP解析では通常は脳血流低下領域が表示されるので，外側面でSylvius裂の拡大によるSylvius裂周囲のV字状の脳血流低下（矢頭：チェックマークサイン）および内側面で脳室拡大による脳梁周囲の血流低下（矢印）が明らかである．みかけ上の脳血流増加を呈する頭頂葉の高位円蓋部は3D-SSP統計解析画像では黒く抜けている．

以上のような報告は散見されるが，尿失禁だけでなくその他の症状に関しても脳血流検査所見との対応に関してはいまだエビデンスは乏しい．また，MRI 上では特発性正常圧水頭症の画像所見を呈するが明らかな症状がない preclinical stage の特発性正常圧水頭症患者でも，三徴がそろっている患者と同様に全脳の脳血流が低下しているという報告があり[19]．脳血流の変化が症状の発現に先行する可能性があるが，まだエビデンスとしては不十分であり，さらなる検討を要する．

B. 特発性正常圧水頭症患者および対照患者における CAPPAH sign の検討

a. 定性画像による検討

著者らは CAPPAH sign の特発性正常圧水頭症診断における有用性を検討する目的で，京都府立医科大学神経内科で診断した definite または probable iNPH 患者 30 例（definite: 6 例，probable 24 例：75.9 ± 5.9 歳），Alzheimer 病患者 34 例（74.0 ± 9.5 歳）および正常対照者 17 例（75.1 ± 7.1 歳）を対象に，脳血流 SPECT（123I-IMP-SPECT: N-isopropyl-p-［(123) I］-iodoamphetamine-SPECT）を撮影して，CAPPAH sign の陽性率について 3 群を比較検討した．その結果，123I-IMP-SPECT の定性画像を用いて，最終診断を blind にして 2 名の神経内科専門医が判定を行った場合の CAPPAH sign の陽性率は特発性正常圧水頭症患者群が 86.7%（26/30 例），Alzheimer 病患者群が 5.9%（2/34 例），正常対照群が 0%（0/17 例）であった（図 4）．この結果からは，CAPPAH sign によれば，特発性正常圧水頭症と Alzheimer 病の鑑別には感度・特異度がそれぞれ 86.7%・94.1%，陽性尤度比が 14.7 で，正常対照者との鑑別では感度・特異度が 86.7%・100% であり，非常に高い鑑別力を有しているといえる．しかし，この場合の CAPPAH sign の有無の判定は定量的なものではなく判定者の経験に基づく定性的なものであったので，判定者の主観・経験に大きく影響を受ける可能性はある．

b. 統計学的画像解析による CAPPAH sign の検討

さらに上記と同じ特発性正常圧水頭症患者と Alzheimer 病患者の脳血流 SPECT で 3D-SSP（three-dimensional stereotactic surface projection）による統計学的画像解析を行った．その

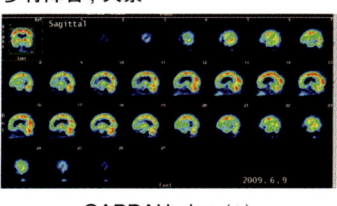

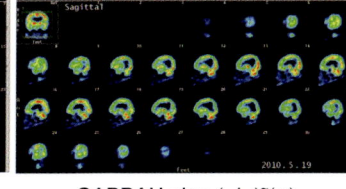

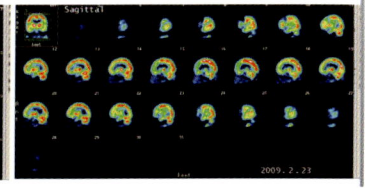

図 4 特発性正常圧水頭症患者の脳血流 SPECT（123I-IMP-SPECT）定性画像による CAPPAH sign の判定
CAPPAH sign 陽性と判定した典型例（Case 1,3）と著明ではないが陽性と判定した症例（Case 2）．下段は特発性正常圧水頭症患者，Alzheimer 病（AD）患者および正常対照（Control）での CAPPAH sign 陽性率．

CAPPAH sign の陽性率（3D-SSP 画像）
iNPH　　14/28 例（50.0%）
AD　　　3/25 例（12.0%）

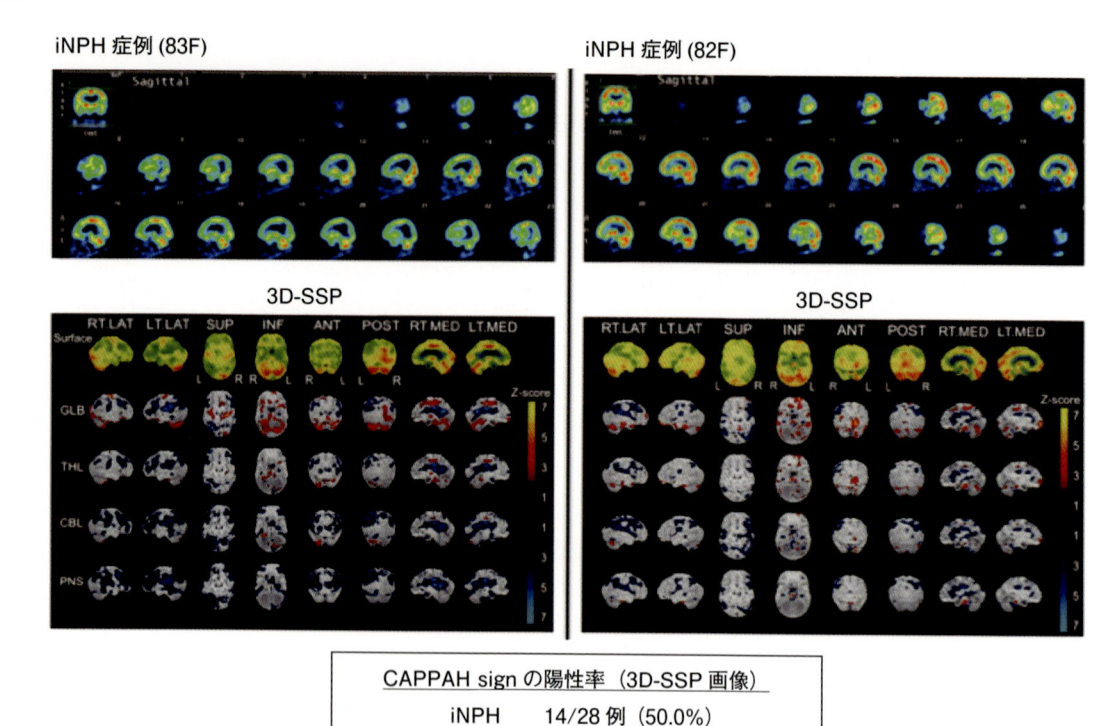

図5　特発性正常圧水頭症患者の脳血流 SPECT(123I-IMP-SPECT) の 3D-SSP 統計解析画像による CAPPAH sign の判定

左は定性画像（上段）で CAPPAH sign が著明ではないが陽性と判定した症例（図4の Case 2 と同じ），右は定性画像で CAPPAH sign が陽性と判定した典型症例（図4の Case 3 と同じ）．中段はそれぞれの 3D-SSP 解析画像．Two-tail view で血流増加領域を赤から黄色，血流低下領域を青から水色で表示している．下段は特発性正常圧水頭症患者およびアルツハイマー病（AD）患者の，3D-SSP 解析画像での CAPPAH sign 陽性率．

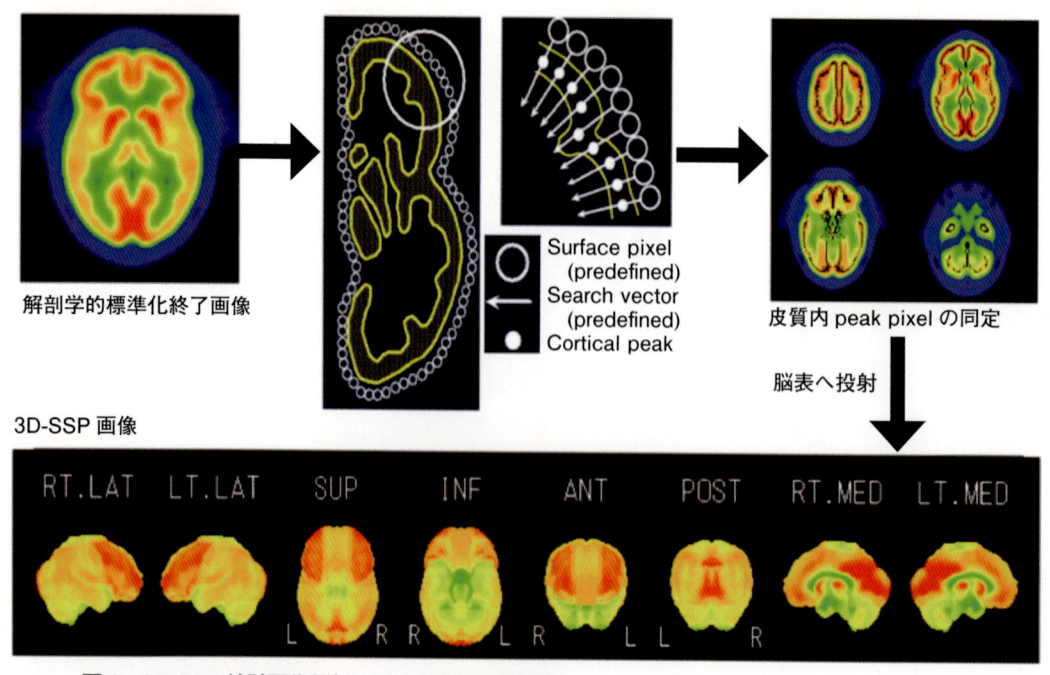

図6　3D-SSP 統計画像解析における画像処理過程
画像処理過程およびその中の「データ抽出」過程に関する説明の詳細は本文を参照．

結果，3D-SSP画像上では，明らかにCAPPAH signが不明瞭になり，陽性率は特発性正常圧水頭症患者群で50.0%（14/28例）と低下し，Alzheimer病患者群が12.0%（3/25例）と増加するという予想に反した結果になった（図5）．このような3D-SSPにおける特発性正常圧水頭症患者でのCAPPAH signの陽性率低下という現象の原因を考察すると，3D-SSPによる血流画像作成過程で行われている「データ抽出」という過程，すなわち「解剖学的標準化された脳画像から，皮質の血流情報の代表値を脳表に抽出する」という過程に陽性率低下の原因があると考えられた．データ抽出は，3D-SSP解析の最も特徴的な処理過程であり，解剖学的標準化を行っても解消しきれない脳形状の個人差（解剖学的標準化の誤差）を最小化するために行われている（図6）．その具体的な内容は以下のようになっている；①解剖学的標準化終了後，標準脳の輪郭（脳表）に相当するピクセルから，皮質の内側へ6ピクセル分の深さ（13.5 mm；1ピクセル =2.25 mm）まで垂線を引く；②6ピクセル中で最高カウントをもつピクセルを同定する．図6の皮質中のfilled circleが，「同定された最高カウントをもつピクセル」；③このピクセル値を標準脳の脳表へ投射していくことで，皮質中の血流情報が脳表上に投射された3D表示の脳表投射画像が作成される；④この脳表投射画像を用いて統計解析を行う．したがって，3D-SSPでは脳表から13.5 mmまでの血流しか反映されていないのであるが，これは元々3D-SSPが大脳皮質の血流変化を解析することを主たる目的にしているために，本来の目的上は問題がない．一方，特発性正常圧水頭症では，大脳皮質とそれよりも深部の皮質下組織を併せた脳組織が頭頂部に向かって押し上げられて，その部分の脳実質密度が増加しているための「みかけ上の」脳血流増多が生じていると考えられるので，脳表から13.5 mmまでの脳組織の血流状態しか反映しない3D-SSPでは，特発性正常圧水頭症の頭頂部で認められるはずの「みかけ上の」血流増多の程度，すなわちCAPPAH signの検出率が低下したと推察できる．また逆に，脳SPECT画像の3D-SSP解析でCAPPAH signの陽性率が減少したことは，特発性正常圧水頭症では大脳皮質だけでなく，より深部の皮質下組織を含めた脳実質密度の上昇が生じていることを示唆している．

c. 断層画像統計解析（iSSPTomo）によるCAPPAH signの検討

前述のように，3D-SSPでは特発性正常圧水頭症患者の高位円蓋部における形態変化による「みかけ上の」血流変化を十分反映しないことが考えられたので，次に著者らはiSSPTomoソフトウェア（iNEUROSTAT++，日本メジフィジックス社）による断層画像統計解析（Tomographic解析）を試みた．Tomographic解析とは，解剖学的標準化を行うところまでは3D-SSP解析と同じであるが，解剖学的標準化終了後の断層画像を，断層画像の正常データベースと比較する点が3D-SSPと異なっている．Tomographic解析の結果は，断層画像データベースと比較しZ-scoreを算出して標準MRI画像あるいは個々の患者のMRI画像上に表示される．この解析では3D-SSP解析のように脳表へのデータ抽出を行わないので，脳深部領域の詳細な評価ができるのが特徴であるが，脳表へのデータ抽出を行わないため，Z-score画像は解剖学的標準化の誤差の影響を受けている可能性がある．前項で述べたように，"3D-SSPに反映されるよりも深部の脳組織も含めた頭頂葉高位円蓋部組織で「みかけ上の」脳血流増加が生じている"という著者らの仮説が正しければ，Tomographic解析では，3D-SSP解析と比較して，CAPPAH signの陽性率が増加するはずである．その予想通り，著者らの検討でも，Tomographic解析ではほとんどの特発性正常圧水頭症患者においてCAPPAH signが明瞭に

なり，その陽性率は特発性正常圧水頭症患者群で92.9%（26/28例）と著明に増加したが，偽陽性率も増加してしまってAlzheimer病患者群におけるCAPPAH sign 陽性率も20.0%（5/25例）と上昇した（図7）．この場合の陽性尤度比は4.6であり，定性画像での陽性尤度比より劣る結果となった．以上からは，iSSPTomoによるTomographic解析を行えば，CAPPAH signの検出率（感度）は増加するが偽陽性率も増加してしまう可能性があり，今回のコホートでは

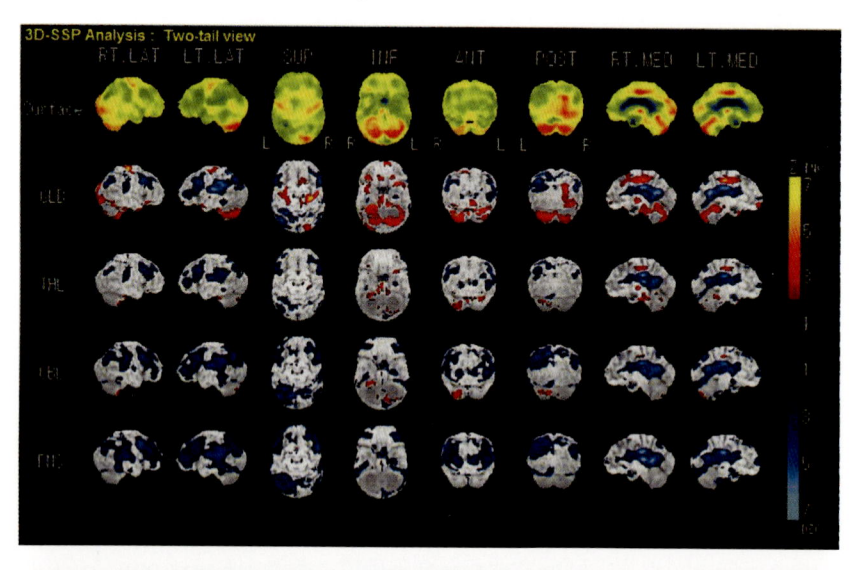

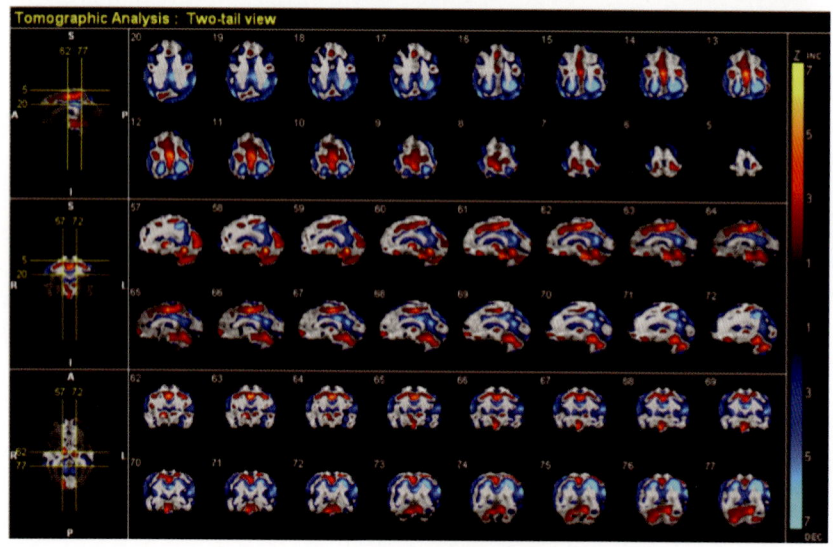

図7 特発性正常圧水頭症患者の脳血流SPECT(123I-IMP-SPECT)のTomographic解析(iSSPTomo)画像によるCAPPAH signの判定

症例は図4のCase 2(図5の83F症例)と同じ症例．上段は3D-SSP画像，中段はTomographic解析画像．ともにTwo-tail view画像で，血流増加領域を赤から黄色，血流低下領域を青から水色で表示している．Tomographic解析画像ではCAPPAH signがより明らかになっている．下段は特発性正常圧水頭症患者およびAlzheimer病(AD)患者の，Tomographic解析画像でのCAPPAH sign 陽性率．

定性画像での判定が最も診断能力的に優れていた．しかし，定性画像による判定は判定者の主観・経験に影響されることが多いと考えられるので，今後のさらに大規模なコホートでの検討が必要ではあるが，CAPPAH sign に関しては，3D-SSP ではその統計解析アルゴリズムの内容から考えてその検出感度が落ちる可能性があるので，基本的には定性画像による判定を行い，Tomographic 解析をその補助として用いればいいのではないかと，現時点で筆者は考えている．

C. 特発性正常圧水頭症の脳血流画像所見と症状およびシャント術の効果との関係

　脳血流 SPECT は，SINPHONI を含めたこれまでの検討から，シャント術の適応判定における診断的価値は確立してはいない．シャント術前後の脳血流所見の変化については，症状改善例で血流の増加を認めるとする報告が多いが，症状と脳血流の変化との間には差がなかったとする報告もあって，いまだ一定のコンセンサスが得られていない．また，従来からシャント術前に脳血流の低下部位を検討している報告が多いが，前述のように特発性正常圧水頭症患者の高位円蓋部頭頂葉では「みかけ上の」血流増加が生じており，そのことが従来の報告では十分に考慮されているとはいい難い．

　脳血流検査所見からシャント術の効果を予測できるか否かについては，シャント術に反応した患者では反応しなかった患者と比較して，前頭葉下面と前部帯状回で術前の脳血流が低かったとする報告がある[20]．またシャント術に反応した患者では，術前の脳血流では有意な差は認めなかったが acetazolamide 投与前後での脳血管反応性（CVR；cerebrovascular reactivity）が正常対照群と比較して低下しており，シャント術に反応しなかった例ではそのような CVR の低下を認めなかったとする報告があり[21]，最近の検討でも術前の CVR が低値である患者群のほうが，MMSE（Minimental state examination）で評価したシャント術後の認知機能の改善が良好であったとする報告がある[22]．しかし，これらの報告の間にも矛盾する結果が含まれており，脳血流画像検査のシャント術効果予測における診断的価値に関してのエビデンスは十分ではない．71 名の特発性正常圧水頭症患者を対象に，シャント術前のどのような症状・検査所見が，シャント術後の特発性正常圧水頭症症状の消失を予測するのに有用であったかを検討した最近の報告では，脳血流検査を含めた神経画像検査のいずれによっても症状が消失するか否かを予測できなかったとする報告もある[23]．今後のさらなる検討により脳血流検査がどこまで有用であるかについての知見を集積する必要がある．

【文献】

1) Adams RD, Fisher CM, Hakim S, et al: Symptomatic occult hydrocephalus with "normal" cerebrospinal-fluid pressure: a treatable syndrome. N Engl J Med 273 : 117-126. 1965.
2) 特発性正常圧水頭症診療ガイドライン第 2 版．日本正常圧水頭症学会・特発性正常圧水頭症診療ガイドライン作成委員会編．メディカルレビュー社．2011.
3) Hiraoka K, Meguro K, Mori E: Prevalence of idiopathic normal-pressure hydrocephalus in the elderly population of a Japanese rural community. Neurol Med Chir（Tokyo）48 : 197-199.（level 2b）．2008.
4) Tanaka N, Yamaguchi S, Ishikawa H, et al: Prevalence of Possible Idiopathic Normal-Pressure Hydrocephalus in Japan: The Osaki-Tajiri Project. Neuroepidemiology 32: 171-175. 2009.
5) Iseki C, Kawanami T, Nagasawa H, et al: Asymptomatic ventriculomegaly with features of idiopathic normal pressure hydrocephalus on MRI（AVIM）in the elderly: A prospective study in a Japanese population. J Neurol Sci 277 : 54-57. 2009.

6) Hashimoto M, Ishikawa M, Mori E, et al : The study of INPH on neurological improvement (SINPHONI) . Diagnosis of idiopathic normal pressure hydrocephalus is supported by MRI-based scheme: a prospective cohort study. Cerebrospinal Fluid Res 7 : 18. 2010.
7) Ishii K, Kawaguchi T, Shimada K, et al: Voxel-based analysis of gray matter and CSF space in idiopathic normal pressure hydrocephalus. Dement Geriatr Cogn Disord 25 : 329-335. 2008.
8) Sasaki M, Honda S, Yuasa T, et al: Narrow CSF space at high convexity and high midline areas in idiopathic normal pressure hydrocephalus detected by axial and coronal MRI. Neuroradiology 50 : 117-122. 2008.
9) Ishii K, Kanda T, Harada A, et al: Clinical impact of the callosal angle in the diagnosis of idiopathic normal pressure hydrocephalus. Eur Radiol 18 : 2678-2683. 2008.
10) Kristensen B, Malm J, Fagerland M, et al: Regional cerebral blood flow, white matter abnormalities, and cerebrospinal fluid hydrodynamics in patients with idiopathic adult hydrocephalus syndrome. J Neurol Neurosurg Psychiatry 60 : 282-288. 1996.
11) Takeuchi T, Ishihara T, Kubo H, et al: Significance of shunt efficacy decision of SPECT on idiopathic normal pressure hydrocephalus. No To Shinkei 57 : 306-312. 2005.
12) Sasaki H, Ishii K, Kono AK, et al: Cerebral perfusion pattern of idiopathic normal pressure hydrocephalus studied by SPECT and statistical brain mapping. Ann Nucl Med 21 : 39-45. 2007.
13) Kobayashi S, Tateno M, Utsumi K, et al: Two-layer appearance on brain perfusion SPECT in idiopathic normal pressure hydrocephalus: a qualitative analysis by using easy Z-score imaging system, eZIS. Dement Geriatr Cogn Disord 28 : 330-337. 2009.
14) Yoon B, Yang DW, Shim YS, et al: Voxel-based analysis of Tc-99m ECD brain perfusion SPECT in patients with normal pressure hydrocephalus. Appl Radiat Isot 67 : 1377-1381. 2009.
15) Ishii K, Hashimoto M, Hayashida K, et al: A multicenter brain perfusion SPECT study evaluating idiopathic normal-pressure hydrocephalus on neurological improvement. Dement Geriatr Cogn Disord 32 : 1-10. 2011.
16) Yamashita F, Sasaki M, Takahashi S, et al: Detection of changes in cerebrospinal fluid space in idiopathic normal pressure hydrocephalus using voxel-based morphometry. Neuroradiology 52 : 381-386. 2010.
17) Tokuda T, Koizumi H, Kondo M, et al : The usefulness of the Convexity APPArent Hyperperfusion (CAPPAH) sign in the perfusion SPECT study for the diagnosis of iNPH, The Fourth Meeting of the International Society for Hydrocephalus and Cerebrospinal Fluid Disorders (Hydrocephalus 2012 Kyoto) 1PS-5-01, 2012 (abstr).
18) Sakakibara R, Uchida Y, Ishii K, et al : SINPHONI (Study of Idiopathic Normal Pressure Hydrocephalus On Neurological Improvement) . Correlation of right frontal hypoperfusion and urinary dysfunction in iNPH: a SPECT study. Neurourol Urodyn 31 : 50-55. 2012.
19) Takaya M, Kazui H, Tokunaga H, et al: Global cerebral hypoperfusion in preclinical stage of idiopathic normal pressure hydrocephalus. J Neurol Sci 298 : 35-41. 2010.
20) Murakami M, Hirata Y, Kuratsu JI: Predictive assessment of shunt effectiveness in patients with idiopathic normal pressure hydrocephalus by determining regional cerebral blood flow on 3D stereotactic surface projections. Acta Neurochir (Wien) 149 : 991-997. 2007.
21) Chang CC, Asada H, Mimura T, et al: A prospective study of cerebral blood flow and cerebrovascular reactivity to acetazolamide in 162 patients with idiopathic normal-pressure hydrocephalus. J Neurosurg 111 : 610-617. 2009.
22) Yamada SM, Masahira N, Kawanishi Y, et al: Preoperative acetazolamide SPECT is useful for predicting outcome of shunt operation in idiopathic normal pressure hydrocephalus patients. Clin Nucl Med 38 : 671-676. 2013.
23) Kazui H, Mori E, Ohkawa S, et al: Predictors of the disappearance of triad symptoms in patients with idiopathic normal pressure hydrocephalus after shunt surgery. J Neurol Sci 328 : 64-69. 2013.

11. 頭蓋内圧，脳脊髄液流出抵抗，脳脊髄液マーカー

1 頭蓋内圧 (intracranial pressure ; ICP)

　頭蓋内圧は頭蓋脊髄腔内で測定される圧の総称である．測定方法，測定部位により多少異なった値を示す．正常の頭蓋内圧の閾値は7～15 mmHg付近とされており，特発性正常圧水頭症では正常とはいっても正常圧上限に近い例が多い．頭蓋内圧が高い症例では，シャント術の有効性が高いとする報告と[1-5]，頭蓋内圧とシャント術の有効性には関連がないとする報告があり，結論は出ていない[6-9]．

2 ICPモニタリング（頭蓋内圧持続測定）

　測定時間は約12～48時間で，夜間を中心に測定する[1-3,10,11]．測定部位は腰部くも膜下腔圧が最も多いが[12-15]，その他に脳実質圧[6,8]，脳室内圧[10]や硬膜外圧[5,9,16,17]の報告がある．主なパラメータは下記の2つである．

A. 圧波 (pressure wave)

　持続頭蓋内圧測定した際に出現する基礎圧から急激に立ち上がり，一定時間続く特徴的な圧変動である[18]．高さが50～100 mmHgで5～20分間続く大きなplateau様の圧変動はA波（plateau wave），50 mmHg程度までの高さで1/2～2分に1回の頻度で現れるsharpな波をB波という．B波は睡眠中，特にREM期に出現頻度が高く[3]，出現頻度が高いほど（全記録の15％以上）シャント術が有効であるとする報告と[1,2,5,17]，B波の出現頻度とシャント術の有効性に相関を認めない報告があり[7,9,11,12]，見解が分かれている．

B. 脳脊髄液圧脈波 (CSF pulse pressure)

　シャント術有効群では振幅の増加と潜時の減少を認め[4,6,10,19-21]，3つの高振幅波の平均値（high wave relative frequency）が9 mmHg以上であることが多い（陽性予測率96％）[10]．近年，振幅の平均が4 mmHg以上で，記録時間の10％が5 mmHg以上であれば，93％でシャント術が有効であると報告されている[22]．

3 Infusion test

　Katzman, Nelsonらによって始められた脳脊髄液吸収の予備能を測定する方法である[23,24]．一定量の生理食塩水または人工脳脊髄液を脳脊髄液腔内に注入し，その間の圧変動を測定する．吸収能が低下している場合には少量の注入で急激な圧上昇を示すのに対し，健常者ではある一定の圧レベルで平衡状態に達し，その状態を維持する．注入部位（腰部[5,17,25-28]）・注入速度（一定速度注入[5,15,25,27,28]もしくは急速注入[17]）・頭蓋内圧測定部位（腰部くも膜下腔圧[25-28]，硬膜外圧[5,17]）によって値が異なるが，髄膜や脳実質の病変に影響されないと考えられている．測定方法にはMarmarouらのbolus injection法とBorgessenらのsteady-state法があるが，最近は

steady-state 法の報告が多い[29,30].

主なパラメータは下記の2つである.

A. 脳脊髄液流出抵抗値（CSF outflow resistance; Rout）

Steady-state 法では脳脊髄液産生量（Vcsf）を一定と仮定し，一定量（Vin）の液体を脳脊髄腔内に注入した際，側脳室に留置した排液管から排出される液と量（Vout）を測定し，排液管の高さを変えることにより頭蓋内圧を変動させ，各々の時点で吸収された液体の量（Vabs）を算出する.

$$Vabs = Vin + Vcsf - Vout$$

ICP と Vabs との間には直線関係があり，この傾き dp/dVabs が吸収抵抗 Rout である.

bolus injection 法では，後述する Pressure volume index（PVI）から Rout を図1の計算式で求める．PVI とは Shulman, Marmarou らによって導入された概念で，圧容積曲線（pressure-volume curve；PV curve）において基本圧を10倍に上昇させるのに必要な注入液の量を mL で示したものである．実際には，圧変動を logarithmic axis にてプロットして PV curve を直線に書き換え，これをグラフ上で延長し，基本圧が10倍となる点の容積負荷量を求める[29,31].

Rout はシャント術有効群で有意に高値であり，陽性予測率は80％以上であると報告されていた[5,17,25,28]．しかし，Rout の絶対値と有効・無効の閾値に関しては 14〜20 mmHg/mL/ 分付近であるとの報告が多いが（陽性予測率 80〜92％）[17,25,28]，注入条件の違いによって一定していない．最近は，Rout とシャント術の有効性に相関がないとする報告が多く[7,9,19]，欧州の前向き多施設共同試験の結果も Rout と術後の iNPH score および mRS との関連が認めなれなかった[32].

B. 脳脊髄液流出コンダクタンス（CSF outflow conductance; Cout）

Rout の逆数である Cout はシャント術有効群で有意に低値であるとの報告がある[5,27]．Cout の有効・無効の閾値は 0.08 mL/ 分 /mmHg であるといわれているが（陽性予測率 74〜76％）[27]，特発性正常圧水頭症の診断に有効であることを示す高いレベルのエビデンスはない.

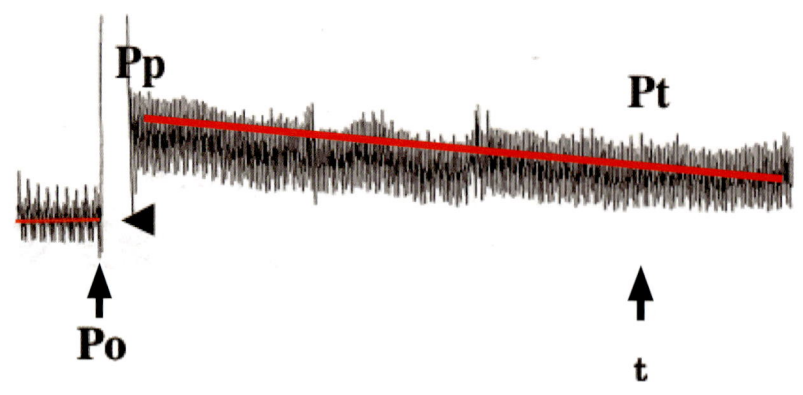

脳脊髄液流出抵抗値 (CSF outflow resistance; Ro)
Ro = tPo / PVI log(Pt/Pp・Pp-Po/Pt-Po)

図1　Infusion test bolus injection 法

4 脳脊髄液バイオマーカー

　Ronald and Nancy Reagan Research Institute と National Institute On Aging が提案した Alzheimer 病（AD）での理想的なバイオマーカーの条件を特発性正常圧水頭症に当てはめてみると，特発性正常圧水頭症の理想的なバイオマーカーは，①特発性正常圧水頭症の神経病理の本質的な特徴を検出できること，②神経病理学的に確定診断された特発性正常圧水頭症患者によって validation されていること，③特発性正常圧水頭症検出の感度 >80％，④信頼性が高い，⑤再現性がよい，⑥非侵襲的，⑦簡便に施行できる，⑧高価でないなどである．特発性正常圧水頭症に特徴的な神経病理所見がいまだ確定されていないため，これらの条件をすべて満たす理想的なバイオマーカーもいまだ存在しない．しかし，特発性正常圧水頭症の診断には，脳脊髄液を採取することは必須条件であるので，脳脊髄液バイオマーカーは①特発性正常圧水頭症の診断・鑑別診断，②シャント術の効果予測に非常に重要な手段として期待される．

　従来の研究は特発性正常圧水頭症と二次性正常圧水頭症を併せたものが多かったが，最近では特発性正常圧水頭症を対象とした研究が数多く報告されている．脳脊髄液中の neurofilament triplet protein の light subunit（NFL）[33-35]，transforming growth factor（TGF）-β1，TGF-β type II receptor（TβR-II），leucine-rich α 2-glycoprotein（LRG）[36-38] が健常老人と比較して，有意に増加し，acetylcholine esterase（AChE）活性，乳酸（lactic acid）[39]，β-amyloid1-42（Aβ42）[40,41]，Aβ38，Aβ40 [35]，Lipocalin-type prostaglandin D synthase（L-PGDS）[43]，分泌型 β-amyloid precursor protein（sAPPα）[35,41,42]，髄液型 transferrin [44] は有意に低下していたと報告されている．また，特発性正常圧水頭症では total tau（t-tau）が増加して phosphorylated tau（p-tau）は増加しないので，AD との鑑別に有用であると報告されている [40]．しかし t-tau と p-tau については特発性正常圧水頭症で低下する [34,35,42] あるいは変化しない [41] との報告もあり，確定的な結論は得られていない．脳室から採取した脳脊髄液中の神経ペプチドである vasoactive intestinal peptide（VIP），neuropeptide PYY（NPY）濃度，糖脂質である sulfatide 濃度および脳脊髄液／血清アルブミン比は，それぞれ術後の覚醒度（alertness）および認知機能検査の改善度と逆相関したとの報告があり [45]，またシャント術後に脳脊髄液中の galanin 濃度が減少し，その減少の程度は認知機能および NPH score で示される臨床的重症度の改善と相関があったとする報告がある [46]．

　これらの研究のほとんどは少数例での検討で，かつ再現性を追試されたものおよびエビデンスのレベルが高いものは少ないが，脳脊髄液中の NFL 低下・Aβ42 低下・sAPPα 低下・L-PGDS 低下・LRG 増加は 2 カ所以上の研究で確認されている．特に sAPPα は 3 カ所の施設（米国，欧州，日本）で，別の患者群で検討され，再現性もよく，特発性正常圧水頭症の診断マーカーの候補として期待されるが，特発性正常圧水頭症の発生機序との関連性は解明されていない．L-PGDS は主にくも膜より産生され，脳脊髄中に高濃度に存在する蛋白で，広いリガンド選択性を有し，疎水性低分子の輸送蛋白質およびスカベンジャーとしての役割を担っている．L-PGDS は特発性正常圧水頭症の発生に関与している可能性が示唆される．LRG の増加は網羅的なプロテオーム解析により同定されたマーカーであるが，最近，PSP，DLB などの神経変性疾患でも増加するとされ，特発性正常圧水頭症に特異的に増加するマーカーではないと報告されている [47]．網羅的なプロテオーム解析からは特発性正常圧水頭症に特異的に変動する蛋白はいまだ同定さ

れていない．多くの蛋白質は翻訳後修飾を受けており，糖鎖修飾に限定しても，分泌蛋白質の90％以上，膜蛋白質の50％以上が修飾を受けている．この糖鎖修飾パターンは細胞種特異性があるため，特定の細胞の異常を検出するマーカーとなり得る．

　最近，脈絡叢由来のtransferrin isoformが特発性正常圧水頭症の診断マーカーとなることが示されている[48]．今後，糖鎖アイソフォームやマイクロRNAなどの蛋白以外の網羅的な解析から，特発性正常圧水頭症に特異的な診断マーカーが同定されることが期待される．

　脳脊髄液バイオマーカーの測定は，特発性正常圧水頭症の診断および予後予測において，最も期待される検査法である．特発性正常圧水頭症に特異的な新規バイオマーカーの開発と既存の脳脊髄液バイオマーカーの信頼性および再現性を検証する大規模な多施設共同研究を実施することが早急の課題である．

【文献】

1) Black PM, Ojemann RG, Tzouras A：CSF shunts for dementia, incontinence, and gait disturbance. Clin Neurosurg 32：632-651. 1985.
2) Ishikawa M, Kikuchi H, Hirai O：Idiopathic normal pressure hydrocephalus in the aged (in Japanese). No Shinkei Geka Apr;22 (4)：309-315. 1994.
3) Krauss JK, Droste DW, Bohus M, et al：The relation of intracranial pressure B-wave to different sleep stages in patients with suspected normal pressure hydrocephalus. Acta Neurochir (Wien) 136 (3-4)：195-203. 1995.
4) Barcena A, Mestre C, Canizal JM, et al：Idiopathic normal pressure hydrocephalus: Analysis of factors related to cerebrospinal fluid dynamics determining functional prognosis. Acta Neurochir (Wien) 139 (10)：933-941. 1997.
5) Sahuquillo J, Rubio E, Codina A, et al：Reappraisal of the intracranial pressure and cerebrospinal fluid dynamics in patients with the so-called "normal pressure hydrocephalus" syndrome. Acta Neurochir (Wien) 112 (1-2)：50-61. 1991.
6) Eide PK, Stanisic M：Cerebral microdialysis and intracranial pressure monitoring in patients with idiopathic normal-pressure hydrocephalus: association with clinical response to extended lumbar drainage and shunt surgery Clinical article. J Neurosurg Feb;112 (2)：414-424. 2010.
7) Delwel EJ, de Jong DA, Avezaat CJJ：The prognostic value of clinical characteristics and parameters of cerebrospinal fluid hydrodynamics in shunting for idiopathic normal pressure hydrocephalus. Acta Neurochir (Wien) 147 (10)：1037-1043. 2005 Oct.
8) Eide PK, Fremming AD, Sorteberg A：Lack of relationship between resistance to cerebrospinal fluid outflow and intracranial pressure in normal pressure hydrocephalus. Acta Neurol Scand 108 (6)：381-388. 2003 Dec.
9) Poca MA, Mataro M, Matarin MDM, et al：Is the placement of shunts in patients with idiopathic normal-pressure hydrocephalus worth the risk? Results of a study based on continuous monitoring of intracranial pressure. J Neurosurg 100 (5)：855-866. 2004 May.
10) Raftopoulos C, Deleval J, Chaskis C, et al：Cognitive recovery in idiopathic normal pressure hydrocephalus: A prospective study. Neurosurgery 35 (3)：397-404. 1994 Sep.
11) Pisani R, Mazzone P, Cocito L：Continuous lumbar cerebrospinal fluid pressure monitoring in idiopathic normal-pressure hydrocephalus: Predictive value in the selection for shunt surgery. Clin Neurol Neurosurg 100 (2)：160-162. 1998 Jun.
12) Woodworth GF, McGirt MJ, Williams MA, et al：Cerebrospinal fluid drainage and dynamics in the diagnosis of normal pressure hydrocephalus. Neurosurgery 64 (5)：919-925. 2009 May.
13) Andersson N, Malm J, Eklund A：Dependency of cerebrospinal fluid outflow resistance on intracranial pressure. J Neurosurg 109 (5)：918-922. 2008 Nov.
14) Brean A, Eide PK：Assessment of idiopathic normal pressure patients in neurological practice: the role of lumbar infusion testing for referral of patients to neurosurgery. Eur J Neurol 15 (6)：605-612. 2008 Jun.
15) Miyake H, Ohta T, Kajimoto Y, et al：Diamox (R) challenge test to decide indications for cerebrospinal fluid shunting in normal pressure hydrocephalus. Acta Neurochir (Wien) 141 (11)：1187-1193. 1999.

16) Takeuchi T, Goto H, Izaki K, et al：Reinvestigation of CSF outflow resistance value in idiopathic normal pressure hydrocephalus - Comparing epidural pressure monitoring with lumbar subarachnoid cerebrospinal fluid pressure monitoring（in Japanese）. No Shinkei Geka 33（6）：579-584. 2005 Jun.

17) Takeuchi T, Kasahara E, Iwasaki M, et al：Indications for shunting in patients with idiopathic normal pressure hydrocephalus presenting with dementia and brain atrophy（atypical idiopathic normal pressure hydrocephalus）. Neurol Med Chir（Tokyo）40（1）：38-46. 2000 Jan.

18) Lundberg N：Continuous recording and control of ventricular fluid pressure in neurosurgical practice. Acta Psychiat Neurol Scand 36（suppl 149）：1-193. 1960.

19) Brean A, Eide PK：Prevalence of probable idiopathic normal pressure hydrocephalus in a Norwegian population. Acta Neurol Scand Jul ; 118（1）：48-53. 2008 Jul.

20) Eide PK：Intracranial pressure parameters in idiopathic normal pressure hydrocephalus patients treated with ventriculo-peritoneal shunts. Acta Neurochir（Wien）148（1）:21-29. 2006 Jan.

21.) Anile C, De Bonis P, Albanese A, et al：Selection of patients with idiopathic normal-pressure hydrocephalus for shunt placement: a single-institution experience. J Neurosurg 113（1）：64-73. 2010 Jul.

22) Eide PK, Sorteberg W：Diagnostic intracranial prssure monitoring and surgical management in idiopathic normal pressure hydrocephalus : a 6-year review of 214 patients. Neurosurgery 66（1）：80-91. 2010 Jan.

23) Katzman R, Hussey F: A simple constant-infusion manometric test for measurement of CSF absorption, I. Pationale and method. Neurology（Minneap）20：534-544. 1970.

24) Nelson JR, Goodman SJ：An evaluation of the cerebrospinal fluid infusion test for hydrocephalus. Neurology（Minneap）21: 1037-1053. 1971.

25) Boon AJ, Tans JT, Delwel EJ, et al：Dutch normal-pressure hydrocephalus study: prediction of outcome after shunting by resistance to outflow of cerebrospinal fluid. J Neurosurg 87（5）：687-693. 1997 Nov.

26) Malm J, Kristensen B, Karlsson T, et al：The predictive value of cerebrospinal fluid dynamic tests in patients with the idiopathic adult hydrocephalus syndrome. Arch Neurol 52（8）：783-789. 1995 Aug.

27) Borgesen SE：Conductance to outflow of CSF in normal pressure hydrocephalus. Acta Neurochir（Wien）71（1-2）：1-45. 1984.

28) Kahlon B, Sundbarg G, Rehncrona S：Comparison between the lumbar infusion and CSF tap tests to predict outcome after shunt surgery in suspected normal pressure hydrocephalus. J Neurol Neurosurg Psychiatry 73（6）：721-726. 2002 Dec.

29) Marmarou A, Shulman K, Rosende RM：A nonlinear analysis of the cerebrospinal fluid system and intracranial pressure dynamics. J Neurosurg 48：332-344. 1978.

30) Borgessen SE, Gjerris F, Fedders O, et al：Measurement of resistance to CSF outflow – Clinical experiences in 333 patients. In: Hoff JT, Betz AL（eds）, Intracranial Pressure VII, Springer-Verlag, Berlin/Heidelberg 353-355. 1989.

31) Shulman K, Marmarou A：Pressure-volume considerations in infantile hydrocephalus. Dev Med Child Neurol（supple 25）13 90-95. 1971.

32) Wikkelso C, Hellstrom P, Klinge PM, et al：The European iNPH muticenter study on the predictive values of resitance to CSF outflow and the CSF tap test in patients with idiopathic normal pressure hydrocephalus. J Neurol Neurosurg Psychiatry 84：562-568. 2013.

33) Tullberg M, Rosengren L, Blomsterwall E, et al：CSF neurofilament and glial fibrillary acidic protein in normal pressure hydrocephalus. Neurology 50（4）：1122-1127. 1998 Apr.

34) Agren-Wilsson A, Lekman A, Sjoberg W, et al：CSF biomarkers in the evaluation of idiopathic normal pressure hydrocephalus. Acta Neurol Scand 116（5）：333-339. 2007 Nov.

35) Jeppsson A, Zetterberg H, Blennow K, et al：Idiopathic normal-pressure hydrocephalus: Pathophysiology and diagnosis by CSF biomarkers. Neurology 80：1385-1392. 2013.

36) Li XF, Miyajima M, Jiang CL, et al：Expression of TGF-beta s and TGF-beta type II receptor in cerebrospinal fluid of patients with idiopathic normal pressure hydrocephalus. Neurosci Lett 413（2）：141-144. 2007 Feb.

37) Li X, Miyajima M, Mineki R, et al：Analysis of potential diagnostic biomarkers in cerebrospinal fluid of idiopathic normal

pressure hydrocephalus by proteomics. Acta Neurochir (Wien) 148 (8) : 859-864. 2006 Aug.
38) Nakajima M, Miyajima M, Ogino I, et al : Leucine-rich α 2-glycoprotein is a marker for idiopathic normal pressure hydrocephalus. Acta Neurochir (Wien) 153 (6) : 1339-1346. 2011.
39) Malm J, Kristensen B, Ekstedt J, et al : CSF monoamine metabolites, cholinesterases and lactate in the adult hydrocephalus syndrome (normal pressure hydrocephalus) related to CSF hydrodynamic parameters. J Neurol Neurosurg Psychiatry 54 (3) : 252-259. 1991 Mar.
40) Kapaki EN, Paraskevas GP, Tzerakis NG, et al : Cerebrospinal fluid tau, phospho-tau (181) and beta-amyloid (1-42) in idiopathic normal pressure hydrocephalus: a discrimination from Alzheimer's disease. Eur J Neurol 14 (2) : 168-173. 2007 Feb.
41) Ray B, Reyes PF, Lahiri DK : Biochemical studies in Normal Pressure Hydrocephalus (NPH) patients : Change in CSF levels of amyloid precursor protein (APP), amyloid-beta (Aβ) peptide and phospho-tau. J Psychiatr Res 2010 : [Epub ahead of print].
42) Miyajima M, Nakajima M, Ogino I, et al : Soluble amyloid precursor protein α in the cerebrospinal fluid as a diagnostic and prognostic biomarker for idiopathic normal pressure hydrocephalus. Eur J Neurol 20 (2) : 236-242. 2013 .
43) Brettschneider J, Riepe MW, Petereit HF, et al : Meningeal derived cerebrospinal fluid proteins in different forms of dementia: is a meningopathy involved in normal pressure hydrocephalus? J Neurol Neurosurg Psychiatry 75 (11) : 1614-1616. 2004 Nov.
44) Futakawa S, Nara K, Miyajima M, et al : A unique N-glycan on human transferrin in CSF : a possible biomarker for iNPH. Neurobiol Aging 33 (8) : 1807-1815. 2012.
45) Tisell M, Tullberg M, Mansson JE, et al : Differences in cerebrospinal fluid dynamics do not affect the levels of biochemical markers in ventricular CSF from patients with aqueductal stenosis and idiopathic normal pressure hydrocephalus. Eur J Neurol 11 (1) : 17-23. 2004 Jan.
46) Mataro M, Poca MA, Matarin MD, et al : CSF galanin and cognition after shunt surgery in normal pressure hydrocephalus. J Neurol Neurosurg Psychiatry 74 (9) : 1272-1277. 2003 Sep.
47) Miyajima M, Nakajima M Motoi Y, et al : Leucine-rich α 2-glycoprotein is a novel biomarker of neurodegenerative disease in human cerebrospinal fluid and causes neurodegeneration in mouse cerebral cortex. PloS One 2013, 8 (9) : e74453.
48) Shirotani K, Futakawa S, Nara K, et al : High Throughput ELISAs to Measure a Unique Glycan on Transferrin in Cerebrospinal Fluid: A possible Extension toward Alzheimer's Disease Biomarker Development. Int J Alzheimers Dis 2011 : 352787.

12. 疫　学

1 特発性正常圧水頭症の疫学

　特発性正常圧水頭症（iNPH）は歩行障害，認知障害，排尿障害など高齢者によくみられる非特異的な症状を呈するため，見過ごされやすい疾患である．主要な症状である歩行障害は緩徐に進行し，合併疾患（脊柱管狭窄症，変形性関節症など）との鑑別が困難なこともある．特発性正常圧水頭症の認知機能障害の特徴は，記銘力の低下に比して，無気力が目立つことで，病態に無関心なことが多い．その一方で易怒性が出現することもあるため，家人は患者を受診させる機会を逸しやすく，地域では特発性正常圧水頭症患者は適切な診断を受けないまま「老衰」として亡くなっていることも推測される．また，Alzheimer病の合併も少なくないことが知られている．さらに，診断には脳脊髄液の採取などの侵襲を伴う検査が必要であるため，専門医の診察が必要である．

　以上より特発性正常圧水頭症の有病率などの調査は病院の患者を対象としたhospital-based studyが多く，地域住民を対象としたpopulation-based studyは少ない．さらに，研究ごとに対象（病院の患者あるいは地域住民）・調査方法（脳脊髄液検査・シャント術の有無など）が異なるため，厳密な意味での既報告間の比較は困難である．人種・民族による有病率・発生率の違いもわかっていない．

　この章では，特発性正常圧水頭症の疫学研究について，1）hospital-based study，2）population-based study，3）その他の疫学調査に分けて述べる．さらに，地域住民を対象とした疫学研究の中で明らかになった，AVIM（asymptomatic ventriculomegaly with features of iNPH on MRI）および危険因子 についても記載する．

A. hospital-based study

　地域を限定してその中の脳神経外科施設で手術された正常圧水頭症症例数から，その地域人口あたりの発生頻度を推測した報告がこれまでいくつかなされている（表1）．

　1992年，Vannesteらは，オランダ・アムステルダムにある4つの脳外科施設で1980～1989年の10年間に166例の正常圧水頭症疑い例について症状，CT画像，タップテスト，脳槽シンチグラフィを行い，さらにシャント術が有効であるかどうかを検討した．その結果，シャント術有効例は55例であり，人口250万人の地域における有病率は55/人口250万/10年＝2.2/million/年と推計した[1]．

　特発性正常圧水頭症に限った研究は，ノルウェーの1都市で行われた研究のみである．Breanら（2008年）は，ノルウェー・Vestfold郡（人口22万）で特発性正常圧水頭症に関する公共放送や医療・福祉従事者対象の啓蒙活動を行った．特発性正常圧水頭症の疑いで専門病院へ紹介された住民86人の症状，MRI/CT，脳脊髄液初圧が検討された．症状や画像所見が正常圧水頭症ガイドライン[2]に合致し，脳脊髄液初圧が5～18 mmHg（68～245 mmH$_2$O）であった症例は48人で，有病率は48/22万人＝21.9/10万人であり，発生率は5.5/10万人/年であったと報告されている（ただしタップテストやシャント術は施行されていない）[3]．

B. population-based study

　地域住民を対象にした神経疾患あるいは認知症の疫学調査を再解析し，特発性正常圧水頭症疑い例の頻度を検討した研究がわが国から相ついで報告された．それらはいずれも2004年に発行された特発性正常圧水頭症ガイドライン（初版）の診断基準に基づいて，脳MRIで「脳室拡大（Evans index > 0.3）」と「高位円蓋部の脳溝・くも膜下腔の狭小化」（DESH；disproportionately enlarged subarachnoid-space hydrocephalus；「6. MRI・CT所見」の項を参照）を示すもの，すなわち2011年に改訂された特発性正常圧水頭症診療ガイドライン（第2版）の診断基準のMRI-supported possible iNPHの頻度を調査したものである（表1）．

　宮城県大崎市（旧田尻町）で行われた65歳以上の全住民2,516人のうち，無作為抽出された170人（6.8％）に脳MRIと診察・検査を行った研究では，脳MRI所見（DESHの所見）と症状から5人，すなわち2.9％がMRI-supported possible iNPHと考えられた[4]．その後，同地域で対象者を拡大し，65歳以上の全住民3,207人のうち497人（15.5％）に脳MRIと診察・検査を行い，脳MRI所見（DESHの所見）と症状から7人，すなわち1.4％がMRI-supported possible iNPHと考えられた[5]．

　著者らは，2000〜2004年，山形県の2つの地域（高畠町と寒河江市）の61歳（young elderly）と70〜72歳（elderly）の全住民1,142人を対象に脳MRIを含めた住民健診を呼びか

表1　特発性正常圧水頭症の疫学調査

発表年・発表者	国・地域	対象	NPHの定義	有病率・発症率
1992 Vannesteら	オランダ アムステルダムの4脳外科施設＊ （人口250万）	1980-1989年の10年間，166例のNPH疑い例にシャント術	症状，CT，タップテスト，脳槽シンチグラフィ，シャント術有効	シャント有効： 55例 （55/250万/10年） 2.2/million/年
1995 Trenkwalderら	ドイツ Bavaria地方の2つの村	65歳以上の全住民1190人のうち，982人（82.5％）を戸別訪問 パーキンソニズム疑い45例中，42人を診察・検査	症状，CT	0.41％（4/982） 65歳以上の人口：15.6％（64/10万人）
2008 Breanら	ノルウェー Vestfold郡＊ （人口22万）	地域でNPHの啓蒙活動，86人が紹介され入院・検査	症状，MRI/CT，髄液初圧5〜18 mmHg（68〜245 mmH₂O） タップテスト未施行	48/22万人 21.9/10万人 5.5/10万人/年
2008 Hiraokaら	日本 宮城県 大崎・田尻町	65歳以上の全住民2,516人のうち，170人（6.8％）にMRIと診察・検査	MRI（DESHの所見），症状	2.9％（5/170） （65歳以上の人口：23％？） （667/10万人）
2009 Tanakaら	日本 宮城県 田尻町	65歳以上の全住民3,207人のうち，497人（15.5％）にMRIと診察・検査	MRI（DESHの所見），症状	1.4％（7/497） （65歳以上の人口：23％？） （322/10万人）
2009 Isekiら	日本 山形県 高畠町・寒河江市	61歳と70〜72歳の全住民1,142人のうち，790人（69.2％）にMRIと診察・検査	MRI（DESHの所見），症状	0.5％（4/790） 65歳以上の人口：23％ （115/10万人）

＊ hospital-based, 他 community-based
DESH; Disproportionately Enlarged Subarachnoid space hydrocephalus.

けた．この疫学調査の特徴は，症候の有無に関係なく地域住民の対象者すべてに脳 MRI 検査を行い，画像上特発性正常圧水頭症が疑われる住民を抽出するという方法で行われたことである．その結果，図 1 に示すように，790 人（69.2%）が健診に参加し，そのうち，脳室拡大（Evans index > 0.3）は 51 人（6.5%；51/790）に認められた．脳室拡大を有する人の中で，特発性正常圧水頭症に特徴的な脳 MRI 所見（つまり，DESH の所見：Evans index > 0.3 かつ高位円蓋部の脳溝・くも膜下腔の狭小化および Sylvius 裂の開大）を呈する人は 12 人（1.5%；12/790）であり，そのうちの 4 人（0.5%；4/790）には知的機能低下あるいは歩行障害が認められた．したがって，MRI-supported possible iNPH の有病率は地域在住高齢者の 0.5% であった[6]．

　上記の 3 つの研究を加重平均すると，MRI-supported possible iNPH の有病率は地域在住高齢者の 1.1% と推計される．これらの調査は住民検診であり，倫理的な面を配慮し脳脊髄液検査やタップテスト，シャント術は施行されていないため，probable iNPH や definite iNPH の有病率を示すものではない．しかし，前述の hospital-based study で推測された特発性正常圧水頭症の有病率よりも，はるかに多い特発性正常圧水頭症疑い例が地域在住高齢者の中に存在することが示唆される．

C．その他の疫学研究

　認知症，歩行障害やパーキンソニズムなどの症候を示した患者の中で，特発性正常圧水頭症の頻度も併せて調査した研究は，わが国から発信された population-based study より以前にいくつか存在している．

　Bech-Azeddine ら（2001）は，認知症が疑われ大学病院に紹介された連続 400 例（27 ヵ月）での特発性正常圧水頭症の頻度を報告した．頭蓋内圧持続測定と脳脊髄液ダイナミックテストにより特発性正常圧水頭症と考えられた症例 14 例（3.5%）がシャント術を勧められ，8 例（2.0%）がシャント術有効な特発性正常圧水頭症症例とした[7]．

脳 MRI での DESH の所見

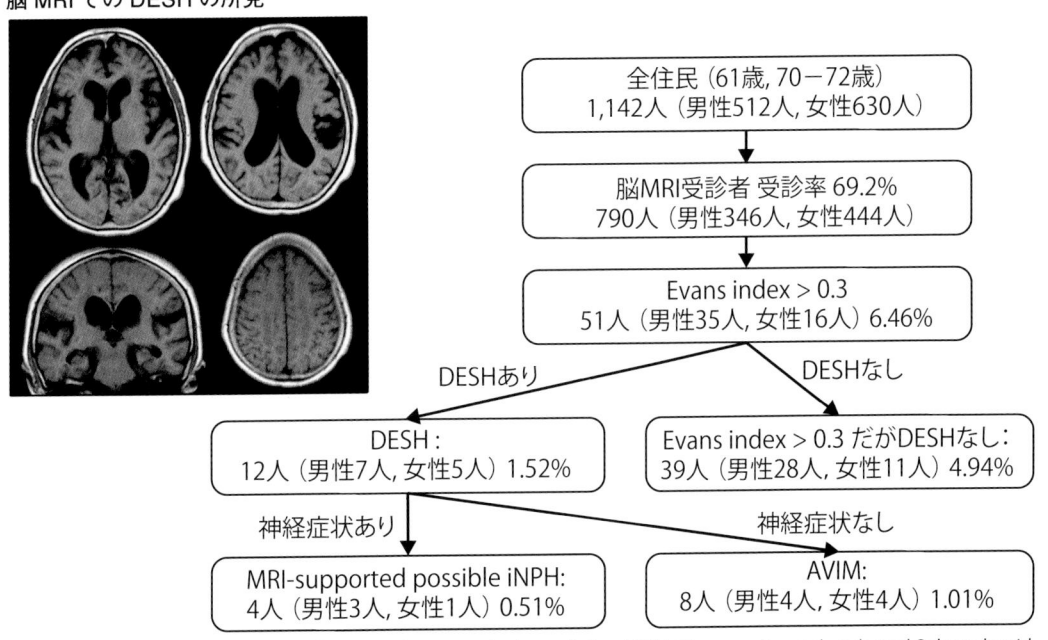

iNPH; idiopathic normal pressure hydrocephalus. DESH; Disproportionately Enlarged Subarachnoid space hydrocephalus. AVIM; Asymptomatic Ventriculomegaly with features of iNPH on MRI.

図 1　山形県高畠町・寒河江市の高齢者の脳 MRI 健診の流れ
　　　（加藤，伊関，高橋，他：臨床神経 50(11):963-965.2010．より改変）

Parkinson病を対象にした地域疫学調査で，パーキンソニズムが疑われた住民21人のうち，19％が特発性正常圧水頭症であったという報告がある．Trenkwalderら（1995）はドイツのBavaria地方の2つの村で，65歳以上の全住民1,190人のうち，982人（82.5％）を戸別訪問し，パーキンソニズムを疑った45例中，42人について診察と検査を行った．脳脊髄液検査は施行されていないが，症状とCT検査より0.41％（4/982）が特発性正常圧水頭症と考えられ，予想外に高い有病率であったと特記されている．この地方の当時の65歳以上の人口は15.6％であるので，有病率は64/10万人と計算される[8]（表1）．

2 地域住民コホート研究から発見された無症候性脳室拡大

　山形県高畠町・寒河江市の住民を対象とした疫学研究により，地域住民には無症候性脳室拡大が高齢者の中に相当数存在していることを確認した．また，脳室拡大に加えて，高位円蓋部の脳溝・くも膜下腔の狭小化，つまりDESHの所見を呈する人が12人いた．このうち8人（1％；8/790）には，明らかな神経症状を認めなかった．この特発性正常圧水頭症に特徴的な脳MRI所見を呈し無症候である一群を，著者らはAVIM（asymptomatic ventriculomegaly with features of iNPH on MRI）と命名した．AVIMを4〜8年間追跡調査した結果，8人中2人に認知障害と歩行障害，つまり特発性正常圧水頭症が疑われる症候を呈するようになった[6]．また，10年後にはさらに1人が排尿障害，知的機能低下と歩行障害を発症し，シャント術が奏効したためdefinite iNPHと診断した（10年間の追跡調査で，AVIM 8人中3人，38％に神経症状が出現）．これらの観察結果より，a）脳MRI所見の異常が神経症状出現に先行すること，b）AVIMはpreclinical iNPHである可能性が示唆された．2008年に新たにAVIMと診断された健診受診者の脳MRIを過去に遡ると，2000年の脳MRIでは明らかな脳室拡大は認められなかったが，高位円蓋部の脳溝・くも膜下腔の狭小化とSylvius裂の開大が認められた．この観察結果より，AVIMでは脳表くも膜下腔の変化が最初に出現し，その後に脳室拡大が顕在化する可能性が示唆された[9]．しかし，AVIMの自然経過については不明な点も多く，今後，さらに検討が必要である．

3 危険因子

　「特発性（idiopathic）」という語が示すように，特発性正常圧水頭症の病因は現在でも不明である．多くの特発性正常圧水頭症患者にシャント術が有効なことより，その病態に脳脊髄液循環動態の異常が関与していると考えられるが，この脳脊髄液循環動態に異常をきたす病因は不明である．また，特発性正常圧水頭症患者のほとんどが高齢者であるので，加齢（老化）が重要な危険因子であることは間違いないと思われる．過去の病理報告にあるように，特発性正常圧水頭症の病理像は症例ごとに多様であることから，基礎となる病因は多様である可能性があり，いずれの病因においても最終的には脳脊髄液循環動態に異常をきたし，その結果，共通の脳画像所見（脳室拡大）や臨床症状（歩行障害・認知症・尿失禁）をきたすとの仮説もある．つまり，特発性正常圧水頭症を"multiaetiological clinical entity"とみなす考え方である．しかし，特発性正常圧水頭症の大部分が特定の病因（single aetiology）により生じているという可能性も否定できない．
　特発性正常圧水頭症の危険因子に関する報告は，現時点ではごく少数の症例対照研究があるのみ

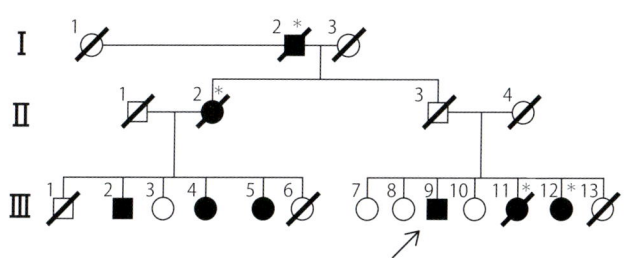

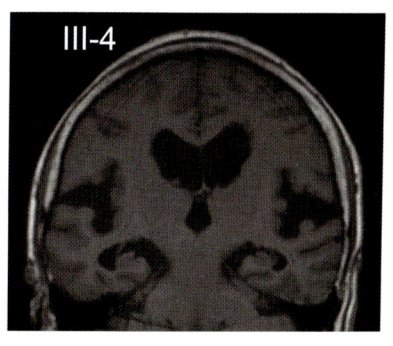

図2　家族性正常圧水頭症の家系図と画像
(○/□): 正常女性/男性, (●/■): NPHと診断された女性/男性, (●*/■*): 医療記録または問診上NPHと推定される女性/男性. (/): 死亡を表す. 矢印(III-9)は発端者を示す.

(Takahashi Y, Kawanami T, Nagasawa H, et al : J Neurol Sci 308(1-2):149-151. 2011.)

である[10-14]. まず特発性正常圧水頭症の危険因子として, 高血圧が指摘されている[10,11,12]. 糖尿病や耐糖能異常が特発性正常圧水頭症の危険因子であるとの報告もある[10,13]. これらは血管障害を惹起するリスクとして重要であるので, 特発性正常圧水頭症の病態機序に血管障害が関与している可能性が指摘されている. また, 2008年にKuriyamaら[14]は, 頸静脈を超音波で観察すると, 特発性正常圧水頭症患者ではバルサルバ息こらえ中に高率に逆流が観察されると報告し, 2009年にChangら[15]は特発性正常圧水頭症患者で緑内障の頻度が高いことを指摘しており, 静脈系の圧調節異常が特発性正常圧水頭症の病態機序に関与している可能性を指摘している.

一方, 遺伝学的視点から考えると, 同一家族内で複数の正常圧水頭症患者の発症もあることから, 遺伝的素因（遺伝的危険因子）が存在する可能性も考えられる. 遺伝的素因の存在を支持する研究としてMcGirrとCusimano（2012）の研究がある. 彼らは特発性正常圧水頭症患者20人の一親等血縁者（140人）と対照例21人の血縁者（151人）について, 特発性正常圧水頭症の三徴（歩行障害, 認知障害, 排尿障害）を呈する率を比較・検討した. その結果, 特発性正常圧水頭症患者の血縁者は三徴のうち2つ以上を有する率が, 対照群に比べ有意に高かったと報告している[16]. このことは, 孤発性と思われていた特発性正常圧水頭症患者に遺伝的素因が存在する可能性を強く示唆するものである. Katoら（2011年）は, 少数例の検討であるが, SFMBT1遺伝子のイントロン2に12kbのコピー数の減少（copy number loss）を認め, これが特発性正常圧水頭症の遺伝的素因になっている可能性を示唆した[17]. さらに, Takahashiら（2011年）は, 3世代にわたり8人の正常圧水頭症患者が発症している大家系を報告した（図2）[18]. 常染色体優性遺伝形式で発症しており, 個々の患者は孤発性の特発性正常圧水頭症とまったく同じ臨床像・脳画像所見を呈していた. このことは, 単一の遺伝子異常（あるいはゲノムの単一領域の異常）により, 特発性正常圧水頭症とまったく区別のつかない臨床像・脳画像所見が惹起されることを示唆しており, この家系の病因遺伝子異常を解明することは, 特発性正常圧水頭症の病態を分子レベルで解明するための突破口になると考えられる.

おわりに

わが国の地域住民を対象とした疫学研究により, MRI-supported possible iNPHの有病率は地域在住高齢者の1.1％と推計された. MRI-supported possible iNPHのすべてが特発性正常圧水頭症ではないにしても, 地域には適切に診断されていない特発性正常圧水頭症患者が多く存在

することが推察された．このことは諸外国においても同様と思われる．また，特発性正常圧水頭症の予備軍としてAVIMが存在することも明らかとなった．しかし，AVIMの何％くらいが特発性正常圧水頭症に移行するのか，さらに，特発性正常圧水頭症移行するAVIMと，移行しないAVIMの間に違いがあるのかなど，多くの未解決の課題が残されている．一方，疫学調査に端を発した特発性正常圧水頭症の遺伝学的研究・分子生物学的研究は，根本的治療法開発のための創薬ターゲットの同定につながる可能性があり，今後，最も重要な研究分野の1つになると考えられる．

【文献】

1) Vanneste J, Augustijn P, Dirven C, et al : Shunting normal-pressure hydrocephalus: do the benefits outweigh the risks? A multicenter study and literature review. Neurology 42 (1) : 54-59. 1992.
2) Relkin N, Marmarou A, Klinge P, et al : Diagnosing idiopathic normal-pressure hydrocephalus. Neurosurgery 2005;57 (3 Suppl) : S4-16 ; discussion ii-v.
3) Brean A, Eide PK : Prevalence of probable idiopathic normal pressure hydrocephalus in a Norwegian population. Acta Neurol Scand 118 (1) : 48-53. 2008.
4) Hiraoka K, Meguro K, Mori E : Prevalence of idiopathic normal-pressure hydrocephalus in the elderly population of a Japanese rural community. Neurol Med Chir (Tokyo) 48 (5) : 197-199. 2008.
5) Tanaka N, Yamaguchi S, Ishikawa H, et al : Prevalence of possible idiopathic normal-pressure hydrocephalus in Japan ; The Osaka-Tajiri project. Neuroepidemiology 32 (3) : 171-175. 2009.
6) Iseki C, Kawanami T, Nagasawa H, et al : Asymptomatic ventriculomegaly with features of idiopathic normal pressure hydrocephalus on MRI (AVIM) in the elderly: a prospective study in a Japanese population. J Neurol Sci 277 (1-2) : 54-57. 2009.
7) Bech-Azeddine R, Waldemar G, Knudsen GM, et al : idiopathic normal-pressure hydrocephalus; Evaluation and findings in a multidisciplinary memory clinic. Eur J Neurol 8 (6) : 601-611. 2001.
8) Trenkwalder C, Schwarz J, Gebhard J, et al : Starnberg trial on epidemiology of parkinsonism and hypertension in the elderly. Prevalence of Parkinson's disease and related disorders assessed by a door-to-door survey of inhabitants older than 65 years. Arch Neurol 52 (10) : 1017-1022. 1995.
9) Iseki C, Takahashi Y, Wada M, et al : Changes in the subarachnoid space precede ventriculomegaly in idiopathic normal pressure hydrocephalus (iNPH). Intern Med 51 (13) : 1751-1753. 2012.
10) Casmiro M, D'Alessandro R, Cacciatore FM, et al : Risk factors for the syndrome of ventricular enlargement with gait apraxia (idiopathic normal pressurehydrocephalus) : a case-control study. J Neurol Neurosurg Psychiatry 52 (7) : 847-852. 1989.
11) Graffradford NR, Godersky JC : Idiopathic normal pressure hydrocephalus and hypertension. Neurology 37 (5) : 868-871. 1987.
12) Krauss JK, Regel JP, Vach W, et al : Vascular risk factors and arteriosclerotic disease in idiopathic normal-pressure hydrocephalus of the elderly. Stroke 27 (1) : 24-29. 1996.
13) Jacobs L : Diabetes mellitus in normal pressure hydrocephalus. J Neurol Neurosurg Psychiatry 40 (4) : 331-335. 2012.
14) Kuriyama N, Tokuda T, Miyamoto J, et al : Retrograde jugular flow associated with idiopathic normal pressure hydrocephalus. Ann Neurol 64 (2) : 217-221. 2008.
15) Chang TC, Singh K : Glaucomatous Disease in Patients with Normal Pressure Hydrocephalus. J Glaucoma 18 (3) : 243-246. 2009.
16) McGirr A, Cusimano MD : Familial aggregation of idiopathic normal pressure hydrocephalus: novel familial case and a family study of the NPH triad in an iNPH patient cohort. J Neurol Sci 321 (1-2) : 82-88. 2012.
17) Kato T, Sato H, Emi M, et al : Segmental copy number loss of SFMBT1 gene in elderly individuals with ventriculomegaly: a community-based study. Intern Med 50 (4) : 297-303. 2011.
18) Takahashi Y, Kawanami T, Nagasawa H, et al : Familial normal pressure hydrocephalus (NPH) with an autosomal-dominant inheritance: a novel subgroup of NPH. J Neurol Sci 308 (1-2) :149-151. 2011.

13. Binswanger 病

はじめに

　特発性正常圧水頭症（iNPH）と Binswanger 病（BD）との鑑別は，両者がともに歩行・認知・排尿障害と白質病変を高率に示すため古くからの問題点であった（表1，2）．しかし，特発性正常圧水頭症は脳脊髄液循環動態異常による概念であり，診断もそれを根拠にするべきである．一方，BD は高血圧性小血管病による広汎白質病変と多発ラクナを特徴とする皮質下血管性認知症の主要型であり[1-5]，両者は診断手順も治療方針もまったく異なる．特に特発性正常圧水頭症ではその診断基準により本疾患の大部分が MRI による高位円蓋部脳溝狭小化・Sylvius 裂開大と，タップテストによる症状改善を特徴とする独自の疾患単位であることが強調されている．したがって，この診断基準を用いて特発性正常圧水頭症の的確な症例の選別化とカテゴリー化（possible, probable, definite iNPH）をはかることが BD との鑑別に極めて重要である．しかし実臨床では特発性正常圧水頭症と高血圧性小血管病はしばしば共存し，さらに特発性正常圧水頭症と Alzheimer 病（AD）との共存も多く，特発性正常圧水頭症と加齢依存性疾患との共存は今後の治療法選択・予後判定・成因解明にとって避けて通れない重要な問題である．

　本稿ではまず高血圧性小血管病ならびに皮質下血管性認知症の主要型である BD について概説し，次に両者の鑑別と特発性正常圧水頭症共存疾患の問題点について述べる．

1 BD とは

A．高血圧性小血管病と皮質下血管性認知症

　高血圧治療の脳標的は近年になり，従来の脳出血やラクナ梗塞から血管性認知症（VD）や虚血性白質病変に変わり，血管性認知症の標的も皮質血管性認知症から皮質下血管性認知症（SVD）に変わりつつある[3-5]．しかし血管性認知症／皮質下血管性認知症は北米の Alzheimer 病（AD）主導の波にのまれ，その重要性が十分には認知されていない．この理由として，以下の点が挙げられる．

　①血管性認知症の標的がいまだ不明確であること．皮質大血管性の後遺症・寝たきり型か皮質下小血管性の歩行障害・パーキンソニズム型か？後者としてもその主要標的は多発ラクナ型か？広汎白質病変型か？あるいは両者を伴う Binswanger 病（BD）か？，②主要型不在と関連して血管性認知症の認知症症候の特徴が今一つ明らかにされてないこと，③ AD と違い血管性認知症や BD に標準化された国際病理診断基準がないこと．そのため AD 病理との共存関係が不明確であり，AD 病理評価が中心になり血管性認知症病理が正当に評価されていないこと．

　これらの点は血管性認知症の主要型を皮質下血管性認知症，とりわけ小血管病（small vessel disease）としての画像・病理学的均一性を有する BD とすることで問題点がかなり整理される[2-5]．そのためには今後の小血管病研究について以下の視点が必要である．①従来の大雑把なリスク・臨床病態分類（TOAST 分類など）ではなく，MRI や小血管病理に基づくラクナ・白質病

変の重症度分類や[5]，非ラクナ型小梗塞である分枝アテローム梗塞型（branch atheromatous disease；BAD）との鑑別[6]，②従来の脳卒中に基づく入院症例ではなく，非脳卒中性進行例を中心とした外来症例・地域疫学症例の検討，③ラクナ・白質病変とともに同じ小血管病理に含まれる血管周囲腔拡大（enlarged perivascular spaces）や脳微小出血（brain microbleeds）の検討[6,7]．

B．BDの成因

BDは高血圧性小血管病であり，①夜間高血圧，慢性腎臓病（CKD），心不全，肺炎，感染症・高凝固を伴う全身疾患である．②これらの全身病態と脳内主幹動脈のアテローム硬化症を背景とした脳軟膜・髄質動脈の中膜壊死・いわゆる土管現象により脳循環のautoregulationが破綻し，白質が反復性の環流圧動揺に曝され，白質虚血・血液脳関門（BBB）障害・浮腫・脳内炎症・軸索—神経細胞障害が進展するものと考えられる[8,9]．BDの白質病変形成の病態については，以下のような特有の脳虚血を考える必要がある．①主幹動脈アテローム硬化・冠動脈硬化による血管閉塞や心血管死を免れた高血圧患者（夜間高血圧症）において，脳内白質の小血管病の進展と慢性低灌流（心不全，拡張性動脈硬化など）により，発生学的に動脈・静脈密度が低い前頭葉を中心に白質病変が生じる．②そのことが前頭葉帯状回・島葉・基底核と関連が強い前頭葉性心血管調節障害（neurocardiovascular instability；起立性低血圧や脳循環自動調節能障害など）を介

表1 認知障害を示す疾患における特発性正常圧水頭症とBDの位置づけ

iNPHとBDはともに認知障害を示す

1. Alzheimer病	MRS, PIB-PET, VBM, SPECT
2. Binswanger病	MRI, MRS, VBM
3. Creutzfeldt-Jakob病	MRI (diffusion-weighted)
4. DLB/PDD	MIBG心筋シンチ
5. Etat lacunaire	MRI
6. FTD/CBD	MRI, VBM, SPECT/PET, MRS
7. Grain disease（AGD）	?
8. Hydrocephalic dementia	MRI, CT

BDでは健忘は軽度，自発性低下や実行機能障害が目立つ．
iNPHでは実行機能障害・健忘・自発性低下の順に目立つが軽度．
ADでは同じことを何度も聞く・取り繕い/もっともらしさが特徴的でこれはiNPHやBDにはない．しかしiNPHとBDやADの合併に注意．それぞれに右に掲げた画像診断が有用

表2 歩行障害を示す疾患における特発性正常圧水頭症とBDの位置づけ

iNPHとBDはともに歩行障害とパーキンソニズム*を示す

1. Advanced-age onset Parkinson's disease
2. Binswanger's disease / vascular parkinsonism
3. CBD / PSP-P, MSA-P
4. Dysequilibrium of unknown cause (DOC)
5. ET-PD (essential tremor-Parkinson's disease)
6. Freezing of gait (FOG)
7. Gait disorders in the elderly
8. Hydrocephalic parkinsonism (iNPH)

*高齢者パーキンソニズムとは70歳以上，筋固縮・姿勢反射／歩行障害・振戦・無動のうち少なくとも2つ以上を示す場合(Rampello, Bennett, 水野ら)

して血圧変動，転倒・失神あるいは夜間を中心とした慢性脳低灌流をもたらす．このことが，主に白質髄質枝の領域虚血を介して，さらに白質病変，ラクナを進展させる．③これらの虚血に誘導された炎症・脱髄病態がさらに視床，海馬，前頭葉皮質下白質などの認知機能に関連する線維束病変を進展させ，やがて多発ラクナと広汎白質病変を有するBDが形成される[8,9]．

C．症候の特徴

皮質血管性認知症や脳出血では，脳卒中により，片麻痺や失語などの局所神経症候を示し，その後認知障害が出現する（post-stroke dementia）．優位側の海馬や内側視床梗塞では単発の脳梗塞でも認知障害が出現する．(strategic infarct dementia)．これらの認知症候にとり戦略的に重要な場所を含めたラクナの多発で出現する認知症が多発ラクナ型認知症である（図1上段）．一方，多発ラクナと広汎白質病変を伴うBDでは進行性の認知障害や皮質下運動障害と高血圧性・動脈硬化性血管症候を特徴とする（表3）．認知障害は亜急性ないし階段状の進行を示すが，一方，卒中発作や局所神経症候が明らかでなく，緩徐進行性の臨床経過を示すこともある（no stroke dementiaないしsilent stroke dementiaに対応）．この場合は，病理所見による確認がある場合を除いてADや混合型認知症mixed AD with CVD（mixed dementia）との鑑別は困難である[3,4]．

BDの認知障害は，実行機能障害，意欲・自発性低下などの，いわゆる前頭葉障害性認知症の病像であり記憶障害は軽度の場合も多い．随伴する神経精神症候としては，血管性パーキンソニズム（筋固縮・動作緩慢・歩行障害・姿勢反射障害），偽性球麻痺，不全片麻痺，感情失禁，尿失禁，前頭葉徴候，抑うつ，せん妄などで[10]，全体として「動きの少ない，しゃべらない」，自発性の低下した病像が特徴的である．

D．画像所見の特徴

BDでは，MRIにより特有の画像を得ることができ，T1・T2・FLAIR画像で多発ラクナや傍脳室白質・皮質下深部白質病変の広がりや形態を診断することができる（図1下段）．T2*画像では被殻・視床など高血圧性血管壊死の好発部位にmicrobleeds（小出血）の多発がみつかる場合もある．症候増悪時には急性期ラクナが拡散強調画像でみつかることもある．またMRトラクトグラフィーやvoxel-based morphometryを用いた白質病変・脳萎縮（白質・前頭葉・視床・海馬萎縮）の診断や，MRスペクトロスコピーを用いた神経細胞や軸索障害についてのin vivo study（前頭葉白質の神経

表3　血管性認知症の3つのサブタイプ

血管性認知症サブタイプの血管病機序と臨床像	
皮質血管性，かつての多発梗塞認知症 大血管病（アテローム血栓，塞栓） 心原・大血管塞栓性，血栓性閉塞	寝たきり・失語症 重症脳卒中 急性期治療が重要
皮質下血管性，ビンスワンガー病 小血管病（高血圧，多発ラクナ・白質病変） 慢性低灌流（主幹動脈硬化）・心不全	歩行障害・構音障害 血管性パーキンソニズム 非卒中性進行，高齢者
戦略的単発梗塞性， アテローム性分枝梗塞 ないしラクナ梗塞	健忘症候群 前内側視床および 海馬関連病変

（Erkinjuntti T, et al. 2002 改変）

細胞・軸索マーカーやグリアマーカーがともに低下する) も有用である[3,4].

E. 鑑別診断

1) 広義の SVD

SVD は BD, ラクナ型認知症, cerebral autosomal dominant arteriopathy with subcortical infarcts and leukoencephalopathy(CADASIL)などに分けられる. BD は SVD の主要型であり, 広汎な虚血性白質病変と高血圧性小血管病を特徴とする. ラクナ認知症は視床・海馬・尾状核などの認知機能に関連する部位の多発ラクナにより出現する[3,4]. BD はわが国の老人病院剖検脳の約4%にみられ, BD の典型画像所見である広汎白質病変と多発ラクナ (図1) は75歳オーストリア地域住民の約2%にみられる[5]. Bennett らは, BD の臨床診断基準を剖検脳所見と臨床症候から作成し, 本基準の有用性を明らかにした. その中では, 特に, MRI の T2 強調画像による両側多発性・びまん性白質病変が重視されている[10].

2) CADASIL, CARASIL, その他の遺伝性 SVD

CADASIL・CARASIL (わが国で多く, 若禿・腰痛・認知症を三徴とする孤発ないし常染色体劣性若年性 BD で HTRA1 遺伝子変異が報告されている), その他の若年性遺伝性白質脳症がある. CADASIL は家系内に片頭痛を伴う場合があり, Notch3 の遺伝子異常が明らかにされている. ヨーロッパで報告が始まり, わが国でも報告が相次いでいる. 側脳室下角周囲の白質病変が先行し, 皮膚や脳の小血管生検, 遺伝子検査で診断が確定する[3,4].

3) その他の血管性認知症

脳アミロイド血管症に脳内炎症と可逆性白質病変を伴う型のあることが報告されている. 従来の反復出血型と比べ, より若年発症で認知障害が強く, アポ E 蛋白の ε4 アレルの頻度が高く, 白質病変が副腎皮質ステロイドや免疫抑制剤に反応する. 抗リン脂質抗体症候群や SLE, isolated CNS angiitis などの炎症性・自己免疫性疾患でも SVD を示すことがあり注意が必要であ

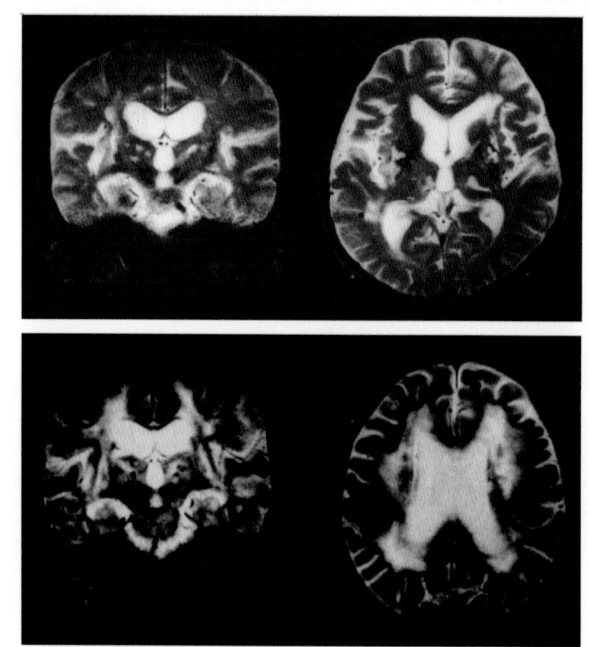

図1 ラクナ型認知症 (上段) と Binswanger 病 (下段) の MRI
T2 強調画像の前額断 (左) および水平断 (右) で, BD ではともに広汎な傍脳室および深部白質病変と多発ラクナを認める. ラクナ型認知症では両側視床を中心に皮質下に多発するラクナ状態を認める.

4) 広汎白質病変を示す AD や他の変性型認知症

ADでは記憶障害が強く，何度も同じことを尋ねたり，しまい忘れが目立つ．会話での取り繕い，もっともらしさ，素っ気なさも特徴的である．SPECT や PET による頭頂葉・側頭葉優位の血流・代謝低下が診断に重要で MR スペクトロスコピーも BD との鑑別に有用である．AD では神経細胞・軸索バイオマーカーである NAA が海馬で高度に低下し，一方，BD では白質 NAA が前頭葉優位に高度に低下する[11,12]．

5) 特発性正常圧水頭症

傍脳室を中心とした対称性白質病変とパーキンソニズムを高率に示す．MRI では水頭症とともに Sylvius 裂開大と高位円蓋部脳溝狭小化が特徴的であり，タップテストで歩行障害を中心に認知・排尿障害の改善がみられる．図2に特発性正常圧水頭症と BD の画像特徴を比較して示した（図2）．

F. リスクと治療

SVD のリスクとしては，高血圧や糖尿以外に，遺伝要因，肥満，喫煙，脂質異常症，高ホモシステイン血症，主幹動脈のアテローム硬化が重要である．高ホモシスチン血症はビタミン B_6・B_{12} や葉酸の欠乏で出現し，SVD や AD の発症と関連するという報告がある．BD の発症・進展については男性，夜間高血圧（non-dipper），特に食塩感受性高血圧症，白質病変の強さと広がりが関連する．赤血球や血小板の変形能・凝集能異常，高フィブリノーゲン・高ヘマトクリット値などの血液高粘度状態や，TAT・D ダイマー高値などの凝固・線溶系異常も BD の進展・増悪に伴いしばしば認められる[3,4,9]．治療については夜間高血圧対策のみではなく，脳内非特異的炎症反応や慢性低灌流・高凝固状態に対する抗血小板薬，抗トロンビン薬，PDE 阻害薬，血管内皮保護薬などの投与が奨められる．

これらを踏まえた BD の治療戦略レジメは以下のようにまとめられる．

①発症前期には多発ラクナ・白質病変・高血圧を示す中年者に対して，家庭血圧・24時間血圧を指標に特に夜間の降圧を厳密に行う．②初期・中期には抗血小板・血管内皮保護・サイトカイン調整薬（シロスタゾール・ケタス），消炎薬などを投与する．認知症候にはドネペジル・メマンチン投与も考慮する．CKD・冠不全対処も必要である．③増悪期には抗トロンビン薬・抗凝血薬を高凝固状態に応じて投与する．この時期には肺炎，心不全，腎不全に対する全身管

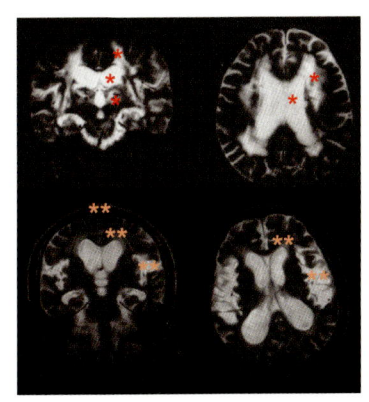

両者は特徴的な MR 画像で診断できる
（**Akiguchi et al 1997, Kitagaki et al 1998**）

*BD：広汎虚血性白質病変，軽度脳室拡大，多発ラクナを特徴とする．
**iNPH：シルビウス裂開大，傍脳室部白質病変，高位円蓋部脳溝狭小化

図2　特発性正常圧水頭症と BD の MRI 画像特徴

理が必要である．しかし，いったん進行するとしばしば予後不良である[7, 13, 14]．

G．予後・臨床的重要性

　VDにはっきりとした重症度・予後判定基準はない．しかし，前述の大血管性認知症は寝たきり・重症脳卒中を背景としており，その意味では，より重症である．一方，皮質下血管性認知症や小血管病による認知症の予後はこれまで良好と考えられていた．しかし皮質下血管性認知症の予後について，Frisoni GBらによる重要な指摘がある．すなわち，40ヵ月の前向き縦断調査で，皮質下血管性認知症では実にその半数が死亡したが，変性型軽度認知障害群（MCI群：4年で約半数がADになる）では死亡は0であったという[13]．また大血管病性脳血管障害と小血管病性を12年間長期追跡した調査では，前者の平均生存は7.9年であったのに対して，後者は4.3年と小血管病性の長期予後の方が悪かったという[7]．皮質下血管性認知症とBDの臨床診断基準はあるが[1, 2, 10]，適切な重症度・予後判定基準はない．しかし，BDの臨床経過は一般に進行性で，予後は不良である．筆者のもの忘れ外来やオーストリアの75歳地域住民における2〜3年間の前向き調査では，BDないし血管性軽度認知障害群の約1/3は死亡，約1/3は来院不能となったが，他の小血管病型（多発ラクナや広汎白質病変）やAD・変性型軽度認知障害群では死亡は少数であった．またBD臨床画像診断例の半数では病理診断で軽度から中等度のAD病理の合併を認めたが残りの半数ではBD病理のみでAD病理は認められなかった[5]．すなわちBDは非卒中性であるが，症状を示し始めたときには全身および脳内小血管病態はすでに高度に進展していることが多く，結果として誤嚥，肺炎，心不全などで早期から脱落する．BDは予後不良な全身病であり，ADとはまったく別個の重要な病態であることを念頭におくべきである．

2 特発性正常圧水頭症とBDとの鑑別

　前述の著者らによるオーストリアの75歳地域住民における前向き調査では調査開始時のMRIと診断基準判定でAD，BD，特発性正常圧水頭症の有病率は3：2：1であり，お互いの共存comorbidityも少なくなかった．このうち特発性正常圧水頭症とBDとの共存については以前からも指摘があり，特にその嚆矢となったのは厚東らによる病理報告例である[14]．特発性正常圧水頭症とBDの鑑別は認知症診断治療上の重要な問題点であり，この点について著者らは日本正常圧水頭症研究会診療ガイドラインによるdifinite iNPHと，特発性正常圧水頭症にBDの病態を合併した症例とを比較検討した[15]．その結果，ほとんどの検討項目でBD画像を合併しない特発性正常圧水頭症のほうが，特発性正常圧水頭症とBDの共存例より良好な術後改善度を示し，特にEvans index，白質病変の定量評価，MMSE，JNPHGSRによる排尿障害度でその改善が有意であった．またdefinite NPHでは，シャント反応性パーキンソニズムや傍脳室部可逆性白質病変，血管周囲腔の狭小化が特徴的で，このこととBDにおける多発ラクナ・広汎不可逆性白質病変の確認が両者の鑑別に重要であることを明らかにした[16]．

　特発性正常圧水頭症とBDは，明らかに合併し得るし，特発性正常圧水頭症では高血圧や動脈硬化性疾患，血管病リスクが有意に高度であることも報告されている．また，そもそも特発性正常圧水頭症の潜在的な高脳脊髄液圧病態における傍脳室部の白質や動・静脈圧縮・圧迫が，結果として傍脳室部白質の虚血性病変をある程度合併しても何ら不思議はない．しかし，特発性正常圧水頭症とBDが傍脳室部病理で一部類似した所見を示すからといって同じカテゴリーの疾患ではない．BDは白質病変やラクナを主体とする高血圧性小血管病であり，一方，特発性正常圧水頭症は傍脳室部

虚血や細動脈・毛細血管周囲硬化を併存し得る水頭症であり[17]、これらはまったく違う病態と診断基準を有する異なった疾患である。一方、特発性正常圧水頭症にはAD病理の合併も高度である。特発性正常圧水頭症のシャント術時や脳脊髄液圧モニター時の生検所見によれば、AD病理は単なる皮質老人斑の存在については20～48%、CERAD基準によるdefinite ADは6%にみられる[16]。

わが国の正常圧水頭症診断ガイドラインではpossible, probable, definiteの3段階の診断基準が示されている。それによると、60歳以上で歩行障害、認知障害および尿失禁のうち1つ以上の症状ならびに脳室拡大があり、脳脊髄液圧が正常範囲のものがpossible、その中で基本的に髄液排除試験に反応したものがprobable、シャント術に反応したものがdefiniteである。BDでもBennettら、Erkinjuntti らの診断基準が最近用いられるようになった[1-4,10]。このようにBDも正常圧水頭症も、診断基準に基づいてより的確な症例の選別化とカテゴリー化をはかり、それにより治療効果や予後を評価しなければならない。特発性正常圧水頭症とBDには少なからず合併例があり、ADを含めて3者には加齢脳病態として共通する接点が想定されるが、そうであっても両者はお互いに異なった疾患概念、診断基準を有する。高齢化社会における特発性正常圧水頭症の増加は臨床的に重要であり、この場合、特徴的なMR・CT画像とシャント反応性のパーキンソニズムおよびAD/BDとの合併に注意を要する。

【文献】

1) Erkinjuntti T, Román G, Gauthier S, et al : Emerging therapies for vascular dementia and vascular cognitive impairment. Stroke 35 : 1010. 2004.
2) Román GC, Erkinjuntti T, Wallin A, et al : Subcortical ischaemic vascular dementia. Lancet Neurology 1 : 426. 2002.
3) 秋口一郎：血管性認知症．田川皓一（編）．脳卒中症候学．pp207-217, 西村書店，2010.
4) 秋口一郎：脳血管性認知症．金澤一郎，永井良三（総編集）．今日の診断指針 第6版．pp562-566, 医学書院，2010.
5) Akiguchi I, Budka H, Shirakashi Y, et al : Do specific MRI feachears of Binswanger's disease also reveal cognitive/motor impairments and the corresponding neuropathology? The Vienna Trans-Danube Aging (VITA) study. Brain Pathology 20 (Suppl. 1) : 23. 2010.
6) Yamamoto Y, Ohara T, Hamanaka M, et al : Characteristics of intracranial branch atheromatous disease and its association with progressive motor deficits. J Neurol Sci 304 : 78. 2011.
7) Potter GM, Roman G : Cerebral small-vessel disease. Neurology 76 : 734. 2011.
8) Akiguchi I, Tomimoto H, Suenaga T, et al : Alterations in glia and axons in the brains of Binswanger's disease patients. Stroke 28 : 1423. 1997.
9) Akiguchi I, Tomimoto H, Wakita H, et al : Cytopathological alterations and therapeutic approaches in Binswanger's disease. Neuropathology 19 : 119, 1999.
10) Bennett DA, Wilson R, Gilley DW, et al : Clinical diagnosis of Binswanger's disease. J. Neurol. Neurosurg. Psychiatry 53 : 961. 1990.
11) Shiino A, Akiguchi I, Watanabe T, et al : Morphometric characterization of Binswanger's disease: comparison with Alzheimer's disease. J Radiol 81 : 2375-2379. 2012.
12) 秋口一郎．Binswanger病の病態と治療戦略．脳神経 58 : 289-297. 2006.
13) Frisoni GB, Galluzzi S, Bresciani L, et al : Mild cognitive impairment with subcortical vascular features: clinical characteristics and outcome: J Neurol 249 : 1423-1432. 2002.
14) Koto A, Rosenberg G, Zingesser LH, et al : Syndrome of normal pressure hydrocephalus: possible relation to hypertensive and arteriosclerotic vasculopathy. J Neurol Neurosurg Psychiatry. 40 : 73-79. 1977.
15) Akiguchi I, Shirakashi Y, Budka H, et al : Disproportionate subarachnoid space hydrocephalus. outcome and perivascular space. Ann Clin Transl Neurol 1 : 562-569. 2014.
16) Akiguchi I, Ishii M, Watanabe Y, et al : Shunt-responsive parkinsonism and reversible white matter lesions in patients with idiopathic NPH. J Neurol 255 : 1392-1399. 2008.
17) 宮田 元，大浜栄作：特発性正常圧水頭症．老年期認知症研究会誌 20 : 6-9. 2013

Ⅸ. 特発性正常圧水頭症の診断の流れ

　特発性正常圧水頭症（iNPH）の患者の多くは歩行障害や物忘れなどの認知障害を主訴に神経内科や精神科，脳神経外科を受診する．まず家庭医に相談していることも多い．また多くの患者が，歩行障害のため，あるいは転倒を機に一度は整形外科を受診している．尿失禁のために泌尿器科を受診し，頻尿治療薬を処方されていることも少なくない．

　歩行障害や認知障害を主訴に最初から神経内科や脳神経外科を受診していれば，鑑別診断のために脳のCTあるいはMRIが撮像されていたであろう．精神科や内科を受診していても，鑑別診断のために脳CTやMRIが得られて，あるいは症候から特発性正常圧水頭症が疑われれば，神経内科や脳神経外科に紹介されるが，歩行障害あるいは転倒による外傷のために整形外科を受診した場合，あるいは排尿障害のために泌尿器科を受診した場合，特発性正常圧水頭症が疑われて次の診断ステップに進むということは現時点では多くはない．これらの診療科においても鑑別診断の1つとして特発性正常圧水頭症を考えることは必要だが，高齢者においてこれらの症状の有症率は相当高いものであるので，これらの症状を有するすべての患者において専門科を受診させたり，脳CTやMRIを撮像するのは現実的ではないだろう．しかし，特徴ある歩行障害を示している場合や，認知障害を有している場合は，次の診断ステップに進めることが望まれる．今後，整形外科や泌尿器科において特発性正常圧水頭症の認識を高めていく必要があろう．

　次の診断ステップでは，専門科による症候学的評価と画像検査に進み，症候や画像の特徴が特発性正常圧水頭症と矛盾しなければpossible iNPHと診断され，さらに検査が進められることになる．症候と画像の両面から特発性正常圧水頭症を疑うことが重要である．特徴的な症候がないからといって画像所見のみで特発性正常圧水頭症の診断をしてはならない．症候学的評価は診断に必須である．歩行障害はいわゆる失調性-失行性歩行で，小刻み，すり足，開脚，回旋時に顕著な不安定，姿勢反射障害，ときに突進現象が特徴である．認知障害は，MMSEやHDSなどの認知機能テストで客観的に低下が示される．Alzheimer病に比較して自発性・集中力・遂行能力の低下がより顕著で，記憶障害や見当識障害は軽度であるという特徴があり，特発性正常圧水頭症を支持する所見となる．排尿障害は尿意切迫，尿失禁が主体であるが，その存在が特発性正常圧水頭症を支持するが，老化や他の神経系あるいは泌尿器系疾患との鑑別にはあまり役立たない．

　画像検査では，MRIが推奨される．MRIが禁忌の場合にはCTを用いる．DESHの所見が特発性正常圧水頭症の診断に特に有用であるほか，脳萎縮の評価，血管障害や腫瘍性病変に関する情報，脳室系およびくも膜下腔の閉塞の有無に関する情報を得て，神経変性疾患や血管障害との鑑別診断，あるいは併存の診断，さらに二次性正常圧水頭症との鑑別診断を行う．高位円蓋部くも膜下腔狭小化および内側側頭葉の萎縮は冠状断MRIで評価しやすい．脳血流SPECTも補助的に用いられる．高位円蓋部のみかけ上の高血流は同部位の脳脊髄液が減少していることを表現しているに過ぎないが，特発性正常圧水頭症の診断上に役立ち，また神経変性疾患や脳血管障害との鑑別にも役立つ．

典型的な歩行障害があり，画像上 DESH を示していれば，probable iNPH と診断できる．非典型的な症候を示している場合，併存疾患が疑われるなど，診断に疑義が残る場合はタップテストを行う．他の疾患の併存が疑われる場合は，髄液シャント術による治療可能性を判断するために特発性正常圧水頭症を優先して鑑別するため，まずタップテストに対する反応で特発性正常圧水頭症の症候への寄与分を判断する．その反応が不十分であったときに，抗認知症薬，Parkinson 病治療薬に対する反応性をみるという順序で診断を進める．特発性正常圧水頭症を疑った場合，腰椎穿刺による脳脊髄液検査は必須であるので，症候と画像から probable iNPH と診断できた場合でももちろん脳脊髄液検査に合わせてタップテストを行ってよい．タップテストを行わずにドレナージテストを行うことは，侵襲性の大きさから推奨できない．

タップテストに先立ち，腰椎穿刺時に Queckenstedt テストを行って脊椎管の通過性を評価

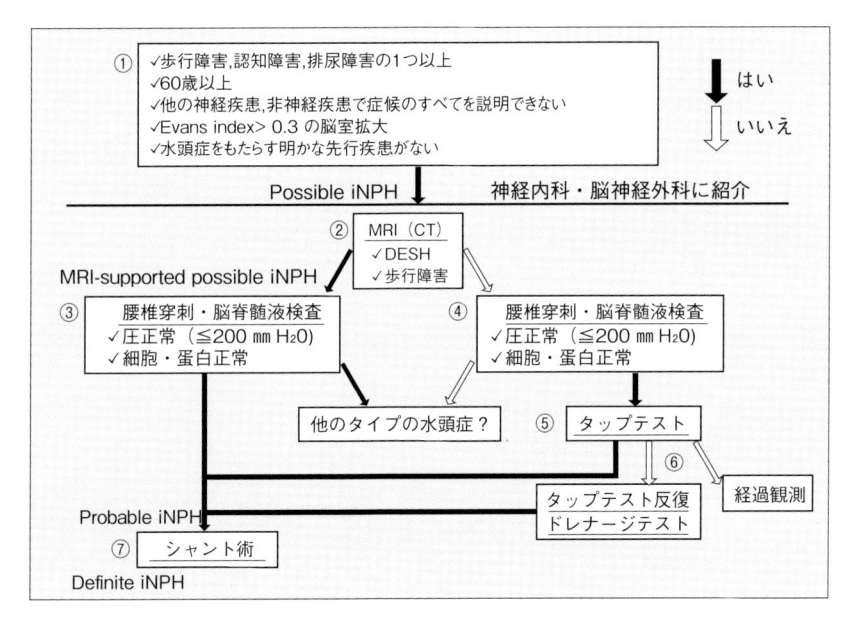

図1　特発性正常圧水頭症の診断から治療に至るフロー（文献1より）

①症候：歩行障害と認知障害が多い．歩行障害はいわゆる失調性-失行性歩行で，小刻み，すり足，開脚，回旋時に顕著な不安定，姿勢反射障害，時に突進現象が特徴である．認知障害は認知機能テストで客観的な低下が示され，自発性・集中力・遂行能力の低下がより顕著で，見当識障害は Alzheimer 病よりもやや軽度である．排尿障害は尿意切迫，尿失禁が主体である．

②画像：診断には MRI が推奨される．MRI が禁忌の場合には CT を用いる．症候と画像の面から特発性正常圧水頭症を疑うことが重要である．しかし，特徴的な症候がなければ画像所見のみで診断してはならない．

③非典型的な症候や併発疾患などで診断に疑義が残る場合はタップテストを行う．

④Queckenstedt テストを行って脊椎管の通過性を評価し，異常であればタップテストは行わない．

⑤タップテスト：腰椎穿刺による脳脊髄液排除量は 30 mL．穿刺部での脳脊髄液漏れも症状改善に寄与するので穿刺針は太いほうがよい（19 ゲージ以上を推奨）．症状改善は数日以内にみられる．歩行障害が簡便かつ確実な指標である．歩行に改善がみられなくても，認知機能，自発性，尿失禁の改善が認められる場合もある．

⑥タップテスト陰性の場合：タップテスト陰性の例の中にもシャント術が有効である例が存在する．陰性の場合は，1）タップテストを繰り返す，2）ドレナージテストを行う，3）経過観察の3つの選択肢がある．再度タップテストを行う場合，より太い穿刺針を用い，髄液量は初回より多いことが望ましい．タップテストを繰り返すとかえって効果が減少することがある．ドレナージテストは1日100〜150 mL の脳脊髄液を数日間排除する．

⑦脳脊髄液シャント術：脳脊髄液シャント術は，脳室・腹腔シャント術または腰部くも膜下腔・腹腔シャント術が行われる．シャント術の実施にあたっては，家族の同意や介護面での配慮も必要である．必要に応じて術前後を通じてリハビリテーションを実施する．効果の評価は直後から1年後まで繰り返し行う．

する．通過性が不良なら，大量の廃液はできないし，穿刺後の脳脊髄液漏出も期待できないので，タップテストの感度は低くなることを覚悟しておく必要がある．得られた脳脊髄液は蛋白，細胞，糖など一般的検査に回す．腰椎穿刺による脳脊髄液排除量は 30 mL．穿刺部での脳脊髄液漏出も症状改善に寄与するので穿刺針は太いほうがよく，19 ゲージ以上の穿刺針が推奨される．症状改善は数日以内にみられる．歩行障害が簡便かつ確実な指標である．歩行に改善がみられなくても，認知機能，自発性，尿失禁に改善が認められる場合もある．タップテストの感度はそれほど高くない（偽陰性率が低くない）ので，タップテスト陰性の場合，および症候と画像から probable iNPH と診断できているときはタップテストの結果とは無関係に手術を行うことは可能であるが，そうでない場合は，1）タップテストを繰り返す，2）ドレナージテストを行う，3）経過観察の3つの選択肢がある．再度タップテストを行う場合，より太い穿刺針を用い，脳脊髄液量は初回より多いことが望ましい．タップテストを繰り返すとかえって効果が減少することもある．ドレナージテストは1日 100～150 mL の脳脊髄液を数日間排除する．

　probable iNPH という診断がなされた場合，髄液シャント術の可否について考慮することになる．主に，脳室・腹腔シャント術または腰部くも膜下腔・腹腔シャント術が選択される．通常は全身麻酔下での手術になるため，術前検査が必須である．本人，家族のインフォームド・コンセントを得て決定する．必要に応じて術前後を通じてリハビリテーションを実施する．

【文献】
1) 日本正常圧水頭症学会　特発性正常圧水頭症診療ガイドライン作成委員会（委員長，森悦朗）：特発性正常圧水頭症診療ガイドライン第2版．メディカルレビュー社，2011.

X. 特発性正常圧水頭症の治療

1. 手術適応と術前管理

はじめに

わが国における認知症有病者数は，平成22年現在推定で約439万人となり，軽度認知障害（MCI）有病者数は約380万人を含めると800万人以上と推計され，今後さらに増え続けることが予想されている[1]．介護にたずさわる患者家族の身体的・経済的負担，さらには介護保険を含めた医療費などの社会が負うべき責任の増大が大きな問題となってきている[2]．最近は認知症の薬物療法も進んできているが，"治療可能な認知症"を見逃さないことが重要で，その中で注目されているのが特発性正常圧水頭症（idiopathic normal pressure hydrocephalus: iNPH）である．2004年の「特発性正常圧水頭症診療ガイドライン」の初刊[3]以降，特発性正常圧水頭症の認知度は格段に上がり，全国のシャント術件数も着実に増加してきている．世界的にも臨床研究や基礎研究は拡大してきており，日本ではSINPHONIという多施設共同前向き臨床試験の成果[4]も得られ，世界的にエビデンスレベルの高い論文も増加し2011年に改訂版ガイドライン[5]も発刊された．本論ではこの新ガイドラインの流れに沿い，今日的特発性正常圧水頭症診療の手術適応と術前管理に関して主に患者，家族に対しての「インフォームド・コンセント」を進めるにあたり，両者の共通認識を形成促進することに主眼をおき，当院において使用している患者説明用パンフレットをもとにその具体的な流れを紹介する．

1 特発性正常圧水頭症診療ガイドラインの骨子

possible iNPHの患者の診療を進めるにあたり，患者，家族にまず，今後始まる特発性正常圧水頭症診療ガイドラインに沿った検査やその流れに関する説明を行う．その骨子を表1に示す．詳細は前稿にゆずるが，種々の検査がどのような意味で何を目的に行われるかという「インフォームド・コンセント」は，これからの診療をスムーズに行うためにも極めて重要となる．

2 脳脊髄液および脳室系の関係とDESH

特発性正常圧水頭症の診療を進めるにあたり，患者，家族にまず，頭部の脳脊髄液および脳室系の基本的な関係を理解してもらう．頭蓋内に「脳脊髄液」と呼ばれる水道水のごとく水様透明な液体が存在すること，脳脊髄液は，脳の中心にある脳室（脈絡叢で産生）からしみ出し，脳と脊髄の周りを浸しており，最終的には静脈系に吸収されていくこと（図1-A）などを理解してもらう．特発性正常圧水頭症は加齢に関わる何らかの原因により脳脊髄液の流れや吸収が妨げられ，脳室系に脳脊髄液が貯留することで脳室が拡大し，脳が圧迫されることで症状が徐々

に出現すること，歩行障害を中心に認知症状，尿失禁など，特徴ある症状が引き起こされることを説明する．原因不明のものを特発性正常圧水頭症（iNPH），原因が明らかなものを二次性正常圧水頭症と呼んでおり，二次性正常圧水頭症の原因としては，くも膜下出血，頭部外傷，髄膜炎などがある．医療従事者にはあたりまえのことで，これらの基本的な確認事項を共有することが「インフォームド・コンセント」の第一段階となる．次に，特発性正常圧水頭症のCT, MRI 画像所見の特徴とされる disproportionately enlarged subarachnoid hydrocephalus（DESH）の特徴を説明し，この所見が頭蓋腔内における脳脊髄液貯留の不均衡状態であることを説明し，症状との関係を共有する（図1-B）．

表1　特発性正常圧水頭症の診療ガイドラインの骨子

- possible iNPH
  1. 60 歳以降に発症
  2. 歩行障害，認知障害，尿失禁の1つ以上を認める．
     - 重症度：iNPH grading scale, modified Rankin Scale
     - 歩行障害：3m 起立往復試験
     - 認知症状：MMSE, FAB, TMT など
     - 脳血流検査（他の認知症との鑑別に有用）
  3. CT, MRI による脳室拡大：Evans index ＞ 0.3, DESH の確認
  4. 腰椎穿刺による髄液圧：200 mmH$_2$O 以下．
  5. 多疾患により症状を説明できない．
  6. 脳室拡大をきたす先行疾患がないか，不明．
- probable iNPH：上記＋Tap test 陽性（シャント術の適応）
  - シャント術には可変式差圧バルブを推奨する．
- definite iNPH：シャント術により症状改善
  - 症状と画像所見を検討の上圧設定を検討する．

A. 頭部における髄液系

- くも膜顆粒
- 上矢状静脈洞
- 側脳室、脈絡叢
- モンロー孔
- 中脳水道
- 第三脳室
- 第四脳室
- 脳および脊髄
- くも膜下腔
- 脊髄

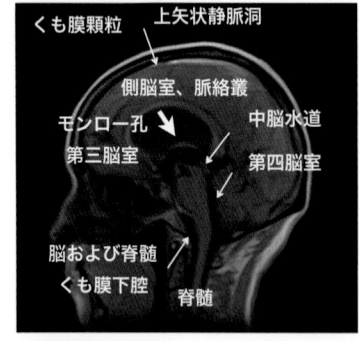

脳脊髄液系の基本
1) 総髄液量　140〜150 mL
2) 脈絡叢で産生：側脳室，第三脳室
3) 髄液産生量：450〜500 mL/日
4) くも膜顆粒を含めた吸収経路．

B. 特発性正常圧水頭症のMRI画像の特徴

- 高位円蓋部脳溝の狭小化
- 脳室拡大
- シルビウス裂の開大

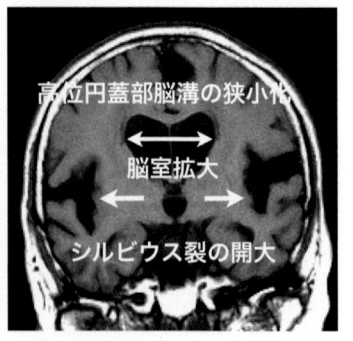

特発性正常圧水頭症 - DESH の特徴
1) 脳室拡大
2) 高位円蓋部脳溝の狭小化
3) Sylvius 裂の開大

図1　A. 頭部における髄液系：脳脊髄液系の基本認識を共有する．　B. 特発性正常圧水頭症のMRI画像の特徴：特発性正常圧水頭症におけるDESH 所見をわかりやすく説明する．

3 症状の共通理解と特発性正常圧水頭症の症状進行度

　特発性正常圧水頭症は，精神活動の低下（認知障害），歩行障害，および尿失禁の3つが主症状（三徴候）であるが，一般的な症状進行度を患者，家族と共有することは以後の診療を進めるにあたり，たいへん重要となる．「正常圧水頭症の疫学・病態と治療に関する研究」班にて行われた特発性正常圧水頭症手術症例の前向き登録事業である Japan Shunt registry（JSR）[6]では，特発性正常圧水頭症の初期には身体のふらつきや頭痛として外来受診されることが多く，1～2年の経過後，歩行障害を中心に徐々に認知症状，尿失禁などの症状が追加されてくる．中には4～5年の単位で緩徐進行性に増悪することもあり，ときに波状に進行したり，急激に増悪することも確認されている．一般的には目立った転倒傾向や不安定歩行により，ときに介助が必要となり，介助者の負担が大きくなるころに受診されることが多い（図2）．特発性正常圧水頭症の重症度は日常生活活動レベル（Activities of Daily Living；ADL scale）として，modified Rankin Scale（mRS），疾患特異的な iNPH grading scale などで重症度が評価される．以上のように特発性正常圧水頭症の症状の進行度とともに，ADL，および NPH grading scale などを把握し，各種の検査所見を家族に説明し，同様の認識を共有することが今後の治療を計画するうえでもたいへん重要となる．特発性正常圧水頭症診療のフローチャートにしたがい possible iNPH より probable iNPH と診断された後，具体的な手術前の検索として個々の患者の手術適応や術前準備，管理が始まることとなる．

4 特発性正常圧水頭症の手術適応と「インフォームド・コンセント」

　手術前には特発性正常圧水頭症に関わる診療の流れや手術における一般的知識，合併症および手術の予後，回復度などの説明を行い，患者，家族からの同意を得ることとなる．

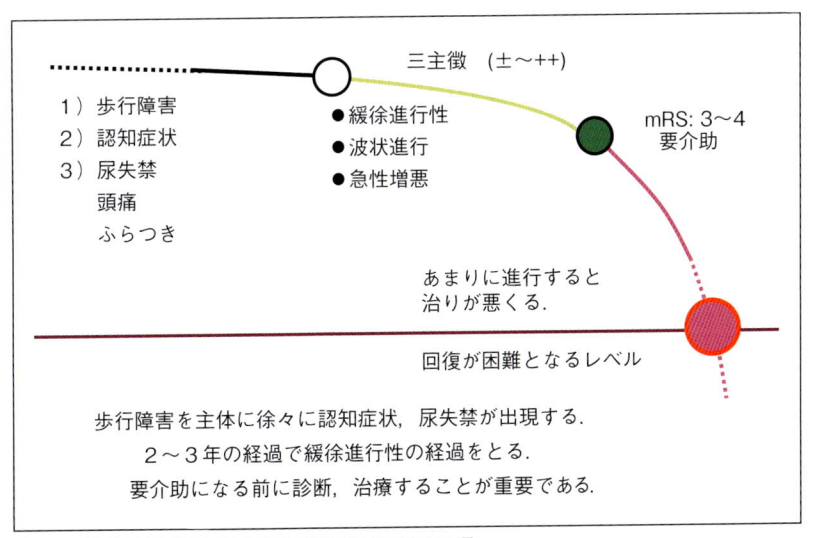

図2　特発性正常圧水頭症症状進行の時間経過
時間により回復の可能性も異なることを患者，家族に図を利用し理解をうながす．

A．手術前検索と手術適応

　前節の特発性正常圧水頭症診断の流れ（flow chart）にしたがい，disproportionately enlarged subarachnoid hydrocephalus（DESH）所見を示す脳室拡大および髄液排除試験（タップテスト）などで陽性を示した際には，probable iNPH と診断される．その後，全身状態の慎重な検索のもと，家族を交えて患者に対するインフォームド・コンセント（informed consent）のもとに手術の適否が検討される．当院では全身麻酔を前提とした手術前検査として

　1）一般採血データ，凝固機能
　2）胸部写真，呼吸機能，状況によりガス分析
　3）心電図，心エコーによる心機能検査
　4）手術前の内科受診，麻酔科受診
　5）腹部疾患の既往がある際には腹部 CT を施行
　6）社会的支援状況

などを検討しながら手術前準備を整える．現状の日常生活における家族関係を含めた介護者の存在や能力，社会的支援状況なども手術適応を決める際にはたいへん重要な情報となる．

B．probable iNPH 症例の手術後回復の可能

　手術前の説明として手術法やその危険性，合併症などのほかに，手術の予後，回復の可能性についてまず説明することとなる．SINPHONI の成績では図 3 -A，B に示すように mRS では Shunt responder/ 術後 1 年として 80/ 69%，iNPH grading scale で 89/77% と過去の臨床研究と比較して良好な成績を示していた．また，3 割強の患者において mRS で 2 段階以上の劇的な改善がみられ[4]，mRS では変化がなくとも NPH grading scale では 9 割近くに改善が確認されていることも確かである（図 3- B）．さらには各 mRS の各段階においても 1 段階程度の回復を示しており，手術の有効性が示されている．

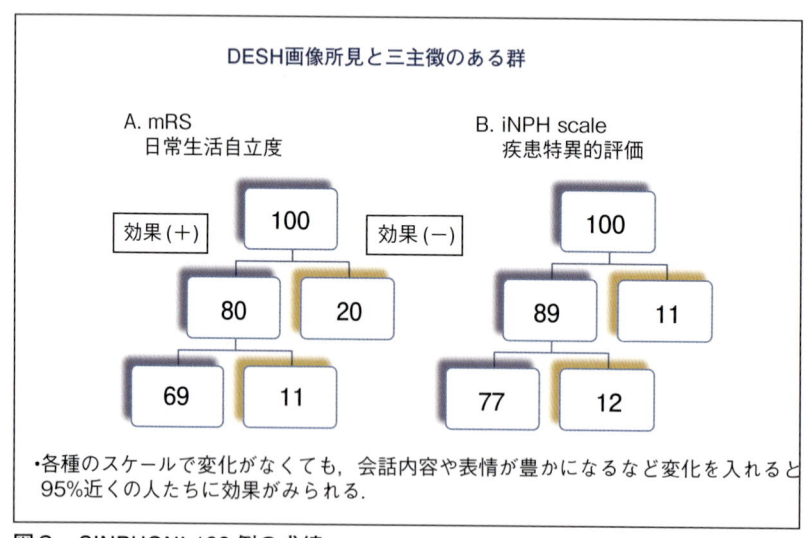

図3　SINPHONI 100 例の成績
A：SINPHONI の mRS における成績　B：同様に iNPH grading scale における結果
（文献 4）：Hashimoto M, Ishikawa M, Mori E, et al: Study of INPH on neurological improvement (SINPHONI). Diagnosis of idiopathic normal pressure hydrocephalus is supported by MRI-based scheme: a prospective cohort study. Cerebrospinal Fluid Res. 2010; 31:7:18.)

5 治療法

A．髄液シャント術

　特発性正常圧水頭症の治療では，脳外髄液を体内の別の場所で誘導し吸収させる「髄液シャント術」という手術が唯一の治療法として全身麻酔下で行われる．これは，脳脊髄液腔よりカテーテル（管）を体内に埋め込み，そこから過剰にたまっていた脳外髄液を排除することによって，脳の機能を正常化させる治療法である．患者，家族にはまず手術法の種類とそれぞれのメリット，デメリットを説明する．髄液シャント術の方法には，①脳室・腹腔シャント術，②脳室・心房シャント術，③腰椎・腹腔シャント術（図4参照）があり，わが国においては，脳室・腹腔シャント術が一般的に行われているが，最近は脳を刺さずに行える腰椎・腹腔シャント術も徐々に増えてきている．頭蓋骨に小さな穴をあけ，脳室から腹腔までカテーテルを挿入する脳室・腹腔シャント術は脳外科分野の中でも比較的初歩的で安全な手術とされ，30分〜1時

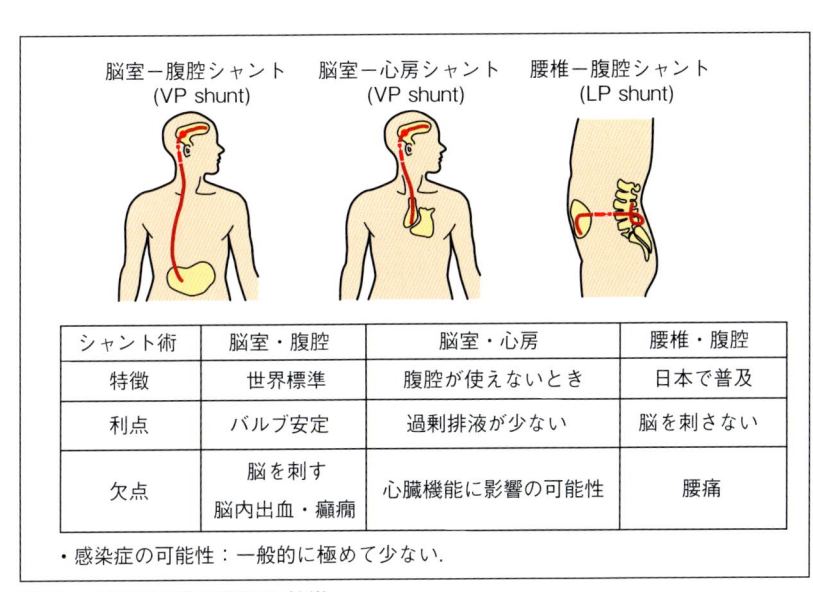

シャント術	脳室・腹腔	脳室・心房	腰椎・腹腔
特徴	世界標準	腹腔が使えないとき	日本で普及
利点	バルブ安定	過剰排液が少ない	脳を刺さない
欠点	脳を刺す 脳内出血・癲癇	心臓機能に影響の可能性	腰痛

・感染症の可能性：一般的に極めて少ない．

図4　水頭症手術の種類と特徴
VP, VAおよびLPシャント術の図式による説明とそれぞれの特徴を示し，利点，欠点を簡単に説明する．

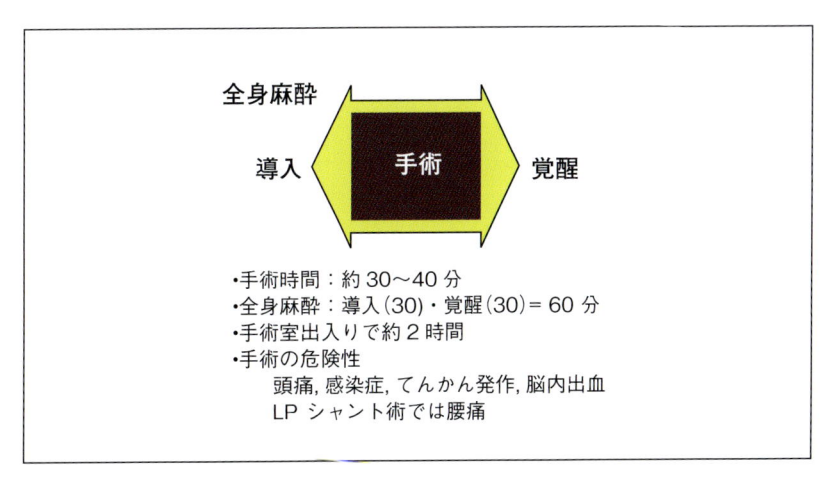

- 手術時間：約30〜40分
- 全身麻酔：導入(30)・覚醒(30)＝60分
- 手術室出入りで約2時間
- 手術の危険性
  頭痛, 感染症, てんかん発作, 脳内出血
  LPシャント術では腰痛

図5　水頭症手術における全身麻酔と手術時間の概略

間程度で終了する．

　手術に向けた説明において患者，家族には手術に対する期待と不安が交錯しており，できるだけその不安を軽減すべく，当院では簡単ではあるが全身麻酔，手術に関わる時間配分や合併症などを記載した図5のようなシェーマを提示しており，医療者との間の共有認識を促している．また，手術に使用するシャント・システムやバルブの説明もこのときに同時に行う．これらの基本的な機能や手術後の注意点なども含めて説明を進める．手術後に症状の改善をよりよく得るためには，ある一定量の脳脊髄液を排出させる必要があるが，脳脊髄液の排出が過剰になると硬膜下水腫や血腫が発生するため，このような合併症を防ぐために，最近では体外から磁石を使って圧を変更することができる可変式バルブや，より積極的に脳脊髄液の過剰排泄を防止する抗サイフォン機構付きのバルブなどを用いることが多くなっている．

B．シャント・システムの基本的事項

　髄液シャント術において，術後の管理にも重要な患者，家族との共有事項として，シャント・システムの基本的な理解がたいへん重要となる．シャント・システムは基本的には一本の管であり，髄液流入側および脳脊髄液排出側（通常は腹腔）を含めた構造のシャント・チューブを体内に埋め込むこととなる．シャント流量はチューブの内径，長さ，バルブの抵抗などの総和のシステム抵抗，および静水圧差（hydrostatic pressure；HP）により決定される（図6-A）．シャント機能は図6-B．に示すように一般にシャント・システムにかかる静水圧差（HP）と流れるシャント流量によりその機能を表現する．ある差圧がバルブに及んだ場合，かかる差圧に比例してその流量は直線的に増加する．図6-B．では各種のシャント・バルブの流量特性を示している．図では圧可変式バルブを用いて30～200 mmH₂Oの範囲でバルブ開放圧を変更した場合をa.で示し，b.は重力バルブを追加しシャント流量を制限した場合（小破線），b～c.は流量制限後，正常脳脊髄液産生量を排出確保する製品を示し，d.シャント・チューブの径を細くし全体的に流量を制限してASD効果をもたせる製品を示している．図より明らかなように，

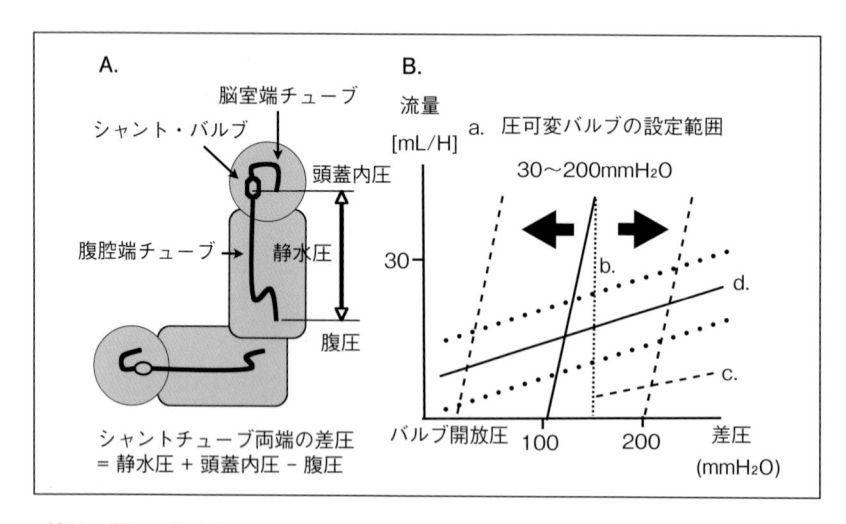

図6　シャント機能に関わる静水圧差とシャント流量
A. 横臥位と起立時でのシャント機能に関わる問題をサイフォン効果に注目し説明する．B. シャント流量の機能特性を差圧と流量の関係で理解を促す．a.は圧可変式バルブ（主にボールコーン型の抵抗変換型）を用いて30～200 mmH₂Oの範囲でバルブ開放圧を変更した場合，b.は重力バルブを追加した場合（小破線），b～c.はSiphonGuard，d.シャント・チューブの径を細くし全体的に流量を制限して抗サイフォン効果をもたせる製品．

通常のDPVでは起立位では容易に脳脊髄液の正常産生量21 mL/Hを超える脳脊髄液の過剰排出が起こり得るため，その際の症状や対応法を説明するとともに，後節で示す各種のASDの必要性を説明する．

C．現在のシャント・システム

種々のシャント・システムが存在するが，シャント・バルブの基本的機能を基準に下記のように分類すると理解しやすい．

1）第1世代：固定式差圧バルブ（differentail pressure valve ; DPV）

シャント・システムの基本形でり，高，中，低圧の3タイプのバルブが存在する．当初より静水圧による脳脊髄液過剰排泄（overdrainage ; OD）問題が指摘され，変更には外科的にバルブの変更術を要することになる．そのため現在では圧可変式バルブが推奨されるに至っており，特発性正常圧水頭症の治療として，まず本バルブを使用することはない．

2）第2世代：圧可変式差圧バルブ（programmable valve ; PV）

1990年代中頃よりシャント・バルブの抵抗を体外から変更可能とする圧可変式差圧バルブが登場し，近年，種々の水頭症に標準的に使用されてきている．特発性正常圧水頭症のシャント治療においても2000年以降，このバルブを用いた報告が主流となり，合併症が克服されると共に特発性正常圧水頭症の予後も80％を超す報告がみられてきた[4,7]．本システムでは圧可

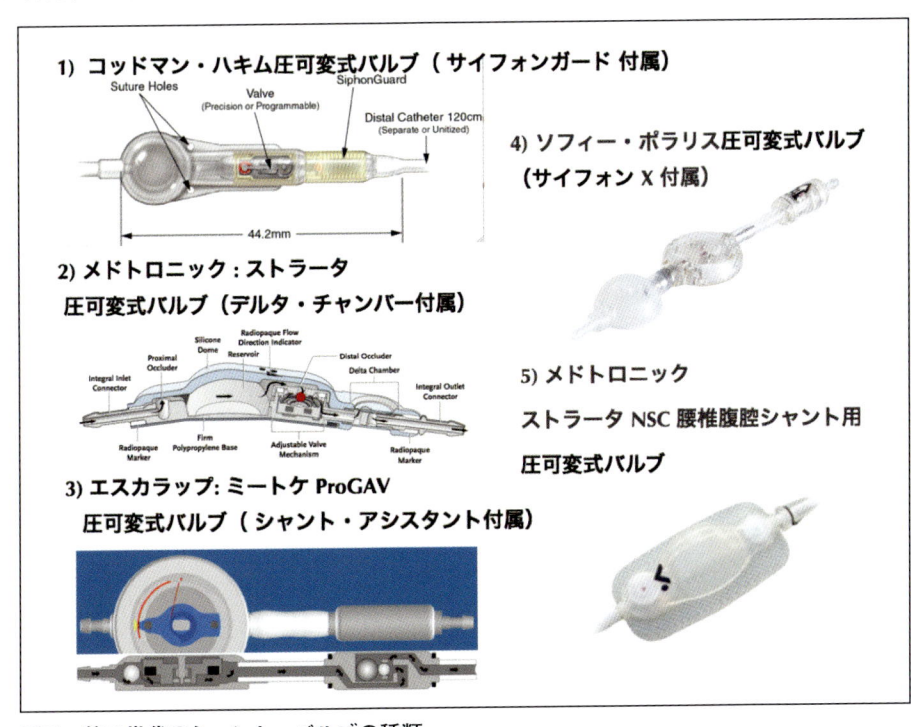

図7　第3世代のシャント・バルブの種類
1) コッドマン・ハキム圧可変式バルブ（サイフォンガード 付属）
2) メドトロニック：ストラータ圧可変式バルブ（デルタ・チャンバー付属）
3) エスカラップ：ミートケ ProGAV
　圧可変式バルブ（シャント・アシスタント付属）
4) ソフィー・ポラリス圧可変式バルブ（サイフォン X 付属）
5) メドトロニック・ストラータ NSC 腰椎腹腔シャント用圧可変式バルブ
など，圧可変式バルブとともに各種の流量制限機序（流量1）、差圧2）、重力3,4)、チューブ径5)）によるASDを付属した製品が市販されている。

変部のバルブ構造に磁石を利用しているため，外来でも容易に経皮的に随時設定圧が変更可能となり，生活状況に合わせシャント流量を調節することで，きめ細かに調節可能となり，それまでの DPV に比較しても，改善率合併症率ともに改善がみられてきている[8]．PV の使用により患者の身長，体重などや，ADL 状態に合わせた圧設定が随時可能となり，手術後の日常生活の活動レベルはたいへん重要となる[8,9]．このことで十分なシャント効果を求めつつ，OD 問題も軽減され，現状では標準的なシャント・システムとして理解されている．日本正常圧水頭症研究会を中心にして特発性正常圧水頭症診療ガイドラインの第 1 版，第 2 版ともにシャント・システムとして圧可変式差圧バルブを推奨している．しかしながら，高圧設定においても OD がみられる[4,10]など，その基本的性格は DPV であり，圧可変式でも完全には OD 問題が解決されているわけではない．

3）第 3 世代：PV＋サイフォン効果防止装置（anti-siphon device；ASD）（図 7）

PV にさらに積極的に OD 問題に対処すべく，PV にサイフォン効果防止装置（ASD）を一体的に付加したシャント・バルブが市販され，一般に流通している．抗サイフォン（anti-siphon）機構はその調節原理が圧，流れ，チューブの抵抗および重力によるものがあり，4 種類に分けられる．

(1) 膜状抵抗弁 membrane pressure regulation：Delta Chamber（STRATA valve）
(2) 流速調節弁 flow control：CHPV with SiphonGuard（SG）
(3) 重力調節弁：gravity control：proGAB, sophysa programmable valve with Siphon X
(4) チューブ径調節：strata NSC Lumboperitoneal Adjustable Pressure Shunts
　　（これは LP シャント専用となる）

図 7 に現在，市販されている第 3 世代シャント・バルブの製品図を示す．これらの 4 種類のバルブの流量調節機構は一般に ASD と称されるが，その調節原理が異なることより，使用にあたってはそのシステムへの十分な理解が求められる[10]．それぞれのシャント・バルブの特徴による流量特性は図 6-B）に示したように特徴ある特性を示しているが，ASD の使用が OD による頭痛や長期の合併症などを防止する目的で，使用した場合，良好な臨床成績も報告されてきており，シャント術後の QOL の改善も期待され[11,12]，今後のさらなる検討が待たれる．

6 未解決の問題

1．今後のさらなる特発性正常圧水頭症臨床試験の成果に期待する．
2．アウトカムを合併症とともに ADL, GS, QOL など多面的に検討する．
3．特発性正常圧水頭症のシャント治療後のシャント流量や頭蓋内環境の理解を進める．

おわりに

以上，特発性正常圧水頭症の診療，特に手術適応と術前管理を中心に述べた．臨床研究は適応条件と手術法による結果であり，手術前に個々の患者に説明する際には臨床研究の成果を予後予測として利用し説明することとなる．手術適応は特発性正常圧水頭症のガイドラインに沿った一般的な疾患説明と患者の現状認識の共通理解および手術の予後予測をインフォームド

コンセントのもとで進めることがたいへん重要となる．また，シャント術およびシャント・システムの基本的事項の確認は術後管理にも関わり，認識を共有する必要がある．現在，シャント・バルブの臨床研究は第3世代のバルブを中心に行われており，今後も診療ガイドラインの内容や推奨手術法，使用バルブも改訂されていくものと推察する．特発性正常圧水頭症の対象患者は概ね後期高齢者が対象となるがゆえに，シャント効果は適切な診断と治療ばかりでなく，患者，家族との連携による日常生活の管理を含めた術後管理によって，よりよい成績が得られるものと期待する．

【文献】

1) 厚生労働省老健局高齢者支援課「認知症施策推進5カ年計画」の着実な実施について．認知症・虐待防止対策推進室　資料　平成6年6月25日．
2) 石川正恒，佐々木博信：iNPH 治療における医療経済効果の検討　脳21 14：154-158. 2011.
3) 日本正常圧水頭症研究会, 特発性正常圧水頭症診療ガイドライン作成委員会：特発性正常圧水頭症診療ガイドライン．メディカルレビュー社．2004．
4) Hashimoto M, Ishikawa M, Mori E, et al : Diagnosis of idiopathic normal pressure hydrocephalus is supported by MRI-based scheme: a prospective cohort study. Cerebrospinal Fluid Res 7 : 18. 2010.
5) 日本正常圧水頭症学会，特発性正常圧水頭症診療ガイドライン作成委員会　特発性正常圧水頭症診療ガイドライン第2版　メディカルレビュー社．2011．
6) 橋本正明, 新井　一, 宮嶋雅一, 他：特発性正常圧水頭症の前向き臨床観察研究（JSR）の成果と今後の提案　平成23年度総括・分担研究報告書 2012：3月：pp65-67.
7) Klinge P, Hellström P, Tans J, et al : One-year outcome in the European multicentre study on iNPH. European iNPH Multicentre Study Group. Acta Neurol Scand 126 : 145-153. 2012.
8) Miyake H, Kajimoto Y, Murai H, et al : Assessment of a quick reference table algorithm for determining initial postoperative pressure settings of programmable pressure valves in patients with idiopathic normal pressure hydrocephalus : SINPHONI subanalysis. Neurosurgery 71 : 722-728. 2012.
9) Miyake H, Kajimoto Y, Tsuji M, et al : Development of a quick reference table for setting programmable pressure valves in patients with idiopathic normal pressure hydrocephalus.Neurol Med Chir（Tokyo）48：427-432. 2008.
10) 橋本正明：特発性正常圧水頭症の治療におけるシャント・システムの現状 BRAIN and NERVE 60：247-255. 2008.
11) Delwel EJ, de Jong DA, Dammers R,et al : A randomised trial of high and low pressure level settings on an adjustable ventriculoperitoneal shunt valve for idiopathic normal pressure hydrocephalus: results of the Dutch evaluation programme Strata shunt（DEPSS）trial. J Neurol Neurosurg Psychiatry84：813-817. 2013.
12) Lemcke J, Meier U, Müller C, et al: Safety and efficacy of gravitational shunt valves in patients with idiopathic normal pressure hydrocephalus: a pragmatic, randomised, open label, multicentre trial（SVASONA）. J Neurol Neurosurg Psychiatry 84：850-857. 2013.

2. 脳室・腹腔シャント術

はじめに

　特発性正常圧水頭症（idiopathic normal pressure hydrocephalus；iNPH）の治療は，シャント術が唯一の方法になる．シャント術にはいくつかの方法があるが，現在は脳室・腹腔シャント術（ventriculo-peritoneal shunt；VPシャント術）ないしは腰部くも膜下腔・腹腔シャント術（lumbo-peritoneal shunt, lumbar subarachnoid- peritoneal shunt；LPシャント術）が選択される．腹腔が使用に問題がある際には脳室・心房シャント術（ventriculo-atrial shunt；VAシャント術）が選択されることとなる．特発性正常圧水頭症に対するシャント術では，シャント・バルブおよびそのシステムの特性や選択に関する研究も徐々に進みつつあり，日本のガイドラインでは可変式差圧バルブ（programmable valve；PV）が推奨されている．さらには，それにサイフォン効果防止装置（anti-siphon device；ASD）などを付属した一体型のシャント・バルブなども徐々に普及が進んできている．これらの中でVPシャント術は1960年代後半よりシリコンチューブを用いて始められ[1]，1970年代以降の長い歴史的経過の中で正常圧水頭症の世界標準術式として選択されている．筆者は当院に赴任後約25年経過し，その間500症例を超える成人水頭症手術を経験してきた．そのうち約半数は特発性正常圧水頭症症例であり，思わぬ種々の合併症も経験し，その都度対策を試みながら，徐々に手術手技も洗練されてきていると察する．以下に，現在当院で行っている標準的な脳室・腹腔シャント術（VPシャント術）の実際や合併症対策などを含めて記載する．

１ 脳室・腹腔シャント術の実際

　VPシャント術は脳神経外科手術の中では比較的短時間で安全な手術とされている．しかしながら，髄液に関わる操作術式で，また体内に異物を埋め込む手術であり，さらには小切開，穿頭術など比較的狭い視野の中での作業となり，案外にpit-fallも多い手術ともいえる．皮膚の処理，ドレーピングを含めて，十分に感染予防に注意を払いながら進める必要がある．それぞれの基本的な手技一つ一つをおろそかにすることはできず，また，手術手技に関わるいくつかの合併症を経験することも稀ではない．いったん，合併症が起こると，患者の入院期間や予後に極めて影響する手術であり，慎重に対応することが望まれる．

　当院では通常のVPシャント術では前日の入浴，洗髪などから始まり，当日では手術開始時間に合わせた対応がそれぞれの病院でクリニカルパス化されているものと察する．以下にVPシャント術の手術前セット・アップや確認事項，手技の実際を時系列にしたがい，注意点を含めて説明する．

1）抗生物質の術前投与．
2）手術体位の確認とマーキング．
3）シャント・システムの選択，確認と事前の圧設定．

4）イソジン皮膚消毒.
5）デッキングとドレーピング.
6）手術器具の準備状況の確認.
7）シャント・システム内に水の充填.
8）2名の術者で頭部と腹部の同時開始.

A．抗生物質の術前投与

　当日，執刀前1時間以内に抗生物質を投与する．当院では第1世代セファメジンを使用し，手術後は3日間の使用としている．これまで特発性正常圧水頭症症例において感染症は経験していない．

B．手術体位とマーキング（図1）

　仰臥位で頭頸部を馬蹄形の頭部固定器にのせ，左に回旋し耳介後方のルートを十分に確保する．通常は耳介がルートを制限するため，耳介を前方に倒しテープで固定する．右肩の下にはタオルロールや体圧分散寝具などを入れ，頸部をやや進展気味にし，頸部ルートの直線化をはかる．離被架を麻酔科医と相談し，呼吸管理に支障がないように術野を確保する．前角穿刺では穿刺時に頭位が正中であると正確な穿刺が可能となり，ときには頭部の術野全体を可視化できるドレーピングにすることもある．脳室穿刺ルートには概ね前角，後角穿刺の2つの方法があるが（図2-A），当院では特に問題がない限り右前角穿刺を選択している．

A．右前角穿刺：最優先される通常ルート．
B．側方後頭部後角穿刺：諸般の状況で前角ルートが困難な場合に選択．

　いずれの穿刺ルートでも概ね同様な体位で対応が可能である．体位を確認後，頭部，腹部のマーキングを脳室穿刺ルート，腹腔ルートを確認しながら行う．

　腹腔へのルートは腹直筋を触診し，位置を確認しながら臍部横に横切開で対応している．

　詳細は各手技に記載する．

C．シャント・システムの選択と圧の設定

　事前に予定していたシャント・システムをナースとともに確認し，製品番号を記載する．患者の体重および身長を確認し，初期圧設定早見表（quick reference table；QRT）を参照して圧設定を行う[2,3]．当院では特発性正常圧水頭症の症例に対して，これまで過去10年間Codman Hakim programmable valveにASDの1つであるSiphonGuardが一体となった製品を利用してきた．当初の設定はBody Mass index（BMI）にもよるが，ほとんどは15±3 cmぐらいで，

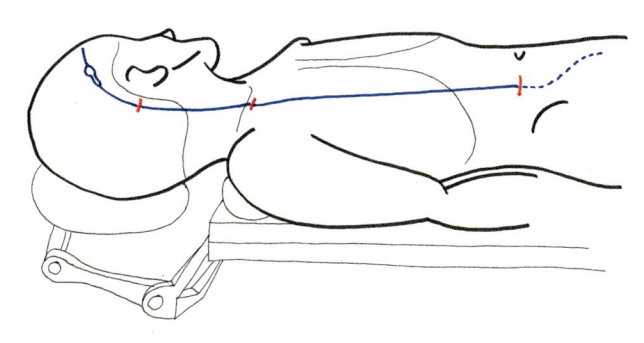

図1　手術体位とマーキング

意図してやや高めの設定を選択している．

D．手術野の消毒とドレープ

　皮膚消毒は一般にポビヨンヨード（イソジン）にて手術野全体を丁寧に3度消毒し，3～5分間の乾燥を待ち，その間に手洗いをする．手洗いを丁寧に行い，その後，処置部をタオルにて拭き取り，乾燥を確認する．シャント・ルートに沿って約5～10cmの幅を確保し，ディスポーザル・デッキにて被覆する．デッキが不安定なところがあれば，絹糸にて数カ所固定して安定化させる．

E．シャント・システム内に水の充填および局所麻酔

　手術開始前に所定のシャント・システムを開封し，それらを生理食塩水に浸し，回路内にゆっくりと水を充填する．ASD付きバルブを使用する際には回路内に水を充填し，回路内の空気を除く作業を行う．システムに添付されたマニュアルにしたがい，ゆっくりとした所定のスピードでバルブ・システムに充填し，回路内に問題ないことを確認しながら愛護的に行う．以上のセット・アップを確認後，脳室穿刺用のチューブとともに，これらのチューブと生理食塩水に浸しておく．次に，1％キシロカンを用いて局所麻酔を施し，その後，2名の術者で頭部と腹部に分かれて手術開始を宣言し，同時に作業を開始する．

F．頭部穿頭術の操作

　基本は脳室穿刺に関わる手技であり，種々の原因となる急性水頭症やくも膜下出血の開頭時にも合わせて行われることもあり，脳神経外科医にとっては，ある意味において初歩的基本的な術式とされている．

1）皮膚切開

　前角穿刺の部位は鼻根部から外後頭隆起の中間点（1/2 Nasion ～ Inion）から5～6cm前方，正中より2.5～3cm側方を目安として，皮膚切開をチューブの想定走行に交叉しないように前方に湾曲した半円状に設置する（図2-B）．この位置は通常，冠状縫合（coronal suture）の前方となり，motor stripを間違いなく避け得る場所となる．皮膚切開後，帽状腱膜，骨膜を確認しながら，術野をヤンゼン開創器にて展開する．

2）穿頭術

　処置バルブのサイズに合わせて手回し穿頭器もしくはperforatorを用いて穿頭する．板間静脈や硬膜面からの少々の出血は骨蝋やバイポラーにて凝固止血する．ときに硬膜外から執拗な出血に遭遇することもあるが，その際はあせらず上記と同様に対処をする．次に硬膜面を先刃メスにて小十字切開を加え，硬膜断端の凝固処置をする．この時点で脳表が確認され，可及的に静脈などを避け，穿刺部の出血がないように軟膜の小切開（1～2mm程度）を加え，脳実質に小孔を設置し，凝固止血して穿刺ルートを確保する．

3）脳室穿刺　（図2-A）

　穿刺の方向は前後面では外耳孔，冠状面ではNasionもしくは同側内眼角をめざす．特発性正常圧水頭症の症例では元来脳室サイズが大きく，当院では試験穿刺は行っていない．直接脳室端チューブに内筒を入れ，穿刺方向を確認し，挿入する．穿刺に関してはあまりためらわずに一定のスピードで行うように心がける．成人では硬膜面より約4.5～5cm程度で脳室壁を破る感覚があり，チューブより脳脊髄液が流出する．当院では硬膜下より約55～60mmの深さで先端の位置を固定している．

4）バルブの固定（図3）

　所定のバルブおよび腹腔端チューブを接続固定したものを脳室端チューブに固定結紮する（図3-A）．シャント・バルブはバーホール部に設置するタイプもあるが，著者らは皮下に埋設するタイプをもっぱら用いており，バルブの設置部位を想定し，その範囲で帽状腱膜下でパッサーを用いて皮下ポケットを可及的に準備し設置する．通常のバルブではフラッシング・チャンバーが設置されており，脳脊髄液の流通の確認は可能であるが，ASD付きのものでは接続後の確認は困難な場合があり，接続前に脳脊髄液の流出性を十分確認する．チューブとシャント・バルブを接続し，3.0絹糸にてあまり強すぎないように結紮固定した後，バルブが反転しないよう皮下ポケット部にバルブを誘導する．皮下から硬膜親友部にかけて直角のアダプターにてチューブを安定化させる．硬膜面から脳室端までの距離は必ず確認することがポイントとなる（図3-B）．

5）シャント・チューブの誘導

　耳介後部，鎖骨下前胸部に中継点を設け，チューブを腹部に誘導する．耳介後部から頚部への誘導は，極めて皮下組織が硬く，やや深めの層に誘導することがコツとなる．特に耳介後部

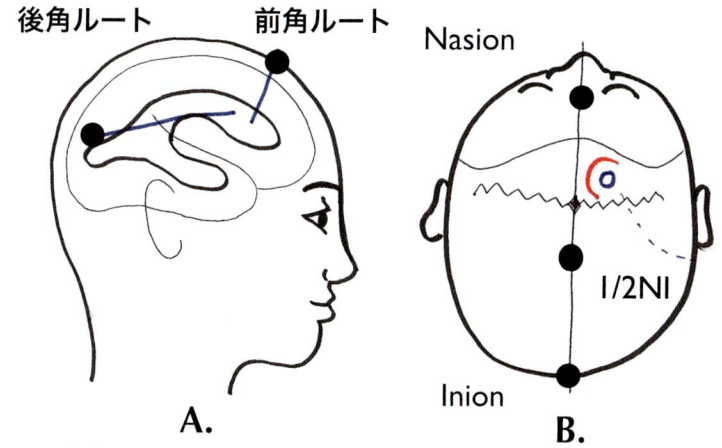

図2　脳室穿刺ルートと頭部メルクマール
A. 脳室穿刺ルート　B. 前角穿刺の際の皮膚切開ラインと穿頭位置．Nasion（鼻根部），Inion（外後頭隆起）

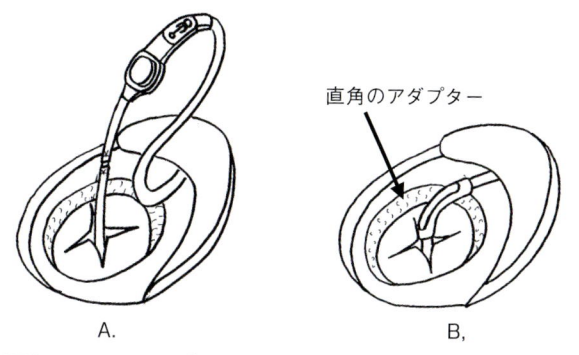

図3　穿頭部におけるバルブの固定と設置
A. バルブにチューブを固定し矢印方向にバルブが反転しないよう設置する．
B. 脳室端チューブが穿頭部に収まりがよいように直角アダプターで設置する．

から乳様突起部の皮下において抵抗が極めて強く，誘導が困難な場合には頚部の途中で中継点を設けることもためらわない．腹部への誘導は原則として，腹直筋の筋膜後鞘面から前胸部に向けてパッサーを通し，チューブを誘導する．以上，これらの操作はシャント・システムの接続形態により段取りが異なる場合もあるが，頭部および腹部担当の両術者は前もって順序を確認しておくとともに，それぞれの手術の進行具合についても意思疎通をはかる．

G．腹部の処置

腹部の対処の位置はMcBurney点，臍部の傍正中切開（横，縦），そのほか状況に応じて種々の部位が想定される．当院では腹直筋経由の筋層，腹膜筋鞘および腹膜との解剖構造が比較的に単純明快で腹腔へのアプローチも容易であることから，もっぱら臍部の傍正中横切開にて対処している（図4-A，B）．また，腹部の処置の際には十分な麻酔による筋弛緩状態であることを確認する．

1）腹部切開と筋膜切開

皮下脂肪の厚さにもよるが，臍部高位レベルの約4〜5cmの傍正中横切開にて侵入する．皮下脂肪を腹膜処置に必要な視野分だけ腹直筋膜前鞘に広げる術野を得る．筋膜は縦に約4cm切開し，そのまま腹直筋を筋層に合わせて縦に視野を広げると，腹直筋の筋膜後鞘が白く輝き出現する．この膜の層を持ち上げると筋膜後鞘と腹膜とが同時に持ち上がり，約5mm程度の切開を加えると両膜は同時に開放され腹腔が確認される．ときに筋膜後鞘と腹膜を別途切開することもあり，その間に少々の脂肪層が存在することもあるので，腹膜の脂肪層との判別に注意を要する．

2）腹膜切開

腹膜切開，腹腔開放後，両膜を可及的に持ち上げ，3〜4個のペアン鉗子にて周囲を固定し，少々持ち上げると狭い視野であるが，その切開部より腹膜脂肪，腸管およびそれらの呼吸性移動・変動などが確認できれば，腹腔に到達したことになる．この時点で腸管が確認できない場合は，腹腔内の腸間膜脂肪を順次下方にたどると腸管が確認されやすい．また，腹腔内であることに何がしかの違和感があれば，外科医に相談することもやぶさかではない．腹腔内を確認後，筋膜後鞘と腹膜を重ねて巾着（タバコ）縫合を施し，チューブ固定の前処置として準備しておく．

3）チューブの腹腔内挿入と固定

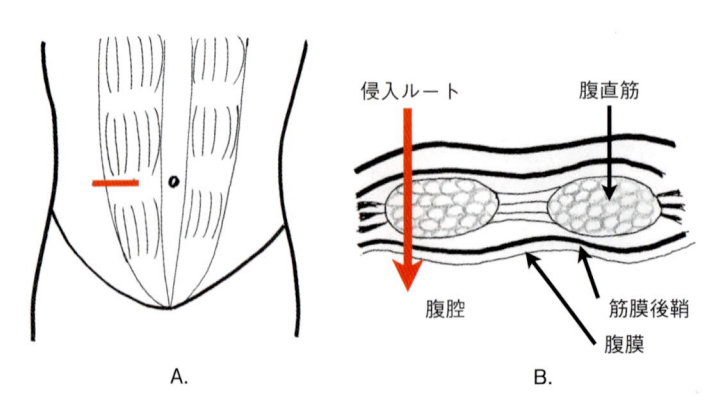

図4
A．腹部の切開部位．B．腹腔へ至る腹直筋経由のルート．

頭部より頸部，胸部を経由し，腹部までのチューブのたるみがないことを確認した後，同部よりシャント・チューブを約25 cm腹腔に，腸鉗子を用いて挿入する．当院ではやや内側下方に向け設置している．しかしながら，腹腔端チューブは腸管の移動により自由にその部位を移動するので，チューブ先端の位置にはあまりこだわっていない．腹腔端チューブ設置後，タバコ縫合にて筋膜，腹膜を同時結紮し，さらに同じ糸でチューブにも固定する（図5-A, B）．肥満傾向のある女性で，ときに腹腔端チューブが筋層内に脱落することも何度か経験し，タバコ縫合に追加し，同部より約10〜15 mm離れた場所で筋膜後鞘に再度チューブを固定するようにして以降，腹腔端チューブの脱落症例は経験していない．

4）全般的注意点

以上，著者らのVPシャント術の全体の流れを概説した．2名の術者で頭部と腹部を同時開始すると，頸部の皮下組織の硬い患者や，極めて腹部脂肪の多い肥満患者，穿頭術での止血操作に難渋する症例以外では，一般的手術時間は30〜40分前後で対応している．いずれにしろ，手術開始前にシャント・システムに水を充填し，2名の役割とそれぞれの段階の手技を確実に確認しながら，短時間で手術を終えることが望まれる．

2 VPシャント術の合併症

シャント術後の合併症はシャント術が直接的に関わる場合と，シャント機能が関わる場合（流量不全と過剰排泄）の2種類に分けられる．シャント機能の場合は概ねシャント・システムや術後管理に関わるものであり，本稿では割愛する．一般にシャント術に直接関わる場合として次のように報告されている．外科的処置を必要とする硬膜下血腫が1.4〜2.7%[4,5]，術後感染症（髄膜炎，皮下感染など）が4.4%[5]である．しかし腹部の合併症（腹膜炎，腸管穿孔など）や，けいれん発作などは報告例はあるものの頻度は不明である．

特発性正常圧水頭症のVPシャント術に関わるわが国の前向き臨床試験であるSINPHONIにおける結果では，直接手術に関わる合併症として腹腔処置の際の腸管穿孔，腹腔チューブの閉塞の2例が報告されている[6]．脳室穿刺やVPシャント術に関わるチューブ近傍の脳出血の問

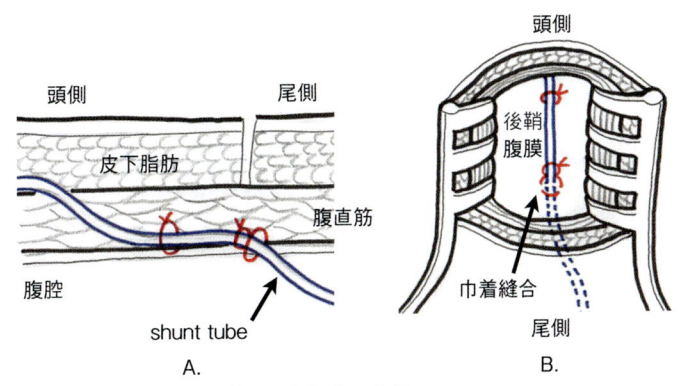

図5　腹腔側におけるチューブの固定とその走行
A. 腹腔端チューブの固定：腹腔侵入部における巾着縫合部および上流部の2カ所にチューブを固定する．B. 腹膜における固定（上面からの視野）．

題は最近注目されつつあり，かつてはその1～4%[7-11]と報告されていたが，小さなものを含めると脳室体外ドレナージで20.5%，VPシャント術では43.1%に確認された[12]とするものもある．しかし，症候性となったり外科的処置を要する脳内出血の合併は1～2.9%と頻度は低いとされている[7,12]．SINPHONIでは脳内出血症例はみられなかったが，147症例を対象としたSVASONAでは5症例（3.4%）の出血病変が確認された[13]．出血の原因として脳室穿刺による機械的な障害，静脈還流の変化，脳の変形，さらには，抗血小板剤中止期間などが考察されている[12]．手術後の慢性硬膜下血腫はシャント圧設定や，退院後の頭部外傷に由来するものであり，本稿では割愛する．

著者らもときに上記以外にも種々の思わぬ合併症を経験し報告した．2005年当時の二次性および特発性正常圧水頭症の280例を対象とした報告[14]では，腹腔端チューブの脱落3例，腹腔のpseudocyst 1例，脳室穿刺部の脳内出血2例，くも膜下出血1例，脳室縮小による脳室端チューブの脳室壁からの脱落，シャント感染3例および腹腔端チューブの縦隔への脱落を経験している．感染例はくも膜下出血術後症例であり，特発性正常圧水頭症における合併症はほとんどチューブの設置に関わる問題で，感染症例の経験は無い．2006年以降，前述の手術法にしてからはVPシャント術において脳室および腹腔からの脱落例は今のところ経験はない．外科的手術対応を要しない脳内出血は2例経験しており，当院におけるこれまでのシャント術500例の経験からして，高齢者を対象とする脳室穿刺には，約1%程度の確率で症候性脳内出血が起こり得る合併症として認識が必要と思われる．

3 VPシャント術の実際における未解決の点

今後，高齢者に行うシャント術である，特に特発性正常圧水頭症症例の多数例における成績の分析が必要で，現在のVPシャント術の実際における未解決の点を挙げる．
1．特発性正常圧水頭症のシャント術における合併症の正確な頻度．
2．防げる合併症と予期せぬ合併症，その対策の検討．
3．より非侵襲的な手術法の可能性は？

おわりに

以上，VPシャント術は脳脊髄液に関わる治療で体内に異物を埋め込む手技であり，いったん問題が起こると患者の予後にも関わる重大な事態となり得る．また，防ぎようのない合併症が存在することも事実であり，脳神経外科医になり30数年経験するも，常々「たかがシャント，されどシャント」との思いは変わらない．今後ともシャント術の洗練ばかりでなく，シャント機能に関わる知識を十分に理解，考察することと，日常生活レベルやそれに対応した圧設定に対する認識を磨いていき，術後患者のよりよい生活，QOLに結びつくことを祈願してやまない．

【文献】

1) Ames RH : Ventriculo-peritoneal shunts in the management of hydrocephalus. J Neurosurg 27 : 525-529. 1967.
2) Miyake H, Kajimoto Y, Tsuji M, et al : Development of a quick reference table for setting programmable pressure valves in patients with idiopathic normal pressure hydrocephalus. Neurol Med Chir（Tokyo）48 : 427-432. 2008.
3) Miyake H, Kajimoto Y, Murai H, et al : Assessment of a quick reference table algorithm for determining initial postoperative pressure settings of programmable pressure valves in patients with idiopathic normal pressure hydrocephalus : SINPHONI subanalysis. Neurosurgery 71 : 722-728. 2012.
4) Reinprecht A, Czech T, Dietrich W : Clinical experience with a new pressure-adjustable shunt valve. Acta Neurochir（Wien）134 : 119-124. 1995.
5) Zemack G, Romner B : Seven years of clinical experience with the programmable Codman Hakim valve: a retrospective study of 583 patients. J Neurosurg 92 : 941-948. 2000.
6) Hashimoto M, Ishikawa M, Mori E, et al : Study of INPH on neurological improvement（SINPHONI）. Diagnosis of idiopathic normal pressure hydrocephalus is supported by MRI-based scheme: a prospective cohort study. Cerebrospinal Fluid Res 31 : 7 : 18. 2010.
7) Meyer B, Schaller K, Rohde V, et al : Percutaneous needle trephination. Experience in 200 cases. Acta Neurochir（Wien）127 : 232-235. 1994.
8) Maniker AH, Vaynman AY, Karimi RJ, et al : Hemorrhagic complications of external ventricular drainage. Neurosurgery 59 : 419-424. 2006.
9) Gardner PA, Engh J, Atteberry D, et al : Hemor- rhage rates after external ventricular drain place- ment. J Neurosurg 110 : 1021-1025. 2009.
10) Wiesmann M, Mayer TE : Intracranial bleeding rates associated with two methods of external ventricular drainage. J Clin Neurosci 8 : 126-128. 2001.
11) Misaki K, Uchiyama N, Hayashi Y, et al : Intracerebral hemorrhage secondary to ventriculop- eritoneal shunt insertion—four case reports. Neurol Med Chir（Tokyo）50 : 76-79. 2010.
12) Ko JK, Cha SH, Choi BK, et al : Hemorrhage Rates Associated with Two Methods of Ventriculostomy: External Ventricular Drainage Vs. Ventriculoperitoneal Shunt Procedure. Neurol Med Chir（Tokyo）. 2014 ; Feb 10. [Epub ahead of print].
13) Lemcke J, Meier U, Müller C, et al : Safety and efficacy of gravitational shunt valves in patients with idiopathic normal pressure hydrocephalus: a pragmatic, randomised, open label, multicentre trial（SVASONA）. J Neurol Neurosurg Psychiatry 84 : 850-857. 2013.
14) 橋本正明：成人水頭症の圧可変式シャントシステムを用いたシャント治療による合併症の検討．IRYO 60 : 442-445. 2006.

3. 腰部くも膜下腔・腹腔（LP）シャント術の最新手技

はじめに

　特発性正常圧水頭症（iNPH）は，診療ガイドラインの発刊[1]，改訂[2]と，わが国が高齢化社会へ突入したことも相まって徐々に関心が高まっている．治療の主体となるシャント術はすでに確立されているが，近年特に注目されているのが腰部くも膜下腔・腹腔（LP）シャント術である[3]．腰椎穿刺によるタップテストで症状が改善した症例に対して，シャント術を施行するので，可能であればLPシャント術を希望する家族や内科の医師が多いのは当然のことである．現に特発性正常圧水頭症研究会の平成16年のアンケートで，LPシャント術施行率は約5%だったが，平成23年の調査では約30%と急速に伸びている．最近はLPシャント術の回路に皮膚の上から磁力を用いて流量調節の可能な可変式差圧バルブを組み込んでおり，合併症は減少し，シャント効果は確実に上昇している[3,4]．そうはいっても対象が高齢者であるため様々な工夫と技術も必要となる．本稿ではLPシャント術の概要と最新の手技，およびシャント術後や在宅ケアでの注意点について述べる．

1 LPシャント術の概要と注意点

A. 手術の概要
　手術の大まかな手順は以下の3段階である．
1) 専用の穿刺針で腰椎穿刺を行い，脊髄側チューブを腰部くも膜下腔へ挿入する．
2) 脊髄側チューブと腹腔側チューブをコネクターを用いて接続し，側腹部の中継点まで皮下を通して導く．
3) 腹腔側チューブを腹腔内へ導く．

B. 適応患者の考え方
　正常圧水頭症はよい適応であるが，症例は高齢者が多いので，頚椎症，脊柱管狭窄症，腰椎の術後の方などは避けたほうが無難である．頭蓋内，脊柱管内に占拠性病変のある場合は無論適応外であるが，後頭蓋窩の脳奇形や頭蓋頚椎移行部の奇形，Chiari奇形，頭蓋底陥入症，脊髄空洞症などにも注意を払う必要がある．また腰部に褥瘡がある場合は禁忌と考えたほうがよい．

2 可変式差圧バルブの選択と初期圧設定法

　昔は固定式差圧バルブしか存在せず，高，中，低圧の3タイプのみであり，特発性正常圧水頭症には主として低または中圧が使用されていた．低圧のほうがシャント効果は得るもののオーバードレナージ（OD）により頭痛，嘔気，硬膜下血腫などの合併症が増え，中，高圧にするとシャントが効かないという悩みがあった．

著者らは1996年に世界で初めてLPシャント術にジョンソン・エンド・ジョンソン社の可変式差圧バルブ（CHPV）®を組み込み，好成績を得た[3,4]．現時点では特発性正常圧水頭症には可変式差圧バルブが第1選択と考えられる[1,2]．近年，身長と体重からCHPVの初期圧設定を予測する圧設定早見表が提唱され[5]，合併症の軽減や入院期間短縮に有用である．CHPVは18段階の圧設定が可能であり，1 cmの上げ下げで症状の改善を得るので大変有用である[4]．スマートな患者では最も高圧の20 cm水柱でも頭痛が出たり，硬膜下水腫や血腫の出現をみることがあるのでサイフォンガード（SG）付きを選択している．しかし，SG付きを選択してもなお，頭痛，硬膜下水腫，血腫が出現は避けられない症例があるため，最近は10 cmの固定圧を末梢側に加える方法を取っている（後述）．

3 最新の手技と考え方

A. 体位と穿刺法

手術は挿管全麻で行う．最近はバルブのチェックが容易で，かつ反転しにくいとの理由で可変式差圧バルブを背部に留置し，清潔操作の観点から体位変換を行わず手術台を傾ける術式を採用している（図1）．

左上の側臥位で軽度前屈した体位をとり，背面は手術台に対して垂直になるようにする．腹部操作時には手術台を傾けるため肩甲骨，仙骨の2カ所を側部支持器でしっかり固定し，左腕はアームレストで支持する（図2）．背部操作終了後，手術台を35°術者側へ傾けるため，頭側に離被架を立てクッションを用意して後頭部を支える．また体位を取った後，消毒前に手術台を傾けてみて，身体がしっかり固定されているか確認する作業が重要である（ストレステスト）．本手術でのドレープは著者らのデザインしたLPシャント術用ドレープ hopes® は一体化していて安価で便利であるのでお勧めする．

腰椎穿刺の部位は前もって腰椎XPとMD-CTでチェックを行い，棘間が広く，棘間の骨化のないスペースを選択する（図3）．L2/3間の可動性は高く椎弓間隙の面積も広い．ついでL1/2とL3/4もお勧めできる．

腰椎穿刺で出血するとシャント閉塞の原因となるので，最初は21Gのスパイナル針で試験穿刺を行い，深さと方向性を確認してから本穿刺を行う．患者の体型にもよるが，脊髄腔までの深さは概ね5 cm前後が多いので，針の先端から5 cmの部位に皮膚ペンでマークしておくと，不用意に深く穿刺して静脈叢からの出血を避けることができる．棘突起間のスペースが骨化しているとうまく穿刺できないため，パラメディアン（傍正中）法（図4, 5）で穿刺することをお勧めする．棘間が狭い場合も無理をして正中から入れても立位でチューブがつぶれたり，長い間には断裂することもあるのでやはり，パラメディアン法がよい．筆者の施設では，L2/3間が十分に開いている場合は正中穿刺を選択しているが，基本はパラメディアンであり，最近は50〜60%に達している．穿刺後，内筒を抜去し，脳脊髄液流出を確認したら，bevelを頭側へ向け脊髄側チューブを挿入する．

チューブの取り扱いを容易にし，シリコンに傷が付かないように小摂子の先端をネラトンでカバーしておく．チューブは操作中に抜けてくる可能性もあるため，長めに挿入しておく．

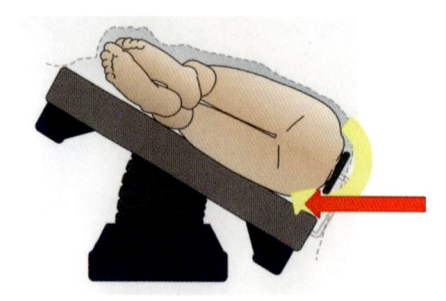

図1 手術台の傾斜とドレープ上からの用手による体位変換
下肢を伸展し抑制帯で下肢固定，仰臥位に近くなる．

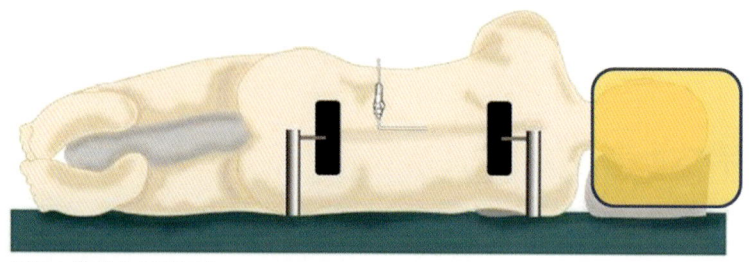

図2 体位と背部のシェーマ

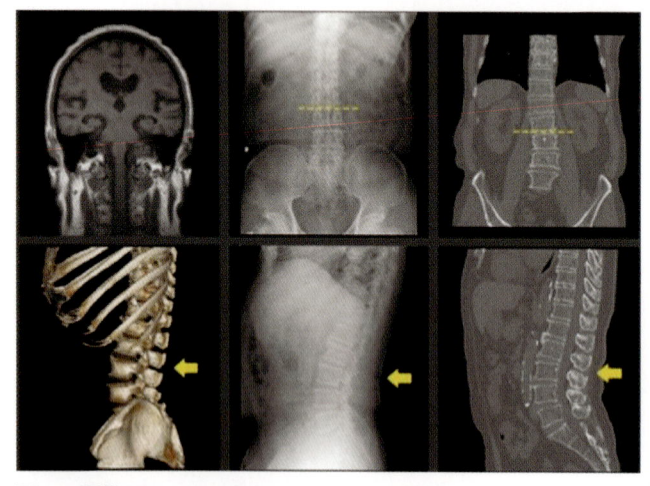

図3 腰椎 XP，2D-CT，3D-CT による検討

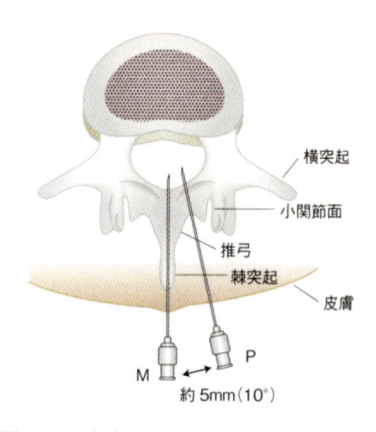

図4 正中穿刺，傍正中穿刺のシェーマ

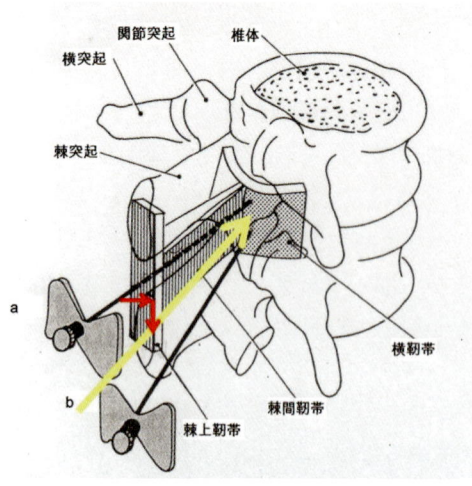

図5 正中穿刺，傍正中穿刺のシェーマ
黄色矢印はチョイパラ法（おすすめ）

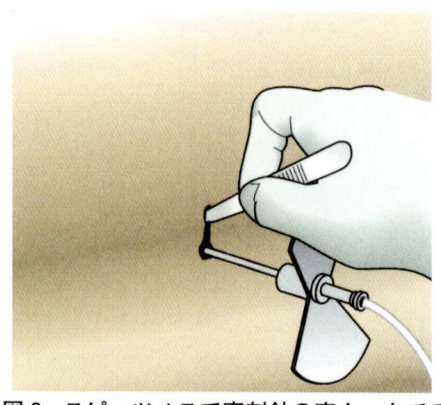

図6 スピッツメスで穿刺針の直上へあてるつもりで皮膚切開を行う

B. バルブの背部設置とコネクション

　穿刺針を刺入した状態で穿刺針の真上にあてるつもりで，図6のようにスピッツメスで2〜2.5 cmの皮膚切開を行う．その際に結合組織が残っているとチューブが深く収まらないので，ゲルピー開創器（小）を用いて穿刺針の上側が深部まで露出したことを確認する（図7）．ついでチューブが抜けないように保持しつつ穿刺針を抜去する．

　側腹部に中継点として0.5 cm程度の小切開を加え，モスキートペアンで皮下まで広げる．

　CHPV用にデザインしたインラインパッサー（図8）を皮下挿入部位に沿って軽く弯曲させる．チューブの腹腔端をパッサーのカテーテルホールに3〜4 cm挿入し，シャントパッサーの先端を腰椎側の創から挿入し，皮下へ進める．可変式差圧バルブを皮下に収めるため，皮下脂肪層へ進める適度な深さが求められる（図9）．皮下脂肪層を通すが，深すぎると圧可変が困難となり，浅すぎると皮膚の栄養状態によくないため"浅からず深からず"の微妙な感覚が求められる．

　パッサーの遠位端が，前述の中継点に到達したらその小切開創から押し出し，カテーテルホールから腹腔側カテーテルを抜く．パッサーのバルブベースがバルブの設置部位まで達したら挿入方向と平行に，数回上下させてバルブポケットを作成する．コツは4〜5 cm程度パッサーをしごく感じで動かすことである（図10）．パッサーを引き抜き，作成したCHPVのポケットへ接続前にapplyしてみる．バルブがスムーズに収まればよしとし，狭くて引っ掛かるようであれば再度パッサーでポケットを拡大する．

　ついで腹腔側チューブの遠位端と段付きコネクターを接続し，腹腔側チューブを十分に腰椎側へ抜いて腰椎側と接続する．脊髄側チューブはくも膜下腔に7〜8 cmは挿入したいので穿刺した深さ（5 cm前後）プラス7〜8 cmで，皮膚面で約15 cmくらいの長さで切断して接続するのがよい．ここで可変式差圧バルブの底面が術者側を向いているように調整する（図11）．理由は可変式差圧バルブに余分なトルクがかかると，皮下ポケットの中で反転してしまう可能性をゼロにするためである．段付きコネクターの接続の際の結紮は，ダブルストリングススーチャーを用いる（図12）．中継点の創部より余分の腹腔側チューブを引き抜き，フラットボトムのバルブがポケットにきちんと収納されたのを確認した後，背部の創を閉創する．ドレープはそのままで外回りのナースにドレープの下に入ってもらい，足の固定具を外して前屈を解除し両下肢を伸展させ，手術台を背側へ35°傾け，開腹の準備をする．

C. 腹腔側チューブの留置

　腹部の操作は前述のように側臥位のままで手術台を傾斜させた状態で行う．解剖学的な位置関係が若干異なるため慣れるまでの2〜3回は腹部外科医の指導下で行うことをお勧めする．著者らは経腹直筋切開で開腹している（図13）．臍部左2横指外側に3〜4 cmの縦切開を加え，腹直筋を純的に開き腹直筋後鞘とともに腹膜を切開する．ここで開腹創よりパッサーを皮下を通して中継点まで導き，腹腔側チューブ遠位端をカテーテルホールへ3〜4 cm入れ，そのままパッサーを引き抜いて腹腔側チューブを開腹創まで持ってくる．腹側チューブは腹腔内には25 cm程度挿入し，巾着縫合を行い滑脱の防止に努める．2年前からは開腹時にCEAリングを使用しており重宝している（図14）．

D. 高身長，低体重の患者への対策（最近のOD対策）

　前述のようにCHPVの最高圧20 cmの設定でSGを付けてもなお，頭痛，硬膜下水腫，硬膜下血腫といったODによる低脳脊髄液圧症を呈する症例が報告されている．著者らは三宅らの圧

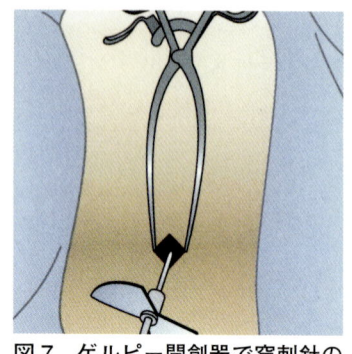

図7 ゲルピー開創器で穿刺針の上側を確認する．腹膜や結合織の剥離を十分に行う

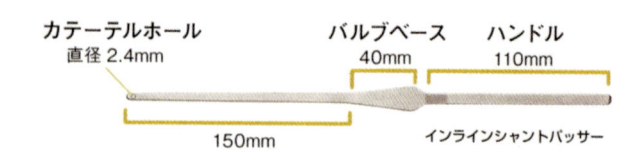

図8 CHPVの背部設置用にデザインした新型パッサーのシェーマ

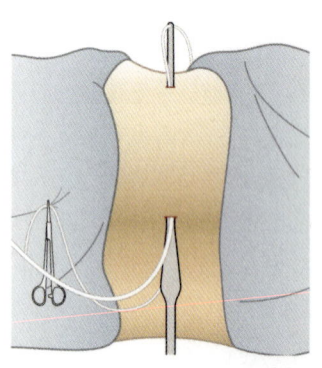

図9 パッサーを用いて腹腔側チューブを中継点へ導く

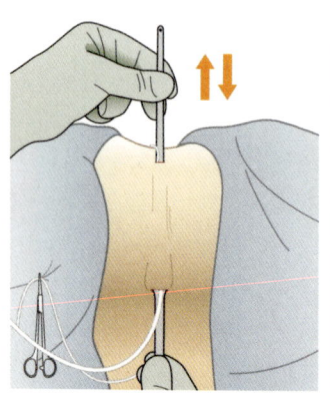

図10 CHPVのポケット形式のためにパッサーを上下にしごく

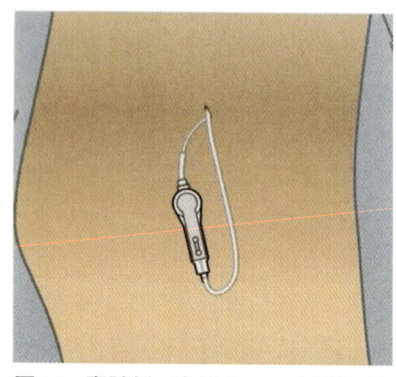

図11 脊髄側，腹側チューブを連結するが結紮前に，バルブ底面が術者側へ向くように調整する

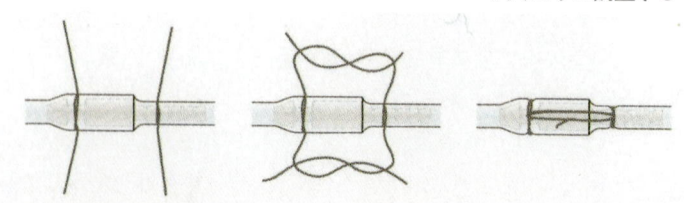

図12 Connectingの工夫　Double strings suture

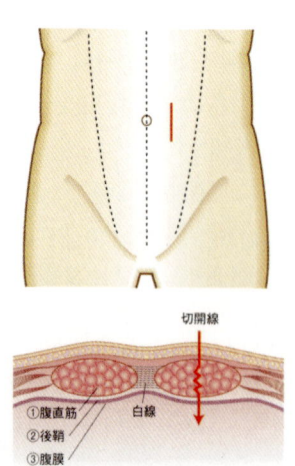

図13 経腹直筋切開による開腹法
シンプルで確実な方法である．

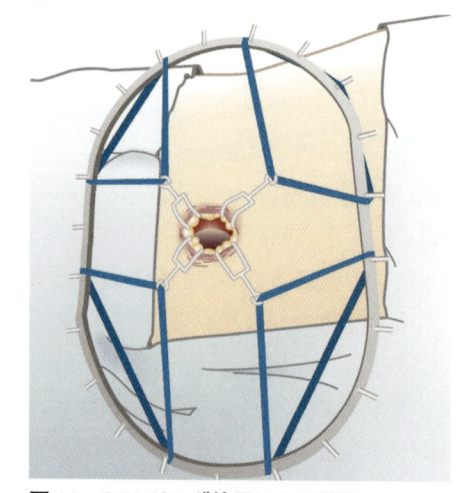

図14 CEAリング使用による開腹
フックをかけると後鞘，腹膜が挙上されてくる．

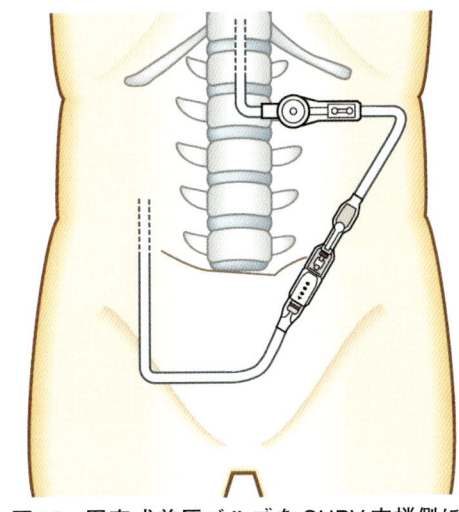

設定早見表で20cmを超える症例には他メーカーの高圧タイプを使用していたが，圧設定の間隔が5〜7段階と1つの間隔が広すぎることと，可変式の不安定さに若干不安を感じていた．そこで最近はAiharaらの論文[6]に着目し，CHPVに固定式差圧バルブを直列回路に組み込んでコントロールしている．方法は従来のLPシャント術の末梢側に10cmのHakim固定圧バルブを追加するのみである（図15）．たとえば，身長，体重から20cm H_2O 以上の圧を要すると判断された症例では術前にCHPVを10cmに設定しておくと

図15　固定式差圧バルブをCHPV末梢側に直列に接続したOverdrainage対策

10cm固定圧 + 10cm CHPV = 20cm H_2O

20cm H_2O でODの症状が出現して23cm H_2O が必要な際は，10cm固定圧 + 13cm CHPV = 23cm H_2O

となる．術式は側腹部の小皮切と腹壁の開腹創の間に10cmのHakim固定式差圧バルブを皮下に設置するのみであり，現時点ではLP全体の約10％弱に使用している．

E. 高齢者の手術への様々な工夫（せん妄の減少を目指して）

高齢者の麻酔，手術に関しては一定の比率でのせん妄や術後の肺炎が避けられないとされている．当院では麻酔医の協力を得ていくつかの工夫をしており，いまだ有意差は出ていないものの実感としての手応えを得ているので紹介する．

1) 気管内挿管→ラリンゲアルマスク
    喀痰量の減少，吸引数の減少，
    術後の肺炎はゼロである．
2) 残った局麻剤を創部へ局注＋手術終了時アナペインを局注
    疼痛減少→せん妄の減少．
3) 術中の保温
    シバリングの減少→せん妄の減少
4) 尿道カテーテルの早期抜去→せん妄の減少．

4 術後のケア

A. バルブ圧変更法

術翌日から離床しリハビリを行う．ときに術中の脳脊髄液の流出のために頭痛を訴えることがあるため術翌日は圧を変更しない．さらに翌日になっても起床時に頭痛や項部痛があり，横になると軽減する場合は1cm上げてみる．術後3日経ってもタップテストのデータまで改善しない場合は1cm下げて様子をみる．その後1〜2日経っていまだタップテスト後の成績より下回る際は，さらに1cm下げる．術後3日目以降に一度は頭部CTでeffusionの有無のチェックを行う．

高齢者の創の回復は一般成人より遅れ気味であるので抜糸は8～9日目に行い退院とする.

B. 退院後のケア

退院後2週前後に外来を受診していただく. 診察前にTUG, MMSE, 頭部CTのチェックを行う. その後は1カ月, 3カ月, 6カ月目にフォローしていく. ときに状態が悪くなり, シャント前の状態に戻ったと連絡を受けることがあるが, ほとんどは座位, 歩行の時間が少ないためである. 在宅でのマンパワー不足で臥位が多い方はこのようなケースが多い. LPシャント術は臥位ではほとんど流れないというシャントの特性[7]を十分に理解してもらうことが重要である. また肥満と便秘がちであると腹圧が上昇してシャントの流れが悪くなり, 症状が悪化することもあるので, 生活指導も大切である. バルブ圧を下げても悪化している場合は, 背部のバルブを透視下で穿刺してシャント造影をすればよい. SGを使用しているときは, 造影剤をゆっくり注入する必要がある.

おわりに

特発性正常圧水頭症の関心の高まりに比してLPシャント術の普及はやや遅い. 脳外科医の多くはspinal drainageの経験があるので, できないわけではない. しかし高齢者の腰椎穿刺やチューブ挿入で苦労したり, チューブの断裂や閉塞を経験するとVPシャント術へ戻ってしまうという. 是非とも高齢者の腰椎の特徴をよく知ったうえで, 傍正中法の穿刺や圧設定など細かな戦略を立てて臨んでいただきたい. 圧可変式差圧バルブも, まだ著者らが希望している高圧モデルへの道は半ばであり今後も手術手技もさることながら, 手術機器の開発にも協力の姿勢が必要である. 本稿が日常診療のお役に立てば幸いである.

【文献】

1) 日本正常圧水頭症研究会, 特発性正常圧水頭症診療ガイドライン作成委員会:特発性正常圧水頭症診療ガイドライン. メディカルレビュー社, 2004.
2) 日本正常圧水頭症学会, 特発性正常圧水頭症診療ガイドライン作成委員会:特発性正常圧水頭症ガイドライン第2版. メディカルレビュー社, 2011.
3) 桑名信匡:エキスパートに学ぶL-Pシャント入門. メディカルレビュー社, 2006.
4) Kuwana N, et al : Management of patients with normal pressure hydrocephalus by using lumoboperitoneal shunt system with the Codman Hakim programmable valve:6years of clinical experience International Congress Series 1247 : 511-517, 2002.
5) Miyake H, et al : Development of a quick reference table for setting programmable pressure valves in patients with idiopathic normal-pressure hydrocephalus.Neurol Med Chir (Tokyo) 48 : 427-432, 2008.
6) Aihara Y, et al : Novel method for controlling cerebrospinal fluid flow and Intracranial Pressure by use of a tandem shunt balve system.Pediat Neurosurg 46 : 12-18, 2010.
7) Ito S, et al : Quantitative flow measurement of lumbar subarachnoid peritoneal shunt with the Hakim prgrammable valve (Codman-Medos programmable valve) . Current Tr Hyd 9 : 53-59, 1999.

4. 術後管理（周術期）

1 一般管理

　シャント術は既に確立された，1時間程度で終了する術式であり，特に術後ICU管理を必要とするようなものではないが，特発性正常圧水頭症（iNPH）では高齢者が対象となるため，可能な範囲で看護師詰所近くでの管理が望まれる．特に術前より徘徊のある場合は，センサーマットなどによる徘徊対策が必要な場合がある．またシャント術は異物を頭蓋内に直結する体内に埋め込む手術であり，一度感染を起こすと髄膜炎など重篤化するため，抗生剤を術直前の投与も含めて3日間程度予防的に投与する事が望ましい[1]．特に認知障害の強い患者においては創部を厳重に保護し，無意識に触ることのないように注意が必要である．カテーテルの断裂や接続部での外れ，腹腔内からの逸脱などにより，カテーテル挿入部に沿った皮下に脳脊髄液が貯留し，膨隆することがある．また感染のサインである発赤・腫脹も見逃さないよう観察が必要である．バルブの構造や種類による感染率や閉塞率の違いは明らかではない[2]．

　歩行訓練などのリハビリテーションは手術翌日より開始するのが望ましい[2]．脳室腹腔シャント術（以下VPシャント術）の場合，基本的にCTを術直後と退院前に撮影し，脳室穿刺に伴う出血の有無や，入院中のオーバードレナージの有無を確認する．腰部くも膜下腔・腹腔シャント術（以下LPシャント術）の場合は術直後のCTは省略してもよい．

2 シャントバルブの設定圧管理

A. 固定式差圧バルブ使用時

　手術後に圧変更を行うためには再手術が必要なため，術前に十分検討した上でどの圧レンジ（低圧・中圧・高圧）のバルブを使用するか決定する．このバルブ選択に際しても後述する設定早見表は大まかな目安として有用と思われる．術後オーバードレナージ症状が発現した際は，徐々にベッドアップしながら慣らしていく以外にないが，脳コンプライアンスの低下した高齢者での効果のほどは疑問であり，臥床時間の延長で回復が遅れることが懸念される[2]．固定式差圧バルブは術後の体格変化にも対応困難であり，オーバードレナージやアンダードレナージがみられた際にはあまり固執せずに可変式差圧バルブに変更するほうが安全である．

B. 可変式差圧バルブ使用時

　可変式差圧バルブ（コッドマン・ハキム圧可変バルブ（CHPV：コッドマン），ストラータNSC（メドトロニック），ポラリス（東機貿））を用いても，適切なバルブ圧に調整できるまでは症状の改善が不十分なために転倒しやすかったり，過度な頭蓋内圧（ICP）低下によるオーバードレナージ症状が出現したりする．早期に安全にリハビリを開始するためにも，できるだけ早く最適なバルブ設定圧を見つける必要がある．このための簡便な方法として，設定早見表（表1）に準拠してバルブの初期圧設定を行うことが有用である[3]．本設定法は，SINPHONI（特発性正常圧水頭症における症状改善のための臨床研究）においても，シャント効果を減ずることなく，オーバー

ドレナージ合併症を抑えることが証明されている[4]．その理論的背景についてはCで後述する．ここで注意が必要なのは，設定早見表によるバルブ圧設定が術後通常生活をおくる患者を想定したものであり，術後も臥床時間の長い生活をおくる患者は対象とはならないということである．このような患者では，1日の中での臥床時間の長さに応じてより低めの設定にすべきであり，寝たきりの患者なら最低の設定圧でもよいと思われる．

　症状の改善が不十分な場合や，軽いオーバードレナージ症状またはCT上の徴候（硬膜下液貯留など）のために設定変更が必要な場合は，CHPVの場合3cmH$_2$O/回，ストラータNSC，ポラリスなら1段階ずつ行うことが勧められる．ただし術後に脳室サイズの縮小がみられないことをもってバルブの圧設定を下げる必要はない．また1度設定変更をすれば立て続けに変更するのではなく，少なくとも1～2週間程度経過観察するのが望ましいが，経過中に慢性硬膜下血腫が生じた場合は一気に最高設定としてベッド上安静とすることが勧められる[2]．

C. 抗サイフォン機構付き可変式差圧バルブ（可変式抗サイフォンバルブ）使用時

　サイフォンガード（SG）付きコッドマン・ハキム圧可変バルブ（CHPV-SG：コッドマン）は

表1　可変式差圧バルブの初期圧設定早見表
太字部分：オリジナルの設定早見表
他はオリジナルの計算にしたがって今回追記した部分

	体重/身長	35	40	45	50	55	60	65	70	75	80	85	90	95	100	105	110
女性	140	16	12	9	6	3											
	145	19	16	13	10	7	4										
	150	23	19	16	13	10	7	4									
	155	26	23	20	17	14	12	9	6	3							
	160	29	27	24	21	18	16	13	11	8	5	3					
	165	33	30	27	24	20	18	16	14	12	10	8	5	1			
	170	36	34	31	28	25	23	20	18	15	13	11	9	6	4		
	175	39	37	34	31	29	27	24	20	18	16	14	12	10	8	5	3
	180	42	40	37	35	33	31	28	26	23	20	18	16	14	12	10	8

	体重/身長	35	40	45	50	55	60	65	70	75	80	85	90	95	100	105	110
男性	145	20	18	15	12	9	6	3									
	150	23	20	18	15	12	9	6	4	1							
	155	26	23	21	19	16	14	11	8	5	3						
	160	29	27	24	21	19	17	14	12	9	6	4	1				
	165	32	30	27	24	22	20	18	16	14	11	8	6	4	1		
	170	35	33	31	28	25	23	21	19	16	14	12	10	7	5	2	
	175	38	36	34	31	29	27	25	23	20	18	16	14	12	10	7	5
	180	41	39	37	34	32	30	28	25	23	21	19	17	15	13	11	9
	185	44	41	39	37	35	33	31	29	26	24	22	20	19	18	16	15

(Miyake H, Kajimoto Y, Tsuji M, et al : Development of a Quick Reference Table for Setting Programmable Pressure Valves in Patients With Idiopathic Normal Pressure Hydrocephalus. Neurol Med Chir (Tokyo) 48 : 427-432. 2008. から改変)

※1：オリジナルの設定早見表（表1太字部分）は，可変式差圧バルブの一般的な設定範囲である3～20cmH$_2$Oの記載であったが，広範囲の圧レンジを有するバルブ使用時にも対応できるように，本章表1ではオリジナルに準拠した計算方法によって記載範囲を拡大した．

抗サイフォンバルブの中で唯一 LP シャント術にも使用できるものである．SG（図1）は，流量が 40 mL/ 時間以上となると徐々に1次流通路が狭窄し，125 mL/ 時間を超えると閉鎖することで過大な流量の調節を行うのが特徴であるが，図2に示すように臨床上このような過大な流量を示すのは座位へ体位変換を行った直後のごく短時間であり，著者らの検討では座位定常状態でのシャント流量は約 0.6 mL/ 分に収束する[5]．つまり SG の機能は体位変換直後の短時間のみ働くだけで，座位定常状態では機能していないことになる．CHPV-SG の効果は，その流量調節機能よりも，SG 部分を付加したことによる単純な差圧上積み効果（著者らの測定では約 3 cmH$_2$O 程度と想定される）によるものと考えられる．したがって理論的には「設定早見表 － 3 cmH$_2$O」の設定ということになるが，この測定自体1度行っただけであり，3 cmH$_2$O はおそらく患者個々の至適座位 ICP の範囲内に収まる程度とも思われるので，現時点では設定早見表通りの設定を勧めており，大きな問題は生じていない．

　ストラータⅡ（メドトロニック）はそれぞれのパフォーマンスレベル（PL）に応じた開放圧の目安がカタログに掲載されているので，設定早見表を参考に開放圧が最も近い PL を選択すればよい．

　ProGAV（ビー・ブラウン・エースクラップ）は 1 cmH$_2$O 刻みで 0 ～ 20 cmH$_2$O までの 21 段階に変更可能な可変式差圧バルブと重力型抗サイフォン機構であるシャントアシスタント（SA：

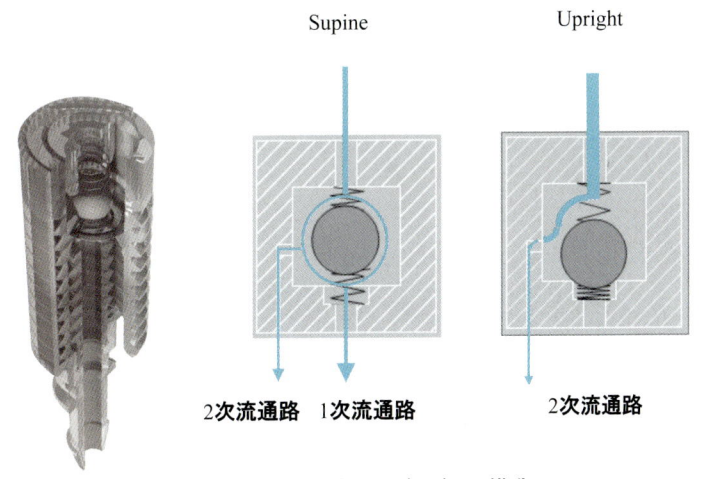

図1　サイフォンガード（SG）の構造

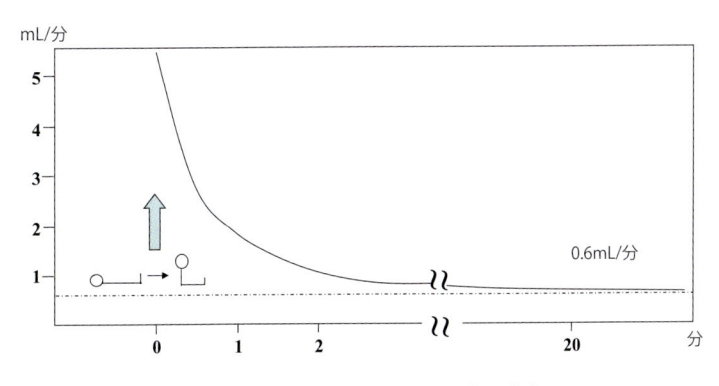

図2　体位変化に伴うシャント流量変化

図3）が組み合わさったバルブである．SA はその構造上座位定常時に確実に差圧（日本では SA 圧が 20 と 25 cmH₂O の 2 種類から選択可能）を上乗せする．理論的に考えると設定早見表で 20 cmH₂O 以上の領域に属する患者に対し，SA 圧 20cmH₂O のものを選んだ上で可変部分の圧を「設定早見表 − 20 cmH₂O」から開始し，必要に応じて設定変更するのが妥当と思われる．なお，設定早見表で 30 cmH₂O 以上を呈する極端に痩せた体型の患者に対しては，SA 圧 25 cmH₂O のものを選んだ上で可変部分の圧を「設定早見表 − 25 cmH₂O」から開始するのがよいと思われる．

いずれにせよ可変式抗サイフォンバルブは，オーバードレナージをきたしやすい症例（高身長，痩せ型）には有用と考えられるが，初めからすべての症例に使用するのは逆にアンダードレナージの危険性が増すことにもなりかねず，勧められない．

VP シャント術と LP シャント術については，両者でまったく同じ長さ，太さのカテーテルを用いた場合は，物理学的にシャント圧環境は同一となるが，実際は LP シャント術で用いられる脊髄側カテーテルが細いため，VP シャント術よりも流れにくくなることが想定される．著者らが行ったモデル実験（設定条件：シャント潅流圧 15 cmH₂O，VP シャント術としてカテーテル

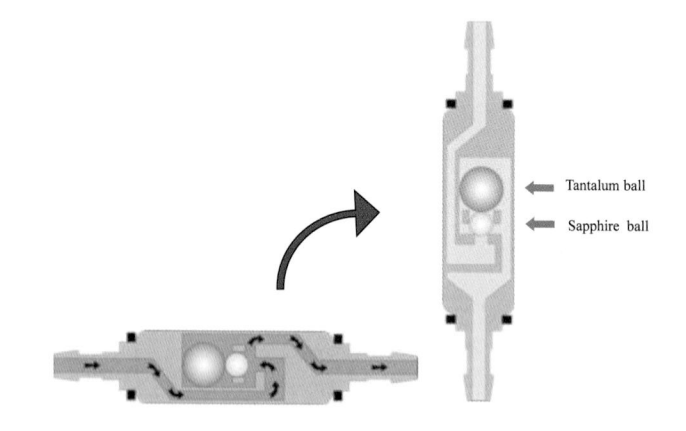

図3 シャントアシスタント（SA）の構造

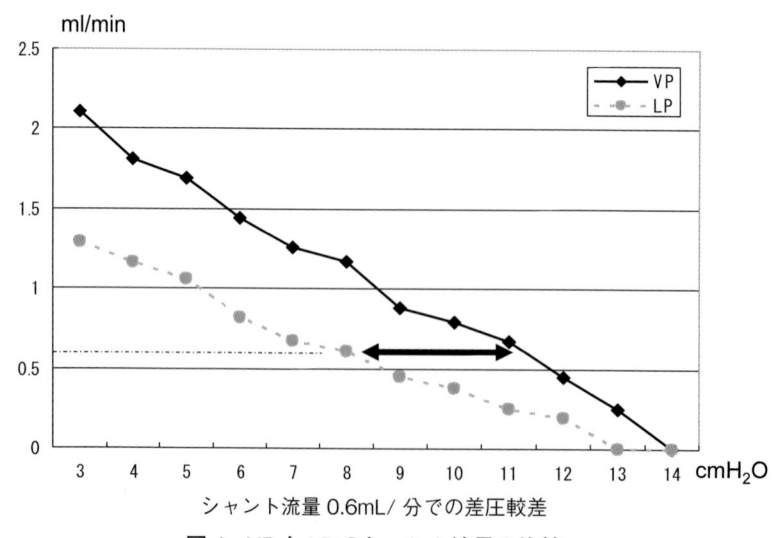

図4 VP と LP のシャント流量の比較

全長67 cm，LPシャント術として脊髄側カテーテル35 cm+腹腔側カテーテル15 cm）の結果を図4に示す．全般にLPシャント術のほうがVPシャント術よりも流れにくく，定常時のシャント流量（0.6 mL/分）に相当する付近では圧にして約3 cmH$_2$O相当分の差があると考えられた．ただ本検討は1回のみの測定であり，ほかに両者の差異を厳密に検討した報告もないため，現時点ではVPシャント術と同様に考えて設定しており，特に問題はない．

VPシャント術では，図5に示すように術直後から脳室穿刺側に硬膜下液貯留（SFC）を認め，徐々に慢性硬膜下血腫に移行する場合がある．上段の症例では術直後CHPV設定圧20 cmH$_2$Oで右側に軽度のSFCをみていたが，経過とともに吸収度が上がり，シャントを閉鎖したが慢性硬膜下血腫に移行したため穿頭術を施行した．その後，CHPV設定圧20 cmH$_2$Oでシャントを開放したがSFCはみられず良好に経過した．下段の症例は，術後CHPV設定圧16 cmH$_2$Oで右側に軽度のSFCが出現したため，19 cmH$_2$Oに設定を上げたところ，SFCが消失した．その後，症状が再燃したため，CHPV設定圧を16，14，12 cmH$_2$Oと順次低下させたが，SFCが出現することはなかった．これらの経過からは，術直後のSFCは可変式差圧バルブの設定不適合というよりも脳室穿刺側に出現する手術合併症の一種と考えられる．SFCがみられると慢性硬膜下血腫に移行しやすく，無症状であってもバルブ設定を上げ，安静を保つなどの対策が必要である．またLPシャント術の場合，術直後に立位でオーバードレナージがみられることがある．これは脊髄側カテーテル刺入部の周囲から脳脊髄液が漏れることによると考えられ[6]，一時的に最高設定とし，退院時に設定早見表に準拠した設定に戻すなどの工夫が必要である．VPシャント術では，立位での頭蓋内圧が陰圧となるため，このような事象は起こりにくいと考えられる．

3 シャントコントロールの考え方

1997年のシャント治療における可変式差圧バルブ設定に関する全国アンケート調査では，圧設定方針として患者個々に設定する施設から，常に一定の圧に設定する施設，あるいは一定方

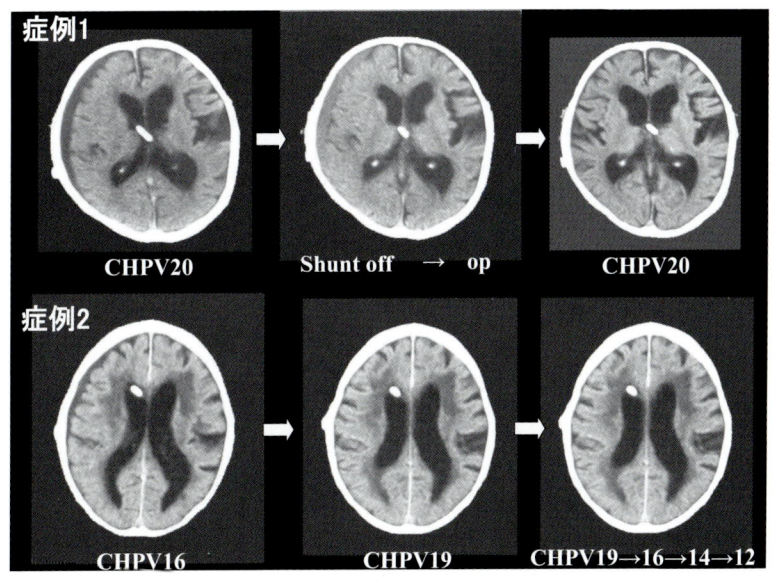

図5　VPシャント術後の硬膜下液貯留例の経過

針がない施設と様々であり，患者個々に設定する施設の中でも，腰椎穿刺圧を参考にやや低めに設定する施設から十分低めに設定する施設まで認められ，確立された設定法はないという結果であった（図6）[7]．ちなみに現在でも腰椎穿刺圧を参考にバルブ初期圧を決定する施設が散見されるが，SINPHONIの結果から術前の腰椎穿刺圧と1年後の可変式差圧バルブ設定圧との間には相関がみられないことが明らかになった（図7左）[4]．手術の際に臥位で測定した腰椎穿刺圧は，術後も寝たきりの患者のバルブ圧を決定する際には参考となっても，通常に近い日常生活をおくる患者のバルブ圧決定の参考にはならないのである．ちなみに設定早見表による設定は1年後の可変式差圧バルブ設定圧と相関がみられ，その有用性がうかがえる（図7右）．

各種脳脊髄液循環動態テスト（脳脊髄液流出抵抗など）やICPを参考にバルブ圧を決定する

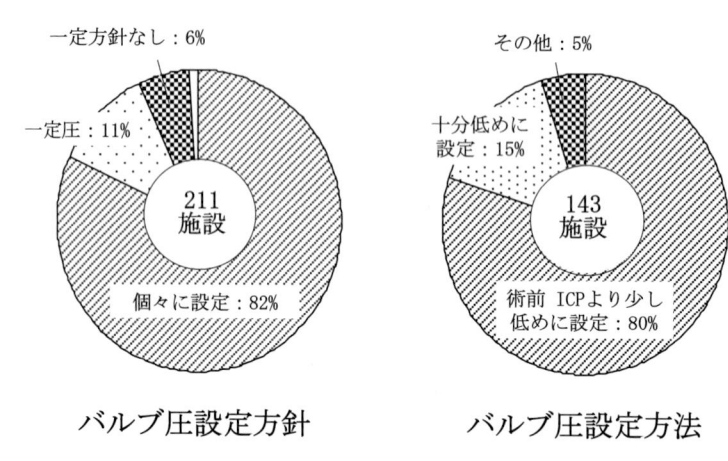

図6 可変式差圧バルブ設定に関する全国アンケート調査結果
（Miyake H, Ohta T, Kajimoto Y, et al: A clinical survey of hydrocephalus and current treatment for hydrocephalus in Japan: analysis by nationwide questionnaire. Child's Nerv Syst, 1999. 15: p. 363-368. より改変）

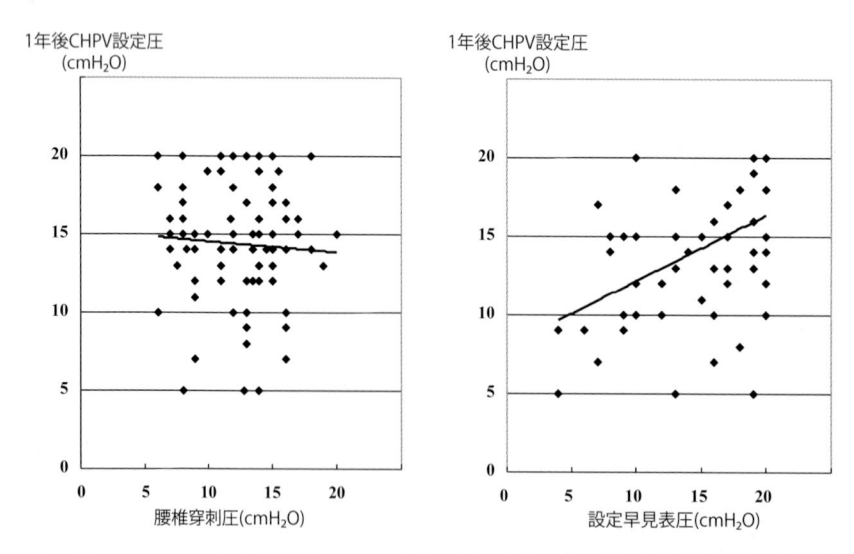

図7 腰椎穿刺圧（左）および設定早見表圧（右）と術後1年目のバルブ圧との相関
（Miyake H, Kajimoto Y, Murai H, et al: Assessment of a Quick Reference Table Algorithm for Determining Initial Postoperative Pressure Settings of Programmable Pressure Valves in Patients With Idiopathic Normal Pressure Hydrocephalus:SINPHONI Subanalysis. Neurosurgery, 2012. 71: p. 722-728.）

報告もあるが，いずれも再設定率が高く，妥当性に疑問が残る[3,4]．唯一著者らが提唱した座位状態を基準とした定量的設定法が良好な成績を示したが[8]，患者個々にICP，腹腔内圧を測定する必要があり，煩雑かつ侵襲的である点が難点であった．これを簡便化したのが設定早見表である．

座位を基準とする根拠は，通常の生活を送る患者では，一日の中で座位で過ごす時間が長く，加えて臥位に比べてシャント流量も多いため，特にオーバードレナージに注意が必要なiNPHでは，座位を基準とした可変式差圧バルブの設定が妥当と考えられるからである．また，座位で可変式差圧バルブの設定を変化させながらICPを測定したところ，座位ICPはバルブ設定を変化させた分だけ変化することが明らかになった（図8）[8]．このことから座位定常状態でのシャント圧環境は，図9に示すように，「座高＝頭蓋内圧（ICP）＋バルブ設定圧＋腹腔内圧」という関係が成り立っていると考えられる[8,9]．著者らの以前の研究では，シャント設置後症状が改善した症例の座位ICPは－20～－27cmH$_2$O（以降のICPは前頭部穿頭孔を基準とした数値）であり[10]，－30cmH$_2$O以下になると低脳脊髄液圧性頭痛が散見された．また腹腔内圧はBMIと相関するため，身長・体重からある程度推定が可能である．理想的なバルブ圧設定は，座位ICPが，オーバードレナージ症状をきたさない範囲内で，できるだけ低い値となるように設定することと考えられる．このような観点から至適座位ICPの範囲内で，できるだけ低めと考えられる－26cmH$_2$Oをめざして逆算して作成したのが表1の設定早見表である．

ここで留意すべきは，シャントでコントロールするのはあくまでICPであり，決してシャント流量ではないということである．図2に示したように，シャント流量は臥位から座位への体位変換直後は一時的に過大となるが，同時にICPも急速に低下するためシャント灌流圧も低下し，それに伴ってシャント流量も急速に減少して20分程度で定常状態となる．この時のシャント流量は約0.6mL/分で，みかけの最大脳脊髄液産生量と考えられ，バルブの設定によらずほぼ一

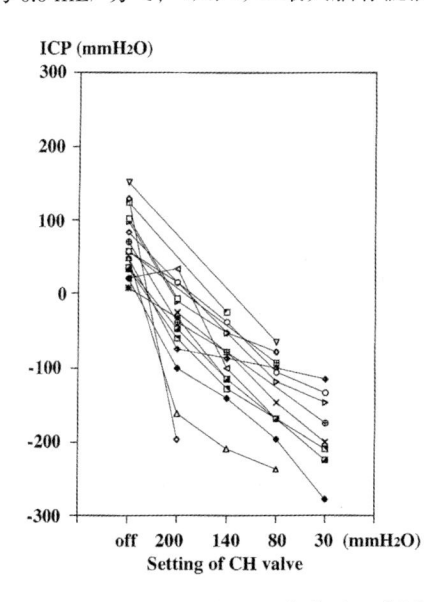

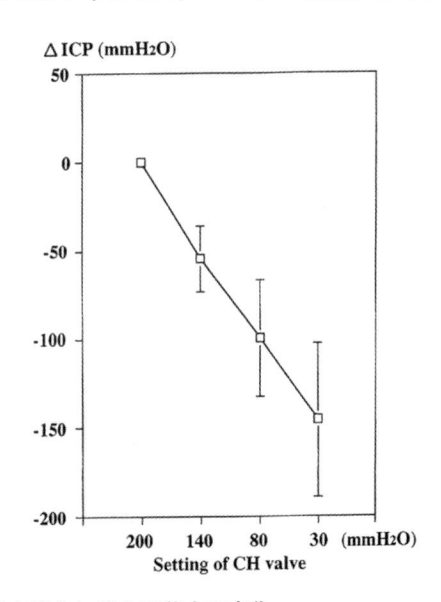

図8 可変式バルブの圧設定変化に伴う頭蓋内圧変化
左：CHPV設定と座位ICP実測値の関係　　右：CHPV設定と座位IC変化分の関係

(Miyake H, Ohta T, Kajimoto Y, et al: New concept for the pressure setting of a programmable pressure valve and measurement of in vivo shunt flow performed using a microflowmeter；Techncal note. J Neurosurg 92：181-187. 2000.)

定である[5]．一方，座位ICPはバルブ設定圧が高ければ高めで，低ければ低めで釣り合うこととなる．図2からもわかるように，特に過大なシャント流量や急速なICP低下がみられるのは体位変換直後からの数分間と考えられるが，オーバードレナージ症状はこのような時期には出現せず，ある程度時間が経ってから出現する．したがって体位変換直後の過大なシャント流量や急激なICP低下速度がその原因とは考えにくく，あくまで定常時の頭蓋内圧が極端に低い場合に低脳脊髄液圧性頭痛などのオーバードレナージ症状が出現すると考えるのが自然である．

図10は以前著者らが行った，症候性正常圧水頭症に対し完全埋め込み式頭蓋内圧計，ソフィーバルブ，on-offバルブを組み合わせたVPシャント術施行症例において，胃透視台を用いて体位を0～90度まで変化させた際のICP変化をみた結果である．図10左はシャント術後5カ月で

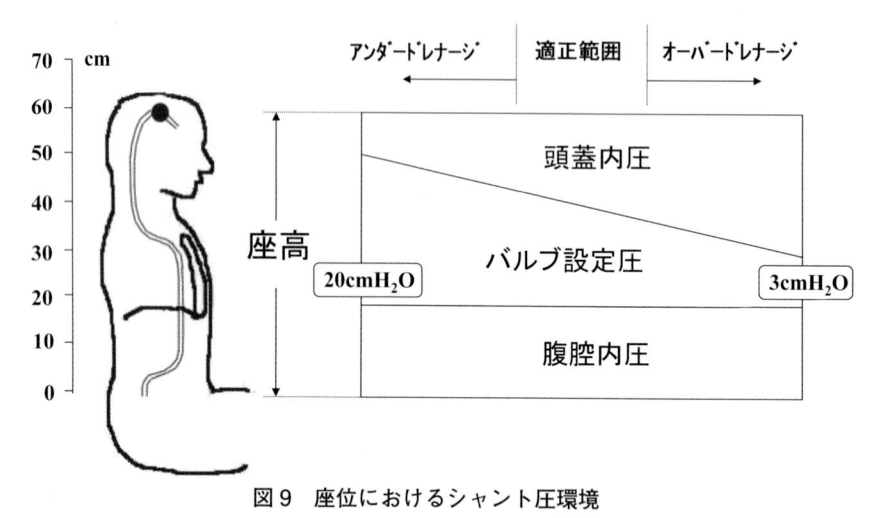

図9　座位におけるシャント圧環境

(Miyake H, Ohta T, Kajimoto Y, et al: New concept for the pressure setting of a programmable pressure valve and measurement of in vivo shunt flow performed using a microflowmeter ; Techncal note. J Neurosurg 92 : 181-187. 2000. より改変)

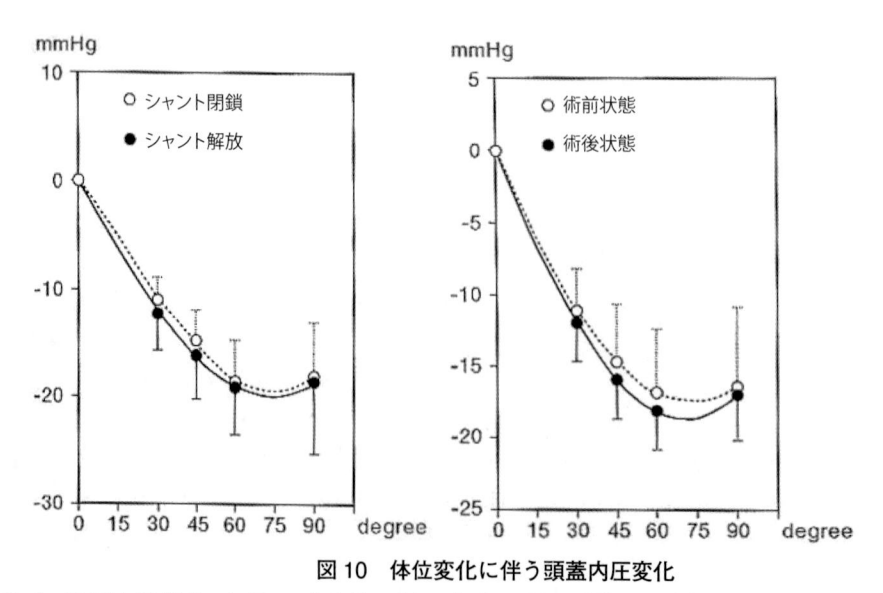

図10　体位変化に伴う頭蓋内圧変化

(Miyake H, OhtaT, Kajimoto Y, et al: A New Ventriculoperitoneal Shunt with a Telemetric Intracranial Pressure Sensor: Clinical Experience in 94 Patients with Hydrocephalus. Neurosurgery 40 : 931-935. 1997.)

症状が軽快した患者において，on-offバルブがonの状態とoffの状態でのICP変化の比較であるが，両者の間で体位変化に伴うICP低下速度に大きな差はみられていない．また図10右は，術後24時間シャントをoffとして術前を模した状態と術後5カ月の症状が軽快した時点での測定結果である．術後の体位変化に伴うICP低下は，術前に比較してやや急峻かつより低値まで低下しており，術後の頭蓋内圧環境改善の結果と考えられる．臥位から座位への体位変化によってICPが急激に低下する現象は，シャントを閉じた状態（≒シャントを行っていない状態）でもみられる生理的な現象と考えられ，むしろ低下しないほうが問題と考えられる．

4 今後の課題

　昨今の風潮としてCHPV-SGは通常時の流量には影響を与えず，体位変化時のみシャント流量増加を抑制することで急激なICP低下だけを緩やかに変える（いわゆる「軟着陸」）作用があり，結果としてシャント効果はそのままでオーバードレナージだけが予防できるという，まるで魔法のバルブであるかのような説がまことしやかに広まっているように思われるが，これについては疑問が残る．図10に示したように，体位変化によるICPの低下速度は，シャントonの時とoffの時とで大差はない．流れにくくなるとはいえ2次流通路のシャント流量が担保されているCHPV-SGではこの差はもっと少なくなることが予想される．理論的には，ICPの軟着陸効果はほとんどないと考えられるが，CHPV-SGの有用性に関してはSINPHONI2の解析である程度明らかになるものと思われる．

　いずれにせよ可変式抗サイフォンバルブはCHPV-SGも含めて可変式差圧バルブに抗サイフォン機構という一種の抵抗が直列に付加されたバルブであり，元のバルブに対し差圧が上積みされていると考えられる．少なくともこの上積み部分はオーバードレナージ防止の源として有用であり，通常の可変式差圧バルブでカバーしきれないオーバードレナージをきたしやすい体型（表1において20 cmH$_2$O以上を呈する領域）の患者には有効であるが，アンダードレナージをきたしやすい体型（表1の右上の空白領域）の患者には，逆にそれを助長するリスクがある．何でもかんでも可変式抗サイフォンバルブではなく，適材適所で対応することが単に術後管理の面からだけでなく，医療経済的にも有用と考える．

　なお，本章で述べた可変式抗サイフォンバルブの設定法に関しては，あくまで理論的な推測であり今後の検証が望まれる．またSINPHONIで有用であった設定早見表もバルブ圧設定の目安であり，中長期的にみれば再調整は必要となることが多く（SINPHONIでの術後1年間の再設定率は51%[4]），患者の症状の推移に関し，詳細な観察が必要なことはいうまでもない．設定早見表や本章の記述が，シャント術後の少しでも早いバルブ圧の適正設定につながれば幸いである．

【文献】

1) Zemack G, Romner B : Seven years of clinical experience with the programmable Codman Hakim valve: A retrospective study of 583 patients. J Neurosurg 92 : 941-948, 2000.

2) 三宅裕治：II. 術後管理，合併症，転帰．編集　日本正常圧水頭症学会，特発性正常圧水頭症診療ガイドライン作成委員会　特発性正常圧水頭症診療ガイドライン　第2版（大阪，メディカルレビュー社）: 45-47, 2011.

3) Miyake H, Kajimoto Y, Tsuji M, et al : Development of a Quick Reference Table for Setting Programmable Pressure

Valves in Patients With Idiopathic Normal Pressure Hydrocephalus. Neurol Med Chir (Tokyo) 48 : 427-432. 2008.
4) Miyake H, Kajimoto Y, Murai H, et al : Assessment of a Quick Reference Table Algorithm for Determining Initial Postoperative Pressure Settings of Programmable Pressure Valves in Patients With Idiopathic Normal Pressure Hydrocephalus:SINPHONI Subanalysis. Neurosurgery 71 : 722-728. 2012.
5) 梶本宜永, 松川雅則, 三宅裕治, 他 : 座位における脳室腹腔シャント流量, 頭蓋内圧および腹腔内圧の測定. Progress in Research on ICP : 73-77. 1995.
6) 貝島光信, 福田 博, 山本和秀 : Lumboperitoneal shunt に特有な術後合併症 : 脊髄側チューブ貫通部の脇漏れによる硬膜外腔への髄液漏. 脳神経外科 39 : 497-504. 2011.
7) Miyake H, Ohta T, Kajimoto Y, et al : A clinical survey of hydrocephalus and current treatment for hydrocephalus in Japan: analysis by nationwide questionnaire. Child's Nerv Syst 15 : 363-368. 1999.
8) Miyake H, Ohta T, Kajimoto Y, et al : New concept for the pressure setting of a programmable pressure valve and measurement of in vivo shunt flow performed using a microflowmeter ; Techncal note J Neurosurg 92 : 181-187. 2000.
9) Kajimoto Y, Ohta T, Miyake H, et al : Posture-related changes in the pressure environment of a ventriculo-peritoneal shunt system. J Neurosurg 93 : 614-617. 2000.
10) Miyake H, OhtaT, Kajimoto Y, et al : A New Ventriculoperitoneal Shunt with a Telemetric Intracranial Pressure Sensor: Clinical Experience in 94 Patients with Hydrocephalus. Neurosurgery 40 : 931-935 1997.

5. リハビリテーションの実際
－特発性正常圧水頭症における生活期の質を考えよう－

はじめに

　2025年，日本に超高齢者社会が到来する．後期高齢者が1.5倍に増加し，高齢者世帯の中で1/3が独居，1/3が高齢者のみの世帯の時代となる．特発性正常圧水頭症が超高齢者の疾患であることを考えると，シャント術後の生活の向上のためには適切なリハビリテーションの有用性を多角的に検討することが必要である．2004年にわが国で特発性正常圧水頭症（idiopathic normal pressure hydrocephalus；iNPH）の診療ガイドライン[1]が発表され，さらに，2012年の改訂に際してリハビリテーションの項目が新しく追加された[2]．しかし，特発性正常圧水頭症に対するリハビリテーションの認識は低く報告も少ない[3]．著者らはこれまで，シャント術後長期成績の向上にリハビリテーションが必要であり，転倒骨折を減少することによって在宅生活が維持できることを報告してきた．今回は，特発性正常圧水頭症のシャント術後の在宅状況の質を調査することにより，特発性正常圧水頭症の生活期におけるリハビリテーションの必要性と問題点について述べる．

◼ 「維持期」から「生活期」へ

　「急性期－回復期－維持期」といわれてきた地域連携が，「急性期－回復期－生活期」と変更された．「維持期」から「生活期」へ変更された理由を考えてみよう．障害を悪化しないで，維持する「維持期」から，もっと生活主体の「生活期」へ考え方を変える必要があるからである．生活期は，急性期の治療を終え，回復期のリハビリテーションを行い，在宅をする時期である．著者らは，これまで回復期リハビリテーションを終え，ADL（activities of daily living）が向上し，在宅ができてよかったと思ってきたような気がする．通院している患者の生活を聞いてみると，ADLは自立していても家では一日中寝ていたり，テレビの番だといわれる患者がなんと多いことか．退院してからの患者の家庭での役割がみつからない．現在，著者の一番の悩みである（図1ab）．しかし，退院してからのほうが，むしろQOL（Quality of life）が向上する患者も少なくない．症例を呈示する．

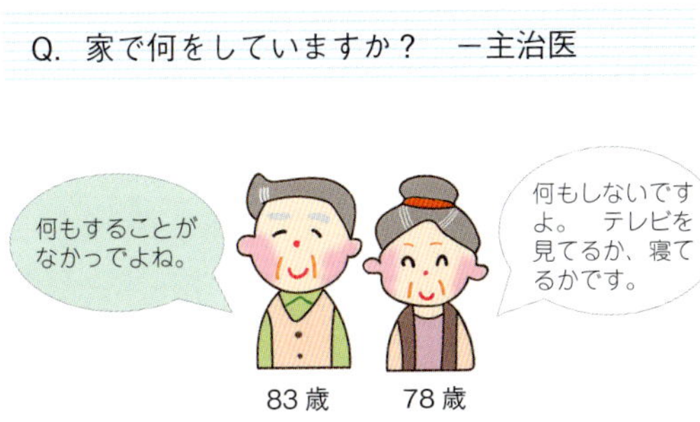

図1a　特発性正常圧水頭症術後の生活活動状況

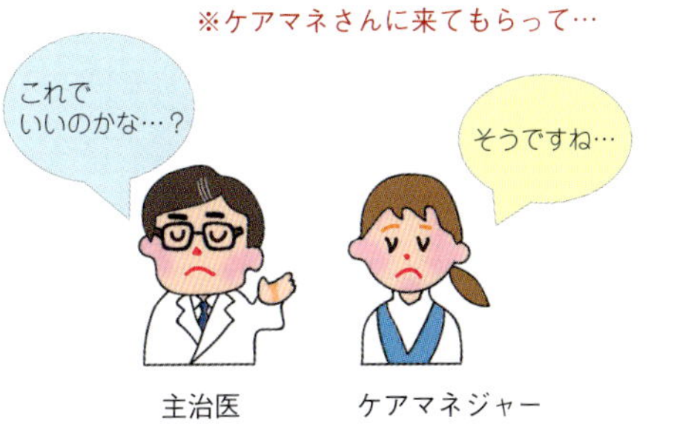

図1b　特発性正常圧水頭症術後の生活活動状況

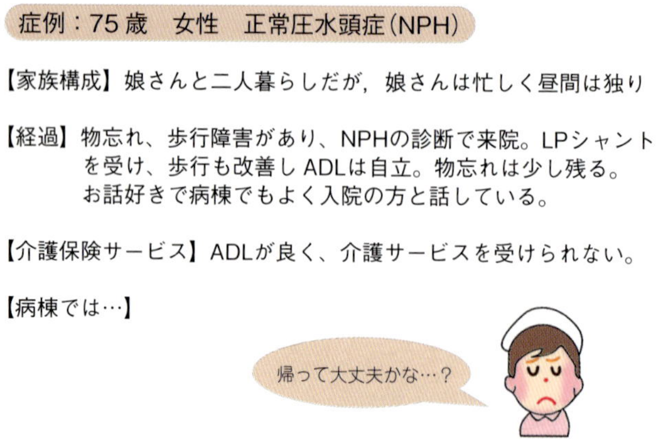

症例：75歳　女性　正常圧水頭症（NPH）

【家族構成】娘さんと二人暮らしだが，娘さんは忙しく昼間は独り

【経過】物忘れ、歩行障害があり、NPHの診断で来院。LPシャントを受け、歩行も改善しADLは自立。物忘れは少し残る。お話好きで病棟でもよく入院の方と話している。

【介護保険サービス】ADLが良く、介護サービスを受けられない。

【病棟では…】

帰って大丈夫かな…？

図 2a　75歳，女性，正常圧水頭症の経過

1ヵ月後…外来で

Q. 家でどのような生活をしていますか　—主治医

家では娘のために夕食をつくっています。

隣の家の友人がいつも遊びに来てくれます。

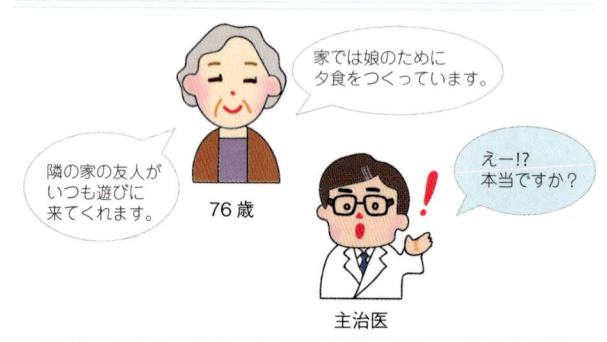

76歳

えー!?本当ですか？

主治医

図 2b　75歳，女性，正常圧水頭症術後の生活活動状況

症例：75歳，女性，正常圧水頭症．

　物忘れ，ふらつき，排尿障害が出現し，CTで正常圧水頭症と診断された．腰椎・腹腔側シャント術後，歩行障害が改善し，退院することになったとき，「帰ったら何をしますか？」と話をしたら，「娘たちの食事を作るんです」といわれ，慌てて退院を延期しOTに調理訓練を追加した．毎日，子どもに夕食を作り，近所の友達が遊びに来て話をしてくれ，友達のところへも歩いていけるそうだ．介護サービスは受けられないが，閉じこもりにはならず，地域のコミュニティは存在して楽しそうであった．高齢者の認知機能障害がある方でも家庭の役割があるのだと確認できた症例であった（図2ab）．

2 特発性正常圧水頭症の術後のADLと家庭環境および生活の活動状況（自験例の分析）

　実際の特発性正常圧水頭症症例では家庭環境はどのようになっているのであろうか？過去8年間でLPSが有効であった特発性正常圧水頭症34名を検討してみた．男20名，女14名，術前年齢は71歳から91歳で平均78.4歳．術前のmRS3は30名，mRS4は4名であった．現在は73歳から93歳で平均82.4歳であり，生存27名，死亡7名であった．

A. 特発性正常圧水頭症術後ADL

　死亡例7名中の経過は，術後1年から5年で平均2.6年で男5名，女2名であった．原因は

表1 特発性正常圧水頭症在宅34名の地域リハビリテーション利用状況

> 1) 地域リハ（＋）：31名（91％）
> 2) 地域リハ（−）：3名（9％）
>   ① 81歳　男性：5年経過
>   ・ADLが良すぎて要介護認定を受けれず，妻と同居
>   ・週3回，夜いきつけの居酒屋にデイケア（＋）
>   ② 74歳　女性：4年経過
>   ・姉との仲が悪く，独居となり経済的にも介護サービスを受ける
>   のが困難でADL低下
>   ③ 77歳　男性：1年で腎不全で死亡
>   ・介護サービスをどうしても受けてくれなかった

急性硬膜下出血2名，肺炎2名，心筋梗塞，腎不全，腹部大動脈瘤破裂各1名であった．この死亡例は全例LPS後ADLは改善し，在宅可能でいずれも自立した生活をしていた．生存例mRS3が23名とmRS4が3名の経過を検討すると，経過中にmRSが低下したのは6名で男2名，女4名，平均3.8年で原因は骨折3名，肺炎，脱水，廃用症候群各1名であった．女4名中3名は独居であった．在宅34名の地域リハビリテーション（通所リハビリテーション，訪問リハビリテーションなど）の利用状況は31名が利用し，地域リハビリテーションを利用していないのは3名のみであった．ADLがよくなりすぎて要介護認定を受けることができなかった1名と，反対に要介護認定をどうしても申請してくれなかった2名である．この介護サービスを利用できなかった2名はADLの低下が著明であり，在宅を支えるには地域リハビリテーションが必要であることが推測された（表1）．

B. 特発性正常圧水頭症の家庭環境

在宅34名の家庭環境を調査してみると，家族と同居は14名，高齢者夫婦のみ19名，独居1名で91％は昼間独居か高齢者夫婦で生活していた．男20名のうち17名は妻が元気で介護していたが，女14名のうち，夫が元気で介護していたのは1名，娘・嫁の終日介護が2名のみで，他の11名は昼間は少なくとも独居であった．術後転倒骨折3名はすべて女性であった（図3）．男性の特発性正常圧水頭症症例は妻が介護しているので在宅が保たれているが，女性の特発性

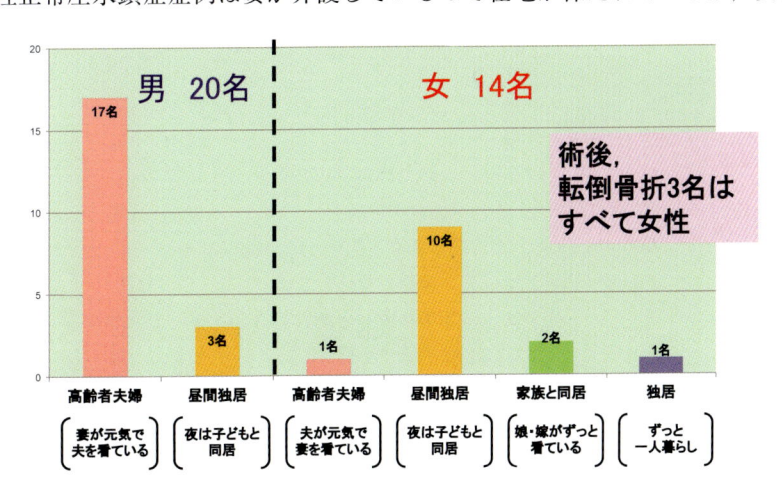

図3　特発性正常圧水頭症34名の家庭状況

正常圧水頭症症例は夫がすでに亡くなっており，家族の介助力が乏しく，在宅を長期に保つのは男性より厳しい状況であった．

C．特発性正常圧水頭症の生活期の活動状況

生活期の活動状況を4群に分類した（図4）．
A群：生活の役割があり，生き生きと生活している→B群→C群→D群
B群：ADLは自立しているが，生活の役割がなく何もしない．散歩だけはしている．
C群：ADLは自立しているが，生活の役割がなく何もせず，散歩もしていない．
D群：生活の役割がなく，ADLも自立していない
A群12名，B群6名，C群14名，D群2名であった．

①A群は12名で男5名，女7名．地域リハビリテーションは9名が受けていたが，3名はまったく自立していて地域リハビリテーションを受けられなかった．女5名が家事をすべて行っており，1名は夫と二人で分担していた．女性で1名が会社の会計を手伝っていた．また，男性は畑作業2名，木材の作業1名，読書1名，友人と夕食に必ず出掛ける楽しみをもつ男性が1名であった．男性で家事を一部でも行っている人は一人もいなかった（表2）．

②B群の散歩のみで家では何もしない人が6名（男3名，女3名），C群の散歩もしないでテレビばかりの人が14名（男8名，女6名）であった．もちろん，通所リハビリテーションなど

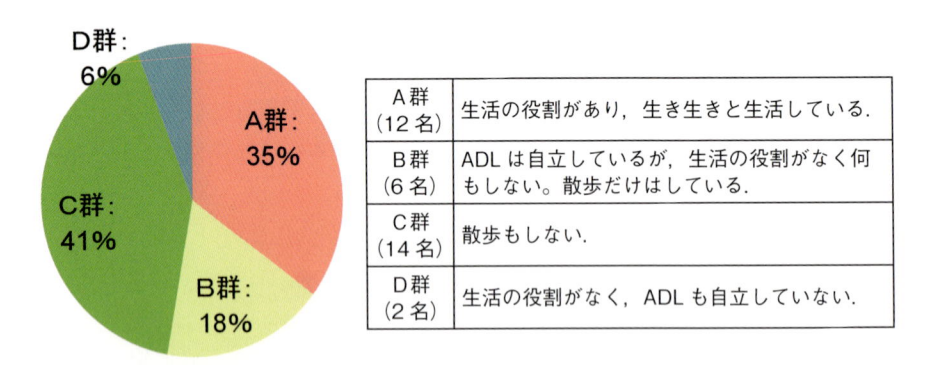

図4　特発性正常圧水頭症34名の生活期の活動状況

A群 (12名)	生活の役割があり，生き生きと生活している．
B群 (6名)	ADLは自立しているが，生活の役割がなく何もしない。散歩だけはしている．
C群 (14名)	散歩もしない．
D群 (2名)	生活の役割がなく，ADLも自立していない．

表2　特発性正常圧水頭症のシャント術後A群12名の生活活動状況の内容

症例	年齢	性別	術後期間	生活期活動状況A群の内容	家庭状況	地域リハビリテーション
1	65	F	2Y9M	家事を全部している	夫と二人暮らし	-
2	80	F	1Y4M	〃	娘と二人暮らし	-
3	79	M	1Y11M	畑で作業をしている	〃	+
4	78	M	1Y11M	木材の作業をしている	妻と二人暮らし	+
5	81	M	5Y10M	夜は仲間と飲みに出かける	〃	+
6	84	F	1Y2M	家事を全部している	独居	+
7	77	F	2Y2M	家事は夫と分担している	夫と二人暮らし	+
8	69	F	1Y	家事を全部している	娘と二人暮らし	+
9	64	M	2Y6M	畑で作業をしている	妻と二人暮らし	-
10	78	F	1Y1M	家事を全部している	昼間独居	+
11	79	F	2Y	会社の会計をしている	長男家族と同居	+
12	83	M	4Y8M	読書が大好き	娘家族と同居	+

③D群は2名（男1名，女1名）で，いずれも介助が必要で夫や妻が付きっきりで介護をして在宅を続けている．地域リハビリテーションも2名とも受けている．

著者らはこれまで特発性正常圧水頭症の治療を終えADLが向上し，地域リハビリテーションを利用することで在宅を維持できることを目標にケアプランを作成してきた．しかし，通院している患者の生活を聞いてみると，ADLは自立しているにも関わらず，散歩はするが家で何もしないB群と，散歩もしないC群を合わせると59％にも達した．一方，退院してからのほうが，むしろADLやQOLが向上する方も認められる．ADLは自立しているものの自主的な生き生きとした生活をしている症例（A群）は12名（35％）であった．このように術後，QOLが向上する群とQOLが向上していない群に大別された．A群とB・C群の間に男女差は特にみられず，家族などの介護力との関連性も認められなかった．

3 熊本市における高齢者調査分析

熊本市高齢者センターささえりあ尾ノ上のスタッフと民生委員の調査によって，平成22年施行された結果を分析した．熊本市の高齢者の現状を分析することにより，特発性正常圧水頭症患者との家庭環境との比較をするためである．

平成22年，熊本市は高齢者の実数調査を行っている．その主役は地域包括支援センターで，民生委員と協力し，実態を把握した．私の所属する地域包括支援センターの現状から，2025年における全国の状況と比較・推測してみよう．熊本市は平成24年度より，「熊本市高齢者支援センターささえりあ」として，27の地域包括支援センターに分けられている．著者が参加している地域包括支援センターは「熊本市高齢者支援センターささえりあ尾ノ上」で熊本市から委託を受けている．平成22年2月の時点で著者らの地域包括支援センター（ひごたい）は4小学校区，人口は35,598人，世帯数15,215世帯，高齢者人口は5,910人（高齢化率；16.6％）で熊本市の平均高齢化率が20.0％なので比較的若い街である．その中に要介護認定者は1,295人（要支援370人，要介護925人）（表3）．熊本市の高齢者実数調査の結果を見てみよう．世代別では，70歳代が44.6％と最も多く，世代別の男女数と比率をみると，65歳から79歳の男女比が2：3であったのが，80歳代は1：2，90歳代は1：4にまで変化している（図5）．80歳代になると独

表3 熊本市地域包括支援センター（ささえりあ尾ノ上）の状況

担当校区	尾ノ上・山ノ内・東町・健軍東
人口	35,598人
世帯数	15,215世帯
高齢者人口	5,910人
高齢化率	16.6％（熊本市 20.0％）
認定者数	総数 1,295人 要支援 370人　要介護 925人
居宅介護支援事業所数	15事業所

熊本市東3地域包括支援センターひごたい※
（※現在はささえりあ尾ノ上） 担当校区の状況　H22.2

居が44％になり，90歳代は56％となる．家族と同居している世帯は70歳代からすでに28％と30％を下回っている．次に，日常生活圏（小学校校区）域別の高齢者人口，要介護認定者数および認定によって判定された認知症者数をみると，高齢者の21％は要介護認定を受けていて，その要介護認定者の実に78％は認知症の症状を呈している（表4）．住居に関しては，一軒家が65％を占め，集合住宅11％，団地21％，病院1％，施設2％であった（図6）．ささえりあ尾ノ上の人口構成と現状を図5にまとめた．すなわち，ささえりあ尾ノ上は高齢化率は16％とまだ低いものの，すでに超高齢化社会の問題点である独居者，高齢者のみの世帯は2025年に推測されている比率をすでに超えている状態で，認知症患者数も予想をはるかに超えている．2025年問題はすでに始まっており，2025年にはこの状態が1.5倍から2倍に増加することは間違いない事実である．特発性正常圧水頭症の症例も多数含まれていることが想定され，独居をはじめとする家庭環境や地域コミュニティーなど在宅時の問題は深刻となることが予測される．

年齢別男女内訳

年齢	男	女
65歳～69歳（1,633人中）	710人	923人
70歳代（2,673人中）	1,142人	1,531人
80歳代（1,422人中）	480人	942人
90歳代（260人中）	47人	213人
100歳代（7人中）	1人	6人

① 65～79歳　男女比　2：3
② 80歳代　男女比　1：2
③ 90歳代　男女比　1：4

図5　ささえりあ尾ノ上における高齢者の人口構成

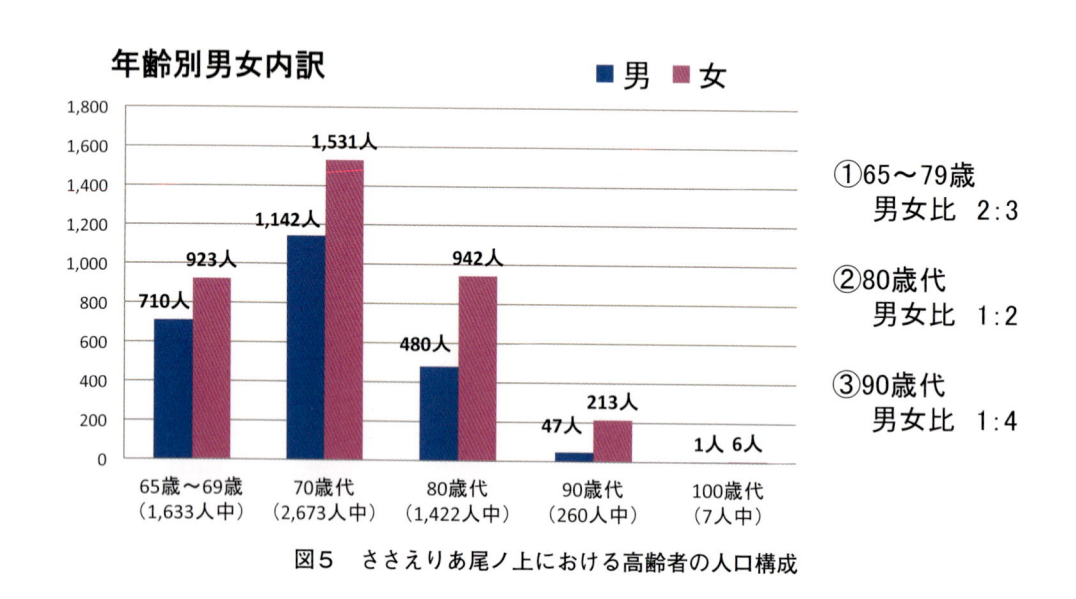

表4　ささえりあ尾ノ上における高齢者の介護認定者と認知症者の状況

		校区	住基世帯数	住基人口	高齢者人口 ~74	高齢者人口 75~	高齢者人口 計	高齢化率	認定者数 要支援	認定者数 要介護	認定者数 計	認知症者数（Ⅰ～M）		内Ⅱ以上	
東3	45	尾ノ上	5,679	12,926	1,167	1,262	2,429	18.8%	177	582	759	622	82%	502	66%	21%
	53	東町	3,652	8,474	793	576	1,369	16.2%	77	104	181	112	62%	76	42%	6%
	59	健軍東	1,942	4,881	324	220	544	11.1%	33	28	61	36	59%	27	44%	5%
	64	山ノ内	3,942	9,317	840	728	1,568	16.8%	83	211	294	243	83%	215	73%	14%
			15,215	35,598	3,124	2,786	5,910	16.6%	370	925	1,295	1,013	78%	820	63%	14%

① 高齢者の21％は介護認定を受けている
② 介護認定の78％は認知症患者

地域包括の状況
日常生活圏域別，高齢者人口・認定者数・認知症者数 H22.2

4 特発性正常圧水頭症術後のリハビリテーション

2010年8月 Japan shunt registry（JSR）の登録施設，案内施設261施設にアンケートを行い，145施設（54.4％）から回答があった．特発性正常圧水頭症にリハビリテーションが必要だと思う施設は99.3％でリハビリテーションの意識は高く，入院中のリハビリテーションを必ず行っているのは62.1％，時々行っている34.5％，まったくしていないは3.4％となっているが，在宅になると，必ずリハビリテーションしているのは11.7％，時々しているのは66.9％，まったくしていないは21.4％とリハビリテーションはできていない．すなわち，在宅での地域リハビリテーションの必要性が認識されていないことがわかった．特発性正常圧水頭症の歩行障害の特徴は歩幅の減少，足の挙上低下，歩隔の拡大であり，号令や目印となる線などのきっかけによる歩行障害の改善効果は少ない．著者らは，その症状に対応した歩行訓練を行っている．歩幅の減少に対してはステップ訓練，台またぎ訓練，足の挙上低下には，下肢挙上訓練，歩隔の拡大に対しては立位バランス訓練を行っている．廃用症候群による下肢の筋力低下には，筋力増強訓練を行っている．石川ら[4]は，歩行障害の改善は93％にみられたとして，『iNPHは治療可能な歩行障害』と位置づけている．シャント術後にはシャント機能の維持が最も重要な課題である．

5 地域リハビリテーションと生活期の意義

退院後の地域リハビリテーションは，特発性正常圧水頭症において最も重要なポイントであり[5]，特発性正常圧水頭症における地域リハビリテーションの目的はシャント機能の維持による生活

地域包括における住居の状態

住まいについて

住まい	件数	比率
一軒家	3,923	65%
集合住宅	689	11%
団地	1,230	21%
病院	51	1%
施設	102	2%
合計	5,995	100%

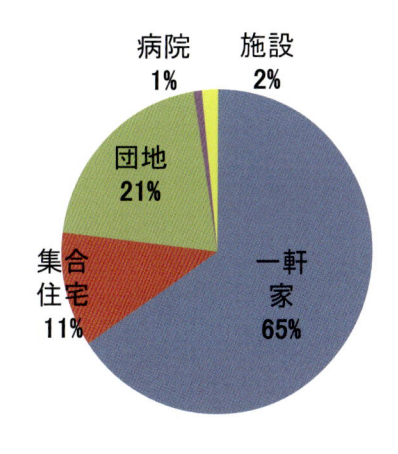

図6　ささえりあ尾ノ上における高齢者の居住状況

の再構築である．術後のシャント機能を維持するにはできるだけ起居動作，立位，歩行動作が生活の中に組み込まれていることが望ましい．このことは，廃用症候群の予防と共通するところである．特発性正常圧水頭症の治療成績は地域リハビリテーションによって支えられているといっても過言ではない．家庭の生活環境をみてもわかるように，介護人が常時いる可能性は少なく，介護力は乏しい．シャントでせっかくADLの向上が得られても，在宅で生活機能の向上をめざすとき，リハビリテーションが行われないと，シャント機能の悪循環が生じてADLが低下し廃用や肥満となり，さらにシャント機能不全につながる．在宅でのシャント機能の維持を行うには地域リハビリテーションの利用と，家族，介護者が家庭での生活リハビリテーションを行うことに尽きる．そのためには，シャントOP施設やかかりつけ医，ケアマネジャーが特発性正常圧水頭症における地域リハビリテーションと生活リハビリテーションの必要性を認識することが重要であり，地域連携パスも用いられている[5]．シャント術後の長期成績の報告は少ない[4,6,7,8]．竹内ら[6]は1年以上96％に効果が認められ，しかも術後1年以上経過の後でも重症度の改善がみられる症例があることを報告している．Pujariら[7]は特発性正常圧水頭症55例で主にVPシャント術後3〜7年の検討をし，歩行障害・認知障害共に80％以上の改善を認めている．著者らの報告は8年間にわたる長期報告で76.8％は在宅を維持できているが，生活の質には大きな差が認められた．いきいきと生活しているA群とADLは自立しているにも関わらず，散歩のみのB群，散歩もしないC群が存在した．この活動性の差は今後の特発性正常圧水頭症治療成績の向上に大きな問題を投げかけていると思われる．適切なケアプランは作成されていたのであろうか？ 高齢者のQOLの面から特発性正常圧水頭症の手術後のリハビリテーションを詳細に分析していく必要があると思われる．

おわりに

　特発性正常圧水頭症は超高齢者の疾患であり，多くの場合，低活動状態に陥りやすい家庭環境にある．退院後はシャント機能を維持するために地域リハビリテーションを利用するのみならず，家庭環境や地域コミュニティーが保たれていることが重要である．今後，地域の高齢化のみならず，独居が多くなり住み替えが進めば地域コミュニティーは薄れていく．特発性正常圧水頭症は在宅が長期可能な疾患であるが，地域コミュニティーの確保がなければ長期成績の向上は望めない．高齢者として在宅で有意義な生活を過ごすことができるように特発性正常圧水頭症における適切なリハビリテーションのプログラムとケアプランを作成する意義は大きく，地域包括ケアシステムの構築が望まれるところである．

【文献】

1) 日本正常圧水頭症研究会　特発性正常圧水頭症診療ガイドライン作成委員会：特発性正常圧水頭症診療ガイドライン．メディカルレビュー社，2004．
2) 日本正常圧水頭症研究会　特発性正常圧水頭症診療ガイドライン作成委員会：特発性正常圧水頭症診療ガイドライン．メディカルレビュー社，2012．
3) 平田好文，村上雅二，堀尾愼彌，他：特発性正常圧水頭症の治療におけるリハビリテーションの役割と問題点．脳神経外科ジャーナル 16 (5)：403-407，2007．

4) 石川正恒：こうかわってきた水頭症の診断・治療．水頭症のガイドラインとその背景．臨床リハ 15：106-110, 2006.
5) 平田好文：特発性正常圧水頭症のリハビリテーションに関する研究．常圧水頭症の疫学・病態と治療に関する研究　平成22年度総括・分担研究報告書：72-74, 2011.
6) 竹内東太郎：特発性正常圧水頭症の治療と予後．内科 95：820-825, 2005.
7) Pujari S, Kharkar S, Metellus P, et al：Normal pressure hydrocephalus；Long-term outcome after shunt surgery. J Neurol Neurosurg Psychiatry 79：1282-1286, 2008.
8) Zemack G, Romner B：Seven years of clinical experience with the programmable Codman Hakim valve：A retrospective study of 583 patients. J Neurosurg 92：941, 2000.

6. 退院後の管理

はじめに

　特発性正常圧水頭症は歩行障害・認知症・尿失禁の三主徴が徐々にそろう疾患である．それゆえに体重を支える介護量が増える，コミュニケーションがスムースに取りづらい，下の世話が増えるといった介護提供者の肉体的・精神的な負担が増えることになる．著者ら医療・介護従事者がこの病気と上手に向き合うためには「病気だけではなく人を診る」視点が重要となり，手術治療で三主徴をよくすること以上に，ADL/QOL の改善に働きかける必要がある．

　今までよい術後経過を得るために必要な診療のポイントについて整理して記載された書物・文献はほとんどなく，エビデンスもないため，著者らの経験に基づき，今回時系列でまとめた．

1 診療・介護計画の立て方

　特発性正常圧水頭症の疑いで外来を初診したときから，診療・介護計画をまとめる作業に取りかかる．まずは適切な診断のため，外来や入院でタップテストを手配するが，それと同時に患者・家族の日常・社会生活上の問題点を整理して，必要に応じて速やかに介護保険の利用申請・活用をすすめる．「全人的」な情報収集を効率的に行うために，高齢者総合的機能評価（表 1）の活用を筆者はおすすめする．

表1　高齢者総合的機能評価

疾患評価（普遍的評価）だけでなく，
1) 基本的日常生活動作能力（BADL）：FIM, BI など
2) 家庭での生活手段の自立（IADL）
3) 物忘れ，認知症の程度：MMSE, HDS-R, FAST など
4) 行動異常の程度：DBDS
5) 抑うつなど気分障害，意欲：GDS15, Vitality index
6) 家族の介護能力，介護負担：Zarit 介護負担尺度
7) 在宅環境など：Luben social network scale

総合的に検査，評価し，個人の生活・個別性を重視したケアを選択する方法（医療と介護の連携体制を作る上で有用）
多職種が互いにコミュニケーションする際の共通言語

A. 高齢者総合的機能評価（CGA；Comprehensive geriatric assessment）

　高齢者において，病気（disease）は臓器や運動器の障害（impairment）を引き起こし，これらは移動や排泄などの基本的日常生活動作能力の低下（disability）をもたらす．この能力低下は社会参加の妨げになり，不利益（handicap）につながることが稀ではない．

　こうした一連の流れを把握するうえで，高齢者総合的機能評価を理解・活用することはわが

国で進む少子高齢化社会において医療・介護従事者に求められている課題である．

様々な心身合併症が絡む特発性正常圧水頭症の病像を把握するうえで高齢者総合的機能評価は有用であり，心身面を把握するばかりでなく，生活状況の理解が進み，今後どのように機能向上をはかるか，診療・介護計画を立てやすくなる．

ただし高齢者総合的機能評価において様々な情報収集を行うにあたっては，医師だけで完結することは難しく，看護師やリハビリテーション職種，介護職種の協力が必要となる．そのため病院組織に留まらず，地域全体で様々な職種に評価手法の教育・啓蒙活動が進められる必要がある．

また高齢者総合的機能評価を有効活用するためには，地域における認知症対策を進め，基本的日常生活動作能力（BADL）の共通理解を医療・介護の現場双方に求めることが重要となる．特発性正常圧水頭症のようなリハビリニーズが大きい病気と向き合うには，BADLとして動作分析を行い，「しているADL」を評価するFIM（Functional Independence Measure，表2～4）や日本版MDS-HC2.0を活用することをお勧めする．MDS-HC2.0のADL項目はFIMと対応関係が明確になっており，介護の現場，特にケアマネージャーにはお勧めする．

セルフケア
食事，整容，清拭
更衣上，更衣下
トイレ動作

移乗
ベッドから椅子・車椅子
トイレ，浴槽

コミュニケーション
理解
表出

社会的認知
社会的交流
問題解決
記憶

図2　FIM評価認知項目（5項目）

排泄コントロール
排尿，排便

移動
移動，階段

図1　FIM評価運動項目（13項目）

表2　FIM採点方法

介助者不要
　7点完全自立
　6点修正自立
介助者必要
　5点監視，準備
　4点最小介助　　（介助量＜25％）
　3点中等度介助　（介助量＜50％）
　2点最大介助　　（介助量＜75％）
　1点全介助　　　（介助量＞75％）

B．タップテスト（髄液排除試験）の計画

a. 外来タップテスト

　2日連続で通院してもらい，評価する
　（髄液排除後1週間目に認知機能評価を目的に受診してもらうこともある）．

b. 入院タップテスト

　基本は2泊3日，もしくは必要に応じて8泊9日（脳脊髄液排除後，リハビリテーションを提

供し1週間目に再度評価を行う）で評価する．
1) タップテスト前後に行う推奨されるリハビリテーション評価はほとんどの項目が保険点数を請求できないため，現状では入院基本料の枠内で行うことをお勧めする．また入院中に1回のみ算定できる高齢者総合的機能評価まで併せて行うと患者の全体像を把握しやすくなる．
2) 評価内容に基づき適正な介護認定が得られるよう主治医意見書を作成し，地域連携室を介して介護施設との情報共有を心がける．

C. 脳脊髄液排除後の外来再診のタイミング

　脳脊髄液排除後2週間目，もしくは1カ月目に生活内容の変化を主観的な視点で家族より聴取する．タップテストと高齢者総合的機能評価の結果を併せ，日常生活を意識した治療目標を本人・家族と相談・設定し，必要に応じて手術治療を計画する．症例によっては1回の髄液排除がどれくらい長持ちするか経過を観察することはあるものの，改善効果が1カ月ももたない症例は手術治療が勧められる．改善効果のない，もしくは手術治療を望まない患者に対しては十分な生活リハビリテーション指導を行い，介護サービスを活用し，ときに定期的な脳脊髄液排除を行いながら経過を観察する．

D. 手術治療の計画

1) 短期入院手術

　術後2日目以降，抜糸前に自宅退院してデイサービス・デイケアを利用，もしくは介護老人保健施設に入所して短期集中型リハビリテーションを受ける．

2) 通常入院手術

　抜糸後自宅に退院してデイサービス・デイケアを利用する，もしくは介護老人保健施設に入所して短期集中型リハビリテーションを受ける．

　a) 認知症の問題がない場合は，回復期リハビリテーション病棟の対象外疾患であるがリハビリテーション専門病院を活用することもある．

　b) 認知症の問題がある場合は，リロケーションダメージを避けるため，なるべく短い入院日数を心がけるとともに，認知症本人にとって居心地のよい居場所・環境の確保に努め，生活リハビリテーションに取り組めるよう退院調整することが重要である．

E. 術後フォローアップの計画

　通常は術後1カ月目，3カ月目，6カ月目，1年目，その後は1年毎で外来診療計画を立てる．
リハビリテーション評価内容
　SINPHONI，SINPHONI-2で使用されたリハビリテーション評価内容は以下の通り．
1) 3M起立歩行試験，3M単純往復試験，MMSE，FAB，TMT-A，WAIS（記号探し）
　PT/OT/STといったリハビリテーション職種，臨床心理士の協力体制が不可欠であり，特発性正常圧水頭症の診療を担う病院はリハビリテーション提供体制，認知症診療体制を整える必要がある．

2 術後・退院後の医療・介護の管理

　観察ポイントを時系列でまとめてみる．

A. 術後1週目
1) 医療管理のポイント
感染症（蜂窩織炎，細菌性髄膜炎など）．

縫合不全．

低髄圧症候群．

腹腔チューブ・脊椎カテーテルの逸脱・迷入．

必要な検査：血液検査，頭部CT，腹部単純写真（VAシャント術の場合は胸部単純写真）．

2) 看護・リハビリテーション・介護管理のポイント
毎日検温し，カテーテル走行に沿った発赤の有無をチェックする．

IADL，BADLの評価を基に「伸びしろ」を探し，看護・介護計画を作成し実行する．

内的環境の変化により，術後早期は転倒・骨折のリスクが高くなっているため，外部環境の調整や見守り体制の強化をはかる．

術後早期に退院する場合は，自宅訓練メニューを活用し，生活リハビリの指導を行う．

寝たり起きたりだけの生活にならないよう，デイサービス・デイケアを活用する．

入院中はリハビリテーションを提供し，内的環境の変化に早く慣らすよう心がける．

a) 感染症はVP/VA/LPシャント術のいずれにおいても周術期管理において気をつけるべき合併症である．感染症は術後3～7日目まで特に気をつける必要があり，術後2日目以降に早期退院する場合は，抜糸目的で外来を再診するまで，介護提供者に毎日の体温，創部発赤やチューブ走行に沿った発赤の有無をチェックするよう指導が必要になる．2型糖尿病などの基礎疾患をもっている高齢患者は，創傷治癒遅延により感染を起こしていなくても抜糸後創部離開することが稀にみられる．これらの問題が出現したときは速やかに適切な処置が必要となる．

b) 術後1週目までは内的環境の変化に患者がなじめず転倒・骨折のリスクが高くなっていることを肝に銘じて，看護・介護を提供する必要がある．入院中であればベッドの高さを立ち上がり時に不便にならない程度まで低くする．センサーマットを置いて離床に早く気付けるようにするなど外部環境を整える．早期に退院する場合は，自宅訓練メニューを準備して，自宅やデイサービスなどの介護施設で生活リハビリに取り組むよう指導することが重要である．

B. 術後2週目（必要に応じて）
1) 医療管理のポイント
低髄圧症候群．

腹腔チューブ・脊椎カテーテルの逸脱・迷入．

必要な検査：頭部CT，腹部単純写真（VAシャント術の場合は胸部単純写真）．

脳室・腹腔シャント術や脳室・心房シャント術ではさほどみられないが，腰椎・腹腔シャント術の術後は特に過剰排液，低髄圧症候群の出現に頭を悩ませることがしばしばある．起き上がりや立ち上がりのときに頭痛やめまい，ときに耳鳴り・難聴が出現し，横になると症状は消失する．この低髄圧症候群は可変式差圧バルブを使用しているときは圧設定を上げるとそのほとんどは消失するが，最高圧設定にしても症状が持続する場合はトイレ・食事のとき以外は臥床安静とし，

患者の全身状態に注意しながら電解質補液負荷（1L/day）を行うこともある．通常，低髄圧症候群に伴う頭痛は，これらの処置でほとんど術後2週間以内におさまるが，2週間以上持続する場合はやむなくシャントシステムを抜去するか，システムにアンチサイフォンデバイスを追加設置するなどの処置が必要になることがある．術後2週間以上，低髄圧性頭痛が持続する症例は，後述する慢性硬膜下血腫が発症するリスクが高い．

C. 術後1カ月目
1) 医療管理のポイント

　腹腔チューブや脊椎カテーテルの逸脱・迷入．

　慢性硬膜下血腫の有無．

　必要な検査：頭部CT，腹部単純写真（VAシャント術の場合は胸部単純写真）．

2) 看護・リハビリテーション・介護管理のポイント

　BADLの評価を基に「改善したところ」「改善しないところ」を評価してリハビリテーション・介護計画の見直しを行う．

　腹腔チューブや脊椎カテーテルの逸脱に配慮して，皮下の脳脊髄液貯留の有無をチェックする．

a) 脳室カテーテルや脊椎カテーテル，腹腔チューブの逸脱は術後1カ月までに起きることが多い合併症である．特に腹腔チューブが腹部皮下に逸脱して，時間が経つと腹腔脂肪内に水腫を形成し，腹を触ると球状のしこりが触れるようになる．チューブが逸脱した場合は脳脊髄液の流れが悪くなり，症状が悪化するので，チューブを入れ直す再手術が必要になる．

b) 術後1カ月目に行われるリハビリテーション評価・IADL/BADLの情報をもとに，適宜リハビリテーション・介護計画を見直す．

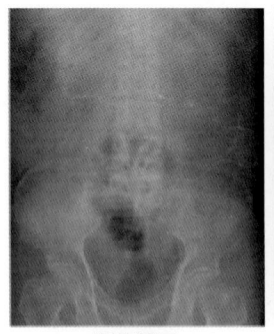

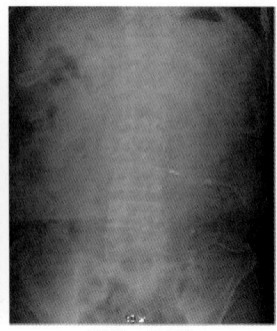

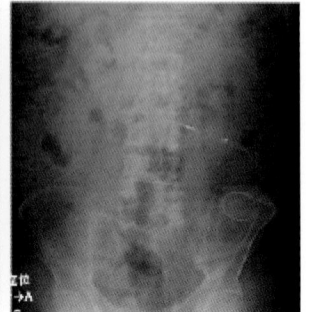

| 術後翌日 | 術後1週間 | 術後1カ月目 |

図1　腹腔チューブ逸脱症例

D. 術後3カ月目
1) 医療管理のポイント

　慢性硬膜下血腫の有無

　必要な検査：頭部CT，腹部単純写真（VAシャント術の場合は胸部単純写真）．

2）介護管理のポイント

リハビリテーション・IADL/BADL の評価を基にリハビリテーション・介護計画を見直す．

低髄圧症候群がみられた症例では，術後3カ月目まで慢性硬膜下血腫の出現に気をつける必要がある．慢性硬膜下血腫が出現したときは，圧可変式差圧バルブを使用している場合は圧設定を最高圧に設定することでほとんどの症例が治る．稀に血腫が増大し脳の圧迫症状が出現したときには手術治療が必要になることがある．このときシャントシステムを閉塞するか否か議論が分かれるところであるが，ケース・バイ・ケースで現場の判断に委ねられる．

E. 術後6カ月目以降

1）医療管理のポイント

LP シャント術における転倒・尻餅に伴う脊椎カテーテルの断裂・損傷．

VP/LP シャント術における腹腔内の水腫形成．

全シャント術における感染症やチューブ閉塞．

必要な検査：頭部 CT，腰椎単純写真，腹部単純写真，採血検査・脳脊髄液検査を適宜必要に応じて．

2）介護管理のポイント

リハビリテーション・IADL/BADL の評価を基にリハビリテーション・介護計画を見直す．

a）LP シャント術を施行された高齢者が転倒して尻餅をつくと脊椎カテーテルが断裂・損傷することがある．特に脊椎カテーテルを正中穿刺で挿入した症例でみられやすく，適宜腰椎単純写真やシャントグラフィーで確認が必要である．これらの合併症は傍正中穿刺でカテーテルを挿入することで損傷リスクを軽減できる．

b）腹腔チューブはダグラス窩など腹膜を広く利用できるところにチューブ先端が存在することがチューブ閉塞や水腫形成予防に有効である．水腫はチューブ先端が大網上や腹腔の盲嚢部に挿入・留置したときに形成される傾向がある．

c）経過中何らかの感染症で敗血症をきたした場合，特に VA シャント術で髄膜炎を併発した場合，適宜脳脊髄液検査を提出する必要がある．

d）何らかの理由でカテーテルが詰まってしまうシャント閉塞が起こると，脳室・脳表内に再度脳脊髄液がたまり，症状が悪化することがある．シャント閉塞部位をレントゲン写真やシャントグラフィーで確認し，閉塞部位のチューブやバルブを交換する．ときに全システムを入れ替える必要に迫られることもある．

3 慢性期・介護に携わる様々な職種の方々へのメッセージ

特発性正常圧水頭症の患者は，外来初診時より日常生活に問題を抱えている患者が多く，なるべく早く介護サービスの助けを借りて問題点を整理し，解決することが求められる．ただ，かかりつけ医やケアマネジャー，訪問看護，デイサービス・デイケア事業所に勤める介護従事者がこの病気のことを知り，改善可能性を信じて接するようにしないとよくなるものもよくならない．今まで手術を受けても適切な介護支援を受けられずに状態が悪くなる患者をかなりの数みてきたが，理解あるかかりつけ医の適切な健康管理と能動的な介護を提供する介護従事者が介入することで，予想以上によくなる患者も多く経験している．

特発性正常圧水頭症の患者がよくなるためには，適切な診断・手術以上に術後の積極的な介護サービスの介入が必須であり，患者の運命はかかりつけ医や介護に携わる様々な職種の方々に委ねられている．特に看護師・介護職にはIADL/BADL評価を定期的に行い，常に患者の伸びしろを探すよう心がけてほしい．

4 家族へのメッセージ

　特発性正常圧水頭症は，「残り少ない人生を有意義に過ごせるよういかによくするか」が求められ，治療目標や生活目標の設定が重要となる．本人・家族が「歳だから」と勝手にあきらめずに，この病気を疑ったら理解のある脳神経外科・神経内科，精神神経科，老年科に相談してほしい．近年「運動器不安定症」として原因精査が行われず，悪いなりに医療機関や介護施設に抱え込まれている水頭症患者も散見されるが，そこから患者本人を救えるのは家族であることを肝に銘じてほしい．また，寝たり起きたりだけの生活とならないよう，毎日の生活を楽しめるよう，居心地の良い家庭環境作りに努めていただきたい．

おわりに

　特発性正常圧水頭症の退院後管理についてまとまった記載を成書にみることがなかったため，今回議論のたたき台として時系列に沿った記載を試みた．この分野は未解決な問題の宝庫でもあり，解決するためには，「地域が困らない」医療と介護の連携体制の構築，認知症対策の進化，地域におけるリハビリマインドの醸成が求められる．また特発性正常圧水頭症はその他の認知症疾患を共存することが多く，「身体疾患を抱えた認知症患者」をいかによくするか，標準的なノウハウの確立も急がれる．課題は山積しているが，今回の記載をきっかけに問題を解決する糸口をつかむことができれば幸いである．

【文献】
1) 鳥羽研二監修：高齢者総合的機能評価ガイドライン，厚生科学研究所 2003.
2) 日本老年医学会編集/発行，健康長寿診療ハンドブック，2011.

略語集

略語	オリジナル	注釈
3D-SSP	three-dimensionalstereotacic surface projections	画像の統計学的分析法の一つ
AD	Alzheimer disease	アルツハイマー病
ADAS-Cog	Alzheimer disease assessment scale	アルツハイマー病評定尺度—認知
ADL	activity of daily living	日常生活での自立度
ASD	anti-siphon device	サイフォン効果防止装置
AVIM	asymptomatic ventriculomegaly with features of idiopathic normal pressure hydrocephalus on MRI	無症候だが MRI 画像上，脳室拡大に加えて高位円蓋部狭小化などの iNPH に特徴的な所見を有する症例または症例群
BAD	branch atheromatous disease	分枝アテローム梗塞
BADL	basic activity of daily living	基本的日常生活動作能力
BD	Binswanger disease	ビンスワンガー病
CAPPAH sign	Convexity apparent Hyperperfusion sign	iNPH 例における，脳血流 SPECT での高血流所見
CBD	cortico-basal ganglia degeneration	大脳皮質基底核変性症
CGA	comprehensive geriatric assessment	高齢者総合的機能評価
CHPV	Codman-Hakim programmable valve	ジョンソンエンドジョンソン社の可変式差圧バルブ
Cout	CSF outflow conductance	髄液流出コンダクタンス
CSF	cerebrospinal fluid	脳脊髄液
CVD	cerebrovascular disease	脳血管障害
DESH	disproportionately enlarged subarachnoid-space hydrocephalus	脳室拡大に加えて，高位円蓋部くも膜下腔狭小化とシルビウス裂などの拡大というくも膜下腔不均衡を認める所見
DPV	differential pressure valve	固定式差圧バルブ
DTI	difusion tensor imaging	拡散テンソル画像
FAB	Frontal assessment battery	前頭葉機能検査
FIM	functional impairment measure	機能的自立度評価
FIM	functional idependence measure	機能的自立度評価法
FTD	frontotemporal dementia	前頭側頭型認知症
HDS	Hasegawa dementia sacle	長谷川式認知機能評価スケール
IADL	instrumental activity of daily living	手段的日常生活動作能力
ICP	intracranial pressure	頭蓋内圧
iNPH	idiopathic normal pressure hydrocephalus	特発性正常圧水頭症
iNPHGS	idiopathic normal pressure grading scale	特発性正常圧水頭症の重症度分類
ISF	interstitial fluid	間質液
JNPHGSR	Japan normal presure hydrocephalus grading scale-revised	日本で作成された iNPH の重症度分類．現在は iNPHGS となっている
LP	lumbo-peritoneal shunt	腰部くも膜下腔腹腔シャント
MMSE	minimental state examination	認知機能検査の一つ
mRS	modified Rankin Scale	代表的な自立度評価法の一つ
MSA	multiple system atrophy	多系統萎縮症

略語	オリジナル	注釈
OD	overdrainage	過剰排液
PD	Parkinson disease	パーキンソン病
PDD	Parkinson disease with dementia	パーキンソン病に認知障害を伴う
PET	positron emission tomography	陽電子放出断層撮影
PSP	progressive supranuclear palsy	進行性核上性麻痺
PV	programmable valve	圧可変式バルブ
PVH	periventricular hyperintensity	MRI での脳室周囲白質高信号域
PVL	periventricular low density	CT での脳室周囲白質高信号域
PVS	Perivascular space	血管周囲腔
QOL	quality of life	生活の質
Rout	CSF outflow resistance	髄液流出抵抗．Ro とも略す
SAS	subarachnoid space	くも膜下腔
SINPHONI	study of idiopathic normal pressure hydrocephalus on neurological improvement	日本初の iNPH に関する多施設共同前向きコホート研究
sNPH	secondary normal pressure hydrocephalus	二次性正常圧水頭症
SPECT	single photon emission computed tomography	単一光子放射線断層撮影
SVD	small vessel disease	小血管病
TMT	trail-making test	
TUG	timed up and go test	歩行評価法の一つ
VA	ventriculo-atrial shunt	脳室 – 心房シャント
VBM	voxel-based morphometry	画像の統計学的分析法の一つ
VD	vascular dementia	脳血管性認知症
VP	ventriculo-peritoneal shunt	脳室 – 腹腔シャント
VRS	Virchow-Robin space	血管周囲腔の別称
WAIS	Wechlser adult intelligence scare	認知機能の一つ

索 引

日本語索引

あ
圧可変式差圧バルブ	155
圧波	127
アミロイドイメージング	89
アミロイドβ蛋白（Aβ）	88
アルツハイマー病	23, 24, 36, 37, 60, 87, 106, 119, 139, 143, 144
安静時振戦	90
アンダードレナージ	173, 181

い
溢流性尿失禁	99
インフォームド・コンセント	149, 150

え
疫学	48, 133, 134, 135, 136, 137
疫学調査	6, 46
疫学的研究	117

お
オーバードレナージ	155, 173, 174, 176, 177, 179, 180, 181

か
開脚	59
介護管理	195, 196
介護負担	67
改善率	57
ガイドライン改訂	5
灰白質	22
解剖学的標準化	122
過活動膀胱	78, 99
拡散テンソル画像	104
核上性眼球運動障害	52, 93
過剰排泄	163
家族性特発性正常圧水頭症	85
カッパサイン	119
寡動	84
可変式抗サイフォンバルブ	174
可変式差圧バルブ	3, 158, 166, 173

か
看護	195
感度・特異度	111
鑑別診断	87

き
記憶障害	71
危険因子	136, 137
基底膜	11, 19
機能性尿失禁	99
嗅神経	22
局所リンパ節	22
偽陽性率	124
筋強剛	90
緊張性尿失禁	99

く
口とがらし反射	84
くも膜下腔	10, 20, 31
くも膜下腔狭小化	119
くも膜下出血	2
くも膜下出血後水頭症	32
くも膜顆粒	8, 9, 15, 22
くも膜下腔	8

け
軽度認知障害	149
頚部のリンパ系	13
頚部の深部リンパ系	13
頚部リンパ節	19
血液脳関門	33
血管周囲腔	11, 19, 20
血管周囲細胞	20
血管周囲リンパ排液	22
血管周囲腔	20
血管周皮細胞	19
血管性認知症（VD）	96, 139, 143, 144
血管性パーキンソニズム	96
言語性IQ	61
幻視	92
見当識	71, 77

索 引

こ

高位円蓋部	119
高位円蓋部狭小化所見	4
呼吸運動	14
高血圧症	85
高血圧性小血管病	139
高血圧性脳出血	24
抗サイフォン効果	154
膠質浸透圧	22
交通性・非交通性の分類	43
交通性水頭症	32
硬膜下液貯留	177
高齢者総合的機能評価	192
小刻み	59
国際特発性正常圧水頭症ガイドライン	4
固定式差圧バルブ	2, 155, 173
古典的三徴	1
コリンエステラーゼ阻害薬	92
混合性尿失禁	99
コンプライアンス	39

さ

サイフォンガード	174
サイフォン効果防止装置	156, 158

し

脂質異常症	85
ジストニア	52
姿勢反射障害	90
持続大量ドレナージ	3
持続ドレナージ	111
失禁	99
失行性・失調性歩行	50
失調性歩行	53
シネMRI	104
シャント・システム	154, 159, 160
シャントアシスタント	175
シャント術	76, 125
柔膜	19
重力型抗サイフォン機構	175
手術体位	159

手掌頤反射	84
術後管理	173
純粋無動	93
状況判断の障害	71
小血管病	139
小膠細胞	20
上肢の運動機能不全	84
小歩	51, 52, 59, 90
静脈周囲流路	11
初期圧設定	173
初期圧設定早見表	159, 174
シリアル7	71
自律神経障害	90, 95
神経線維	37
神経変性疾患	87
進行性核上性麻痺	52, 87, 93, 106
診断基準	6
心電同期ADC変化	38
浸透圧	12
診療ガイドラインの改訂	46

す

水圧	12
髄液シャント術	2, 153
髄液排除	36
髄液排除試験	109
垂直性注視麻痺	93
水頭症	1
髄膜炎	2
すくみ足	51, 59, 90
すくみ足歩行	93
ストラータⅡ	175
すり足	51, 59

せ

整形外科的疾患	53, 98
星細胞	12
星細胞の終末肢	13
正常圧水頭症	117
星状膠細胞	19
精神疾患	99

精神症状	84
静水圧	22
静水圧差	154
脊髄腔の cul de sac	14
脊髄くも膜下腔での脳脊髄液産生と吸収	8
脊髄小脳変性症	53
切迫性尿失禁	78, 99
穿頭術	160
前頭側頭型認知症	87
前頭側頭葉型認知症	92
前頭側頭葉変性症	92
前頭葉機能	60, 66, 73
前頭葉機能障害	75
前頭葉障害	54

そ

組織間液	9
その他の症状	83

た

第三循環	27
大脳皮質基底核変性症	87, 93, 94
多系統萎縮症	87, 95
タップテスト	3, 6, 36, 37, 38, 57, 69, 76, 109, 147
多発ラクナ	141
断層画像統計解析	123

ち

チェックマークサイン	120
注意力	69
中枢神経系の細胞外液	11
中脳水道	104
中脳水道狭窄症	98

て

定性画像	121
低脳脊髄液圧性頭痛	179
データ抽出	123
転倒	83, 146

と

頭蓋内圧	127
頭蓋内圧持続測定	127
頭蓋内容積変化曲線	39
動作緩慢	84
動作性 IQ	61
糖尿病	85
動脈周囲流路	11
動脈性拍動	14
動脈の基底膜	11
特発性正常圧水頭症	1, 24, 36, 42, 50, 60, 117, 136, 139, 144, 146, 173, 183
特発性正常圧水頭症の診断	118
特発性正常圧水頭症共同研究	110
特発性正常圧水頭症重症度分類	112, 113
特発性正常圧水頭症診療ガイドライン	46, 117, 149
突進	52
ドパミントランスポータ(DAT)	90
ドパミン補充療法	90, 92
ドレナージテスト	148

な

内頚静脈弁	85
内包後脚	37
内包前脚	37
軟膜	9, 20
軟膜下腔	22

に

二次性正常圧水頭症	1, 2, 96, 105, 117, 150
日本版リバーミード行動記憶検査(日本版 RBMT)	65
尿意切迫	99
尿意切迫感	78
尿失禁	50, 79, 99, 146
認知機能検査	69, 83
認知症	60, 119
認知障害	1, 2, 50, 60
認知障害の評価	61
認知症有病者	149
認知症を伴う Parkinson 病	87, 90

索 引

の

脳アミロイド血管症	24, 142
脳脊髄液圧脈波	127
脳間質液	19, 22
脳血管性 Parkinson 症候群	78
脳血管性尿失禁	78
脳血管反応性	125
脳血流	117
脳血流 SPECT	79, 89, 119
脳血流検査所見	118
脳血管性認知症	78
脳室	10
脳室・腹腔シャント（VP シャント）術	47, 153, 158
脳室・腹腔シャント術の実際	158
脳実質毛細管壁の表面積	12
脳室周囲の血管周囲腔	9
脳室周囲白質	37
脳室上衣細胞	9, 22
脳室穿刺	160
脳室内逆流	109
脳室の形状	10
脳室壁	22
脳小血管病	23, 24
脳脊髄液循環生理	27
脳脊髄液	8, 9, 12, 19, 22, 27, 43
脳脊髄液の産生	8
脳脊髄液過剰排泄	155
脳脊髄液吸収路	22
脳脊髄液生理学	8
脳脊髄液ダイナミクス	28
脳脊髄液バイオマーカー	129
脳脊髄液拍動	27, 29, 30
脳脊髄液流出コンダクタンス	128
脳脊髄液流出抵抗	128
脳脊髄液量	11
脳槽造影	4
脳のホメオスターシス	9
脳表投射画像	123
脳表軟膜	22
脳浮腫	22
脳梁	37
脳梁角	103, 119
脳リンパ排液	21

は

把握反射	51
排尿障害	1, 78, 84
白質病変	24
発生率	133
パラトニー	84
バルブ圧変更法	171

ひ

被害妄想	89
皮質下血管性認知症（SVD）	139
皮質下性虚血性血管障害	87, 96
皮質性認知症	88
微小血管説	12
微小出血	20, 24
泌尿器疾患	99
標準脳	123
病的把握	51
ビンスワンガー病	106
頻尿	99

ふ

腹膜切開	162

ほ

方向転換	59
傍正中切開	162
歩隔	52
歩行	57
歩行開始困難	51, 53
歩行失行	51, 53
歩行障害	1, 50, 53, 54, 83, 146
歩行評価	57
本能性把握反射	51

ま

慢性硬膜下水腫	2, 177

み

「みかけ上の」相対的血流増多	120
眉間反射	84
脈圧減衰作用	23
脈絡叢	8, 12
脈絡叢以外での産生	8

も

毛細血管	12, 13
物忘れ	146

や

夜間頻尿	78

ゆ

有病率	133, 135, 136, 137

よ

陽性尤度比	124
陽性率	124
腰椎・腹腔シャント術	153
腰椎穿刺	6
腰椎穿刺圧	178
腰部くも膜下腔・腹腔シャント(LPシャント)術	47, 166
腰部持続脳脊髄液圧モニター	2
腰部脊椎管狭窄症	98

ら

ラクナ型認知症	142
ラクナ梗塞	24
ラクナ梗塞の多発	96

り

リハビリテーション	183, 195
両側前頭葉損傷	51
緑内障	85
リンパ系	8, 12, 13, 19
リンパ系への吸収	8
リンパ排液	21

ろ

老人斑	88
ワーキングメモリー	69, 72

索 引

外国語索引

3D-SSP	119, 121, 122
3D-SSP 統計解析画像	120
3m Timed Up & Go test(TUG)	54
10 m 直線歩行テスト	57, 58

A

Aβ	88
acetazolamide	125
activities of daily living(ADL)	183, 192
AD	87
ADL	183, 192
ADL scale	151
AG	8
Alzheimer 型認知症	60
Alzheimer disease(AD)	23, 24, 36, 37, 87, 88, 106, 119, 139, 143, 144
amyloid β	11
anteropulsion	52
anti-siphon	154
anti-siphon device(ASD)	156, 158
apparent diffusion coefficient (ADC)値	36, 37
AQP4	12, 13
aquporins(AQPs)	12
ASD	159, 161
astrocyte	12, 19
asymptomatic ventriculomegaly with features of idiopathic normal pressure hydrocephalus on MRI (AVIM)	87, 105, 136
AVIM	87, 136, 138

B

β-amyloid precursor protein	129
β-amyloid1-42	129
βアミロイド蛋白	21
BAD	139
BADL	192, 193, 196
basement membrane	11, 19
behavioral psychological symptoms in dementia (BPSD)	99
Binswanger disease(BD)	106, 139, 144

Blake's pouch cyst	98
Body Mass index(BMI)	160
brain lymphatic drainage	21
branch atheromatous disease(BAD)	139
bulk flow	9, 14, 43

C

CADASIL	142
callosal angle	45, 103
CAPPAH sign	121, 122, 123
CARASIL	142
cardiac gated MRI	13
CBD	87, 94
cerebral amyloid angiopathy(CAA)	24
cerebral small vessel disease	23
cerebrospinal fluid flow	9
CHPV	167
Cout	128
Comprehensive geriatric assessment(CGA)	192
Convexity APPArent Hyperperfusion (CAPPAH sign)	119
cortico-basal ganglia degneration	
CP	8
cribriform plate	22
CSF	8
CSF outflow conductance(Cout)	128
CSF outflow resistance(Rout)	128
CSF pulse pressure	127
CSF-Brain-Barrier(C-B-B)	9
CT	10, 101
CT 脳槽造影	104

D

Dandy-Walker 奇形	98
DAT-SPECT	92
delta-ADC	38, 39
DESH	6, 24, 46, 87, 102, 134, 135, 136, 146, 149, 150
DESH 所見	118
differentail pressure valve (DPV)	155
diffusion tensor imaging(DTI)	36, 104

disproportionately enlarged subarachnoid-space hydrocephalus(DESH)	5, 32, 43, 87, 102, 117
DLB	87, 90, 91

E

ECF	11
end-feet	13
ependyma	22
ependymal cell	22
état criblé	23
Evans index	43, 101

F

FAB	73, 75
FIM	192, 193
flow void	104
fractional anisotropy(FA)値	36
Frontal Assessment Battery (FAB)	61, 63, 73, 71
FTD	87, 92
FTLD	92
functional independence measure(FIM)	192, 193

G

Gegenhalten	51, 52, 90

H

hospital-based study	133
hydrostatic pressure (HP)	12, 154

I

123I-IMP-SPECT	121
123I-MIBG の心筋シンチグラフィー	90, 92
IADL	195
ICP	127
ICP モニタリング	127
idiopathic normal pressure hydrocephalus (iNPH)	1, 183
idiopathic normal-pressure hydrocephalus grading scale(iNPHGS)	5, 54, 57, 58, 60, 151
idiopathic Parkinson's disease(IPD)	36
Infusion test	127

iNPH	117, 139, 146, 149, 150, 152
iNPH ガイドライン作成	3
interstitial fluid(ISF)	19
intracranial pressure(ICP)	127
intracranial volume change(ICVC)	39
ISF	9, 12
iSSPTomo	123

J

Japan Shunt Registry(JSR)	151
Japan Shunt Registry of iNPH (JSR)	47

K

kinésie paradoxale	51

L

leptomeninges	19
leucine-rich α 2-glycoprotein(LRG)	129
leukoaraiosis	24
Lewy 小体	90
Lewy 小体型認知症	87, 91
Lipocalin-type prostaglandin D synthase (L-PGDS)	129
long-standing overt ventriculomegaly in adults (LOVA)	98, 106
LOVA	98
LP シャント術	47, 158, 166
lymphatic drainage	21

M

MBs	24
mean diffusivity (MD)値	36
microbleeds	141
microbleeds(MBLs)	20
microglia	20
microvascular theory	12
Mini-Mental State Examination (MMSE)	61, 70, 71, 73
modified Rankin Scale(mRS)	151
MRI	10, 101
MRI-supported possible iNPH	134, 135, 137
MRS	104

索 引

mRS 151
MSA 87

N
nasal CSF absorption pathway 22
neurofilament triplet protein の light subunit
　（NFL） 129
non-DESH 105, 118
NPH 117

O
on-off バルブ 181
osmotic pressure 12
overactive bladder（OAB） 78
overdrainage（OD） 155

P
paraarterial channels 11
paratonia 51, 90
paravenous channels, 11
Parkinson disease（PD） 52, 54, 87, 89, 136
PDD 87
pericyte 19
perivascular cell 20
perivascular lymphatic drainage 21, 23
perivascular space（PVS） 11, 19
periventricular hyperintensity（PVH） 103
periventricular lucency（PVL） 103
phagocytosis 14
Phase Contras（PC）cine MRI 法 104
phase contrast（PC）法 27, 29
pia mater 9, 20, 22
population-based study 133, 134, 135
possible iNPH 149
pressure wave 127
probable iNPH 152
ProGAV 175
programmable valve（PV） 155, 158
progressive supranuclear palsy（PSP） 106
PSP 87, 93
PVS 14

Q
QOL 評価 47
quality of life（QOL） 183, 192
Queckenstedt テスト 147
quick reference table（QRT） 159

R
retropulsion 52
RI cisternography 13, 14
Rout 128

S
SAS 8
secondary normal pressure hydrocephalus
　（sNPH） 105
secondary NPH（sNPH） 1, 117
SINPHONI 2, 3, 4, 43, 46, 60, 110, 118, 149
SiphonGuard 159
small vessel disease 139
sNPH 1, 117
SPECT 90
study of idiopathic normal pressure hydrocephalus
　on neurological improvement 118
subarachnoid space（SAS） 20
subcortical vascular dementia 37
subpial space 22
Sylvius 裂 10, 43, 120

T
T2weighted　image（T2WI） 12
the third circulation 27
tight junction 9, 22
Timed Up and Go test（TUG-t） 57, 58
Time-slip method 9
Time-SLIP 法 27, 28, 29, 104
TMT-A 75, 76
TMT-B 75, 76
Tomographic 解析 123
Trail Making Test（TMT） 63, 75
transferrin 129
treatable dementia 1, 60

Two-tail view 122

V
VBM 119
ventricular reflux 109
VD 139
Virchow-Robin Space(VRS) 11
VPシャント術 158
VPシャント術の合併症 163

W
Wechsler Adult Intelligence Scale(WAIS) 61
Wechsler Adult Intelligence Scale-Ⅲ(WAIS-Ⅲ) 65
Wechsler Memory Scale-Revised(WMS-R) 65
windkessel mechanism 23

Z
Z-score 123

特発性正常圧水頭症の診療

2014年10月20日　第1版第1刷 ©

監　修	新井　一	ARAI, Hajime
編　集	石川正恒	ISHIKAWA, Masatsune
	森　悦朗	MORI, Etsuro
発行者	市井輝和	
発行所	株式会社　金芳堂	

　　　　〒606-8425 京都市左京区鹿ヶ谷西寺ノ前町34番地
　　　　振替　01030-1-15605
　　　　電話　075-751-1111（代）
　　　　http://www.kinpodo-pub.co.jp/
印　刷　株式会社 サンエムカラー
製　本　有限会社 清水製本所

落丁・乱丁本は直接弊社へお送りください．お取替えいたします．

Printed in Japan
ISBN978-4-7653-1617-0

JCOPY <（社）出版者著作権管理機構 委託出版物>

本書の無断複写は著作権法上での例外を除き禁じられています．複写される場合は，そのつど事前に，（社）出版者著作権管理機構（電話 03-3513-6969，FAX 03-3513-6979，e-mail: info@jcopy.or.jp）の許諾を得てください．

●本書のコピー，スキャン，デジタル化等の無断複製は著作権法上での例外を除き禁じられています．本書を代行業者等の第三者に依頼してスキャンやデジタル化することは，たとえ個人や家庭内の利用でも著作権法違反です．